VISAGISMO
HARMONIA E ESTÉTICA

VISAGISMO
HARMONIA E ESTÉTICA

Philip Hallawell

VISAGISMO
HARMONIA E ESTÉTICA

6ª edição

Editora Senac São Paulo – São Paulo – 2010

ADMINISTRAÇÃO REGIONAL DO SENAC NO ESTADO DE SÃO PAULO
Presidente do Conselho Regional: Abram Szajman
Diretor do Departamento Regional: Luiz Francisco de A. Salgado
Superintendente Universitário e de Desenvolvimento: Luiz Carlos Dourado

EDITORA SENAC SÃO PAULO
Conselho Editorial: Luiz Francisco de A. Salgado
Luiz Carlos Dourado
Darcio Sayad Maia
Lucila Mara Sbrana Sciotti
Luís Américo Tousi Botelho

Gerente/Publisher: Luís Américo Tousi Botelho
Coordenação Editorial: Verônica Pirani de Oliveira
Prospecção: Dolores Crisci Manzano
Administrativo: Marina P. Alves
Comercial: Aldair Novais Pereira
Comunicação e Eventos: Tania Mayumi Doyama Natal

Preparação de Texto: Ronaldo A. Duarte Rocha
Revisão de Texto: Edna Viana, Ivone P. B. Groenitz, Izabel Cristina Rodrigues, Léia Fontes Guimarães, Luiza Elena Luchini, Magna Teobaldo
Elaboração de Textos Institucionais: Luiz Carlos Cardoso
Projeto Gráfico e Capa: Antonio Carlos De Angelis
Impressão e Acabamento: Gráfica CS

OBRA ATUALIZADA CONFORME
O **NOVO ACORDO ORTOGRÁFICO**
DA LÍNGUA PORTUGUESA.

Proibida a reprodução sem autorização expressa.
Todos os direitos desta edição reservados à
Editora Senac São Paulo
Av. Engenheiro Eusébio Stevaux, 823 – Prédio Editora
Jurubatuba – CEP 04696-000 – São Paulo – SP
Tel. (11) 2187-4450
editora@sp.senac.br
https://www.editorasenacsp.com.br

© Philip Charles Hallawell, 2002
E-mail: philson@terra.com.br
Home page: http://www.visagismo.com.br
Telefone: (11) 3112-2304

Dados Internacionais de Catalogação na Publicação (CIP)
(Câmara Brasileira do Livro, SP, Brasil)

Hallawell, Philip
    Visagismo – harmonia e estética / Philip Hallawell. – 6ª ed. – São Paulo: Editora Senac São Paulo, 2010.

    Bibliografia
    ISBN 978-85-7359-930-5

    1. Beleza corporal 2. Estética 3. Face 4. Harmonia (Estética) 5. Percepção visual 6. Proporção (Arte) I. Título.

03-2376   CDD-701.1

Índices para catálogo sistemático:

1. Linguagem visual : Artes   701.1
2. Visagismo : Artes   701.1

SUMÁRIO

Nota do editor, 8

Agradecimentos, 12

Prefácio à 6ª edição, 14

Introdução, 18

PRIMEIRA PARTE: Princípios básicos, 22

    Composição e proporção, 32

    Estrutura, 46

    Perspectiva, espaços e eixos, 60

    Os sentidos, 72

    Coordenação motora, 80

SEGUNDA PARTE: O rosto, 86

    A geometria e a anatomia da cabeça, 92

    Formatos básicos do rosto, 102

    As partes do rosto, 124

    Desenho do rosto e da figura humana, 160

TERCEIRA PARTE: Luz e cor, 182

                     A luz, 186

                     Teoria da cor, 198

                     O uso da cor, 208

                     Tipos cromáticos, 222

QUARTA PARTE: Criatividade, 242

                     O processo criativo, 248

                     O pensamento criativo, 256

Referências bibliográficas, 278

Filmografia, 282

Índice geral, 286

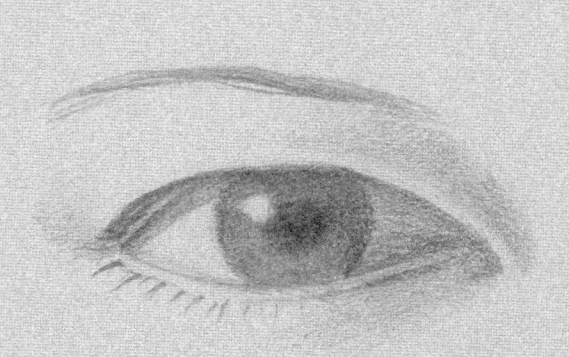

NOTA DO EDITOR

Chegar a mais uma nova edição de *Visagismo: harmonia e estética* nos faz reafirmar que a boa formação profissional de um visagista pressupõe não apenas o domínio das técnicas de embelezamento do rosto e do cabelo, mas também um conhecimento seguro das bases dessa atividade, que, como todas as que envolvem a estética do corpo humano, é específica e exigente, em condições de possibilitar um trabalho sempre inventivo.

Este livro de Philip Hallawell, fundamental para o visagista já profissional ou a caminho dessa condição, constitui sem dúvida um compêndio do que é preciso saber sobre a harmonia e a estética do rosto, aqui explicitadas por meio da linguagem visual.

É uma contribuição entre muitas do Senac São Paulo em favor do conhecimento técnico e da criatividade voltados para a beleza.

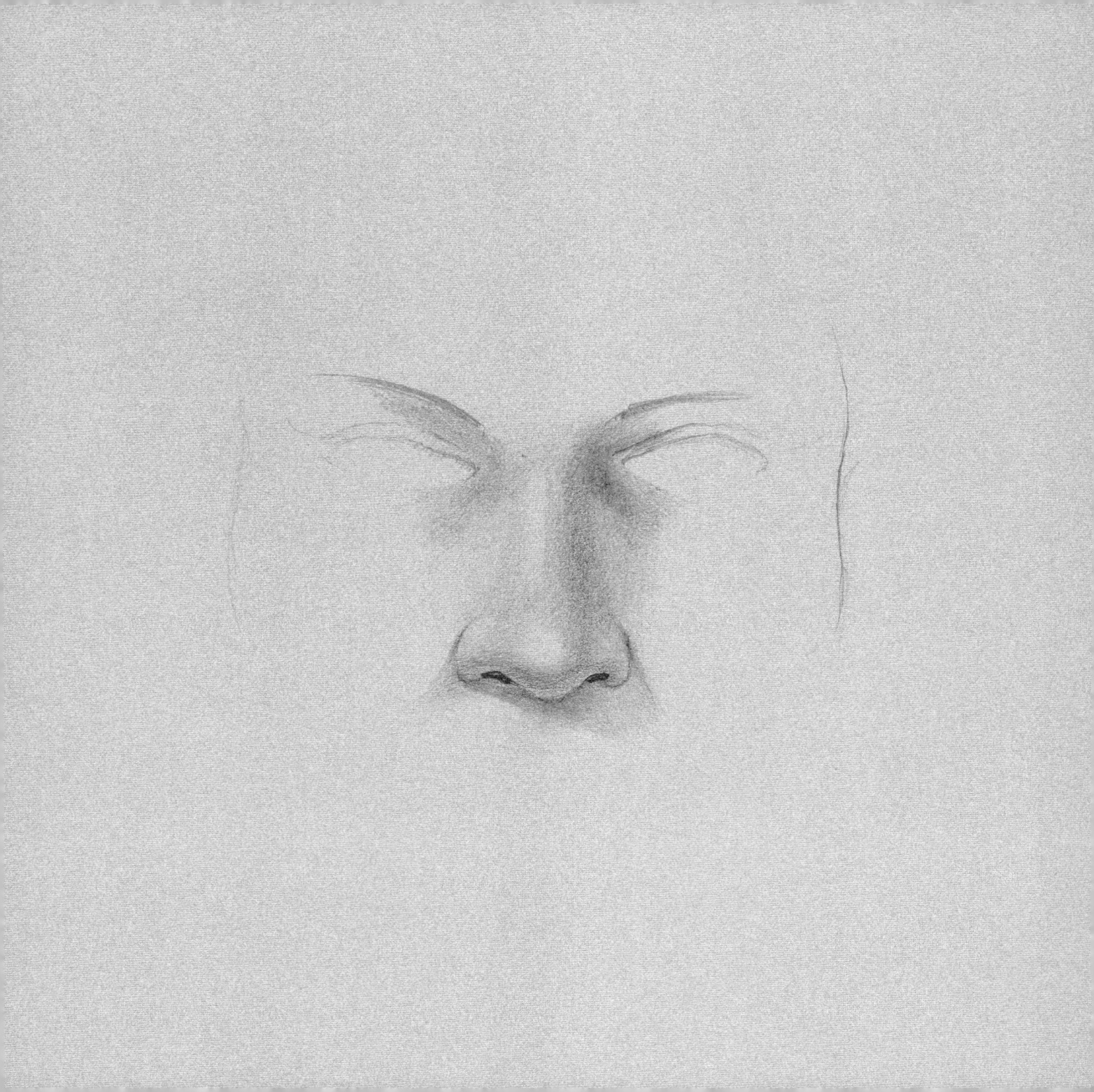

À minha esposa, Sonia.

AGRADECIMENTOS

Em primeiro lugar, desejo agradecer à Vera Lúcia Marques, gerente da área de Beleza do Senac São Paulo, e a Hélio Shigueru Sassaki, responsável pelos cursos promovidos por essa área. Sem sua visão e seu esforço, este livro nem existiria. Até conhecer Vera Lúcia e Hélio, nunca havia tido contato profissional com o visagismo. Eles estavam desenvolvendo um curso sobre esse assunto, inédito, que incluía aulas sobre harmonia e estética. Conheciam meu livro *À mão livre 1: a linguagem do desenho*[1] e achavam que minha visão do desenho como linguagem combinava com seus propósitos para o curso; então, convidaram-me para elaborar a parte sobre harmonia e estética. Dessa colaboração nasceu uma grande amizade, e agradeço todo o apoio, sugestões e informações que me deram e que possibilitaram a realização do material do curso e, em seguida, deste livro.

Também agradeço à Andréa Filatro, responsável pelo conteúdo pedagógico do curso, que fez a primeira leitura do texto, por suas valiosas sugestões e críticas construtivas.

Trabalhar com Vera Lúcia, Hélio e Andréa permitiu-me manter o entusiasmo pelo projeto e estar sempre aprendendo algo novo, especialmente sobre o mundo da beleza pessoal e do visagismo.

Também quero agradecer à minha esposa, Sonia, por seu apoio paciente e encorajador, suas sugestões e sua disposição, como sempre, para discutir o conteúdo, o que me estimula e ajuda a clarear as ideias e resolver as dificuldades.

---

[1] Philip Hallawell, *À mão livre 1: a linguagem do desenho* (São Paulo: Melhoramentos, 1994).

PREFÁCIO À 6ª EDIÇÃO

Este livro foi escrito entre 2001 e 2002. Desde esse período, o conceito de Visagismo se transformou, e muito. Neste livro, descrevo o Visagismo como a arte de harmonizar o cabelo, a maquiagem e as vestimentas com as características físicas de uma pessoa: formato de rosto, feições e proporções. Esse é o conceito original do Visagismo.

A grande inovação deste livro, nesse contexto, foi a introdução dos fundamentos da linguagem visual, que permitem ao profissional trabalhar com conhecimentos muito mais profundos, libertando-o de depender da sua intuição para criar uma imagem pessoal. Em nenhum curso, no mundo inteiro, ensina-se a linguagem visual. Poucos profissionais, então, conhecem a proporção áurea, como criar peso ou leveza na imagem, como funciona a dinâmica visual por meio de linhas e como realmente funcionam a luz e sombra e a cor. Isso, por si, já é um grande diferencial.

Falo, também, das estruturas visuais e dos símbolos arquetípicos, mas não me aprofundei nesse quesito. Quando li o livro *O homem e seus símbolos*, de Carl Jung, em 1971, percebi que essas estruturas são os símbolos arquetípicos mais simples que o Jung descreve. Símbolos arquetípicos são signos universais, que têm o mesmo significado em todas as culturas e em todas as épocas. Portanto, raciocinei, as estruturas visuais têm significados que todos entendem inconscientemente. As linhas que formam essas estruturas, pela lógica, também são arquétipos, assim como as cores. Para mim é incrível que ninguém tenha feito essas associações desde que o livro foi lançado, em 1964! A grande importância dessas associações que fiz é que explicam como compreendemos os conceitos e emoções que as imagens expressam, porque, basicamente, uma imagem é composta de pontos de luz que formam as cores, linhas e formas e, portanto, é uma composição de símbolos arquetípicos.

Na época em que escrevi este livro, já tinha desenvolvido o método de análise das linhas e formas do rosto, que, teoricamente, revelam o temperamento de uma pessoa com grande detalhe, e o método de conduzir uma consultoria, na qual se usam essas informações para estimular uma pessoa a refletir sobre si mesma e definir o que desejaria expressar por meio de sua imagem.

Isso transforma o Visagismo em uma arte muito mais profunda, que vai além da estética, baseada no conceito de que a imagem pessoal é a sua identidade visual, que precisa refletir o seu senso de identidade, provocando um encontro no espelho entre as imagens exterior e interior. Hoje é isso que se entende por Visagismo.

Em 2002, porém, ainda não tinha testado esse método na prática com muitas pessoas e não o tinha ensinado a nenhum profissional da beleza. Não sabia, então, se a criação de um corte de cabelo, ou maquiagem, teria o efeito que imaginava. Por esse motivo, a Editora Senac e eu decidimos não incluir nada a respeito, antes de ter evidências concretas de que realmente funcionava e exemplos que pudessem demonstrá-lo.

Nos anos seguintes pude confirmar, em inúmeros casos, que era eficaz e, em 2009, a Editora Senac São Paulo lançou o livro *Visagismo integrado: identidade, estilo e beleza*, no qual estabeleci esse novo conceito e expliquei como funcionava o método que criei.

Escrevo este novo prefácio porque acho oportuno esclarecer como o conceito e o meu método se desenvolveram. Para minha surpresa, este livro teve um grande impacto no mercado desde seu lançamento em 2003, muito maior do que pude imaginar. Na época, quase ninguém tinha ouvido falar de Visagismo e, hoje, existem faculdades de Visagismo, a disciplina faz parte da grade de diversos cursos superiores e há palestras e *workshops* em todas as feiras e congressos. O meu método está sendo usado em todas as áreas da criação de imagem pessoal: cabelo, maquiagem, design de sobrancelhas, moda, odontologia, estética e cirurgia plástica. Também está sendo usado na psicologia, no *coaching* e na gestão empresarial.

Muitas pessoas, porém, ainda não perceberam que o Visagismo deixou de ser um conceito somente estético, como o descrevo neste livro, para transformar-se em um conceito de criação de uma identidade visual, com implicações psicológicas, emocionais e sociais, que afetam todas as relações pessoais e a autoimagem, o estado emocional e psicológico, como explico no livro seguinte.

Poucas pessoas percebem que todo esse trabalho, inclusive o conteúdo deste livro, não é oriundo de qualquer trabalho anterior de Visagismo do exterior, porque não fiz curso no exterior, não há livros publicados sobre Visagismo e as informações na internet, do exterior, são muito esparsas. Foi criado por mim, associando conceitos e trabalhos científicos das áreas de psicologia e antropologia com a linguagem visual, que resgatei por meio de pesquisas, ao longo de 30 anos. Instituições brasileiras, como o Liceu de Artes e Ofícios de São Paulo, a TV Cultura, a Editora Melhoramentos e a Editora Senac São Paulo me deram as condições para desenvolver os conceitos, os métodos e as técnicas para criar algo verdadeiramente inédito, transformador e revolucionário, e por isso lhes sou profundamente agradecido.

INTRODUÇÃO

Visagismo é um termo derivado da palavra francesa *visage*, que significa "rosto". O termo foi criado em 1936 pelo grande cabeleireiro e maquilador francês Fernand Aubry (1907-1976),[5] que dizia que o visagismo é uma arte e que o visagista é um escultor do rosto humano. Refere-se à arte de embelezar ou transformar o rosto, utilizando cosméticos, tinturas e o corte de cabelo. Portanto, é aplicado ao trabalho do maquilador e do cabeleireiro e à maquilagem artística do rosto. Em geral, o visagismo é uma atividade profissional, mas, na realidade, toda mulher que se maquila exerce o visagismo, embora num nível amador.

O profissional de visagismo é conhecido como um(a) *visagista*, termo que uso ao longo do livro. Porém, essa não é uma palavra oficial, porque não existe na legislação brasileira a profissão de visagista. No entanto, é de uso corrente e acho que seu emprego simplifica a leitura e compreensão do texto.

É evidente que um visagista precisa conhecer diversas técnicas de maquilagem ou de corte de cabelo. O que não é tão óbvio é que também precisa conhecer os fundamentos da linguagem visual, que são os princípios básicos que governam os conceitos de harmonia e estética. Na realidade, o que o visagista faz é basicamente igual ao que um artista faz. Ele pinta e esculpe, porém, em vez de pintar sobre uma tela ou uma folha de papel, pinta sobre o rosto; e, em vez de usar barro ou pedra para esculpir, usa cabelo, pente e tesoura. Suas tintas são um pouco diferentes, mas o uso da cor é o mesmo. Ele usa materiais diferentes para criar volume (ou diminuí-lo), e a superfície em que trabalha não é plana, mas a luz age da mesma maneira para ele e para o artista. Os conceitos de composição e ritmo visual também são os mesmos. Tanto o artista quanto o visagista usam a mesma linguagem para se comunicar e criar imagens: a linguagem visual. Essa linguagem se chama *o desenho*.

O desenho não deve ser confundido com o ato de desenhar graficamente, que é somente uma das maneiras de empregar o desenho e criar uma imagem. O visagista utiliza batom, rímel, sombras, pó e a tesoura para "desenhar" a imagem de uma pessoa, mas usa o desenho constantemente para encontrar as soluções que ele deseja.

---

[5] Ver http://www.fernandaubry.com/mainframe, *link* About us, seção History.

Harmonia, na área visual e, portanto, no visagismo, é o equilíbrio entre todos os elementos que são usados para criar uma imagem. Estética é definida como "a filosofia das belas-artes; ciência que trata do belo, na natureza e nas artes".[6] É evidente que o visagista precisa saber como funcionam tanto a harmonia quanto a estética.

O visagista que domina esses fundamentos trabalha baseado em conhecimento, e isso permite encontrar soluções até para casos que fogem dos padrões ou que exigem uma solução heterodoxa. Sem esse conhecimento, o visagista fica preso a fórmulas, macetes e soluções padronizadas.

Mas será que o visagista precisa saber desenhar? Bem, não necessariamente com o lápis no papel, mas, como já disse, estará "desenhando" no rosto das pessoas, usando cosméticos aplicados com pincéis e lápis, e estará esculpindo cabeças, usando tesouras, pentes, escovas e fixadores. Na realidade, não há diferença fundamental entre pintar um rosto e pintar numa folha de papel ou numa tela, a não ser nos materiais empregados. Portanto, saber desenhar ajuda o visagista no seu trabalho.

Desenhar ajuda especialmente no processo criativo, porque o visagista poderá visualizar seu trabalho no papel antes de executá-lo na pessoa e pensá-la visualmente. É mais fácil encontrar formas e soluções novas desenhando do que somente imaginando-as, ou trabalhando diretamente numa pessoa. Portanto, saber desenhar é uma ferramenta muito útil para quem quer criar novos cortes de cabelo ou uma maquilagem diferenciada. Na maquilagem artística não pode ser dispensada.

Ao longo deste livro sugiro que se façam vários tipos de desenho, geralmente do rosto e da figura humana, a maioria deles empregando lápis e papel. O propósito desses desenhos não é obter um trabalho artístico, mas perceber melhor como os diversos fundamentos funcionam; portanto, importante é o que se aprende ao fazer os desenhos e não a qualidade dos desenhos resultantes. No capítulo "Desenho do rosto e da figura humana" mostro como desenhar um rosto padrão, passo a passo, e constato, por experiência própria, que as pessoas acham muito mais fácil do que imaginavam. Na realidade, desenhar não é muito difícil, desde que se saiba como proceder. Não depende de dom, de habilidade manual ou de técnica, mas de saber estabelecer proporções e proceder corretamente.

A primeira parte deste livro trata dos fundamentos da linguagem visual e tem como objetivo transmitir todo esse conhecimento, mas sempre pensando na sua aplicação ao visagismo. Também serão trabalhados o desenvolvimento da percepção, usando os cinco sentidos, e o desenvolvimento do controle motor.

[6] Aurélio Buarque de H. Ferreira, *Pequeno dicionário brasileiro da língua portuguesa* (10ª ed. Rio de Janeiro: Civilização Brasileira, 1960).

Na segunda parte, o rosto e a cabeça humana são investigados detalhadamente. O visagista precisa conhecer muito bem as formas e a estrutura do rosto, da cabeça e das partes do rosto. Afinal esse é o suporte de seu trabalho, a tela em que vai pintar e a base sobre a qual vai moldar. Mostra-se também como desenhar o rosto e a cabeça por observação e por imaginação. Para a maioria é suficiente saber desenhar padrões de rosto, portanto dominar um esquema ou fórmula; entretanto, se houver um interesse artístico no desenho da figura humana, recomenda-se que comece com o desenho por observação e crie seu próprio esquema.

A luz e a cor, embora também sejam fundamentos da linguagem visual, são tratadas separadamente na terceira parte. São os dois itens mais importantes para o visagista, por isso precisam ser abordados com maior aprofundamento do que os outros fundamentos. Nessa parte do livro também se mostra como descobrir as cores que combinam com os variados tipos de pele e como classificar a pele e a cor de uma pessoa usando o sistema das estações. Além disso, discute-se a influência do gosto pessoal e da personalidade na estética e na harmonia.

Finalmente, na quarta parte, a criatividade é investigada. O processo criativo é explicado e mostra-se como estimular certas atitudes essenciais à criatividade e como proceder no desenvolvimento de um projeto criativo.

Este livro foi feito pensando em fornecer ao visagista e ao estudante de visagismo os princípios básicos da harmonia e da estética aplicados ao visagismo, para que possam saber não só *como* criar determinado efeito, mas também *por que* esse efeito é criado. Por exemplo, quando desejam levantar o nariz de uma pessoa, maquiladores costumam colocar um pouco abaixo da ponta do nariz uma pequena quantidade de pó mais escuro do que aquele que está sendo usado no resto do rosto. O que muitos não sabem é *por que* isso funciona, portanto, dependem do conhecimento de diversos macetes aprendidos pela experiência – própria ou de outras pessoas –; algo muito valioso para qualquer visagista, mas limitador. Há muitos bons visagistas que conseguem excelentes resultados porque têm muito bom gosto e intuição e descobriram efeitos por experimentação. O visagista que sabe unir o como (prática, técnica) e o porquê (fundamento) tem muito mais recursos disponíveis para encontrar soluções em qualquer situação.

Esta obra também será de muita utilidade para todas as pessoas que querem saber como melhorar sua aparência física. Elas conhecerão melhor suas cores, o formato de seus rostos, o que deve ser valorizado ou não, e saberão escolher soluções apropriadas para seus tipos e para qualquer ocasião. Outros que se beneficiarão são os que têm interesse no rosto humano em geral: pintores da figura humana, retratistas, cirurgiões plásticos, etc.

Espero que fique demonstrado, ao longo deste livro, que são os fundamentos da linguagem visual que regem os conceitos de harmonia e de estética no visagismo e que são baseados em conhecimentos da matemática, da física ótica e da psicologia. Esses fundamentos não são regras, e sim guias que permitem ao visagista trabalhar com maior liberdade e exercer sua criatividade e sensibilidade, sem depender somente de sua intuição.

PRIMEIRA PARTE
PRINCIPIOS BÁSICOS

PRIMEIRA PARTE
PRINCÍPIOS BÁSICOS

LINGUAGEM VISUAL E INTELIGÊNCIA VISUAL

A linguagem visual é um conjunto de signos e símbolos usados para se comunicar visualmente com harmonia e senso de estética. Essa linguagem começou a ser desenvolvida no século VI a.C. pelos gregos da Antiguidade – os primeiros a procurar meios para representar a realidade visual, já que queriam mais que as imagens simbólicas usadas em ritos pelos egípcios.

Buscaram na matemática e na ciência o conhecimento para poder criar imagens proporcionais, com volume e movimento, e descobriram os princípios da perspectiva, da harmonia e da estética, que vigoram até hoje. Portanto, a linguagem visual não foi criada aleatoriamente, mas cientificamente.

O estudo da estética foi de grande importância para os gregos dessa época; eles descobriram que havia ligações entre a matemática e as artes e que o que era perfeito geométrica e matematicamente também era percebido como belo artisticamente.

A linguagem visual desenvolveu-se ainda mais durante a renascença, que teve início com a queda de Constantinopla, em 1420, determinando o fim do Império Bizantino, que se estendia por todo o Oriente Médio, incluindo Alexandria. Os bizantinos ocultavam do Ocidente as descobertas em relação à ótica feitas pelos árabes no século XII e também muitos dos conhecimentos dos gregos.

Os primeiros artistas europeus a utilizar os novos conhecimentos acerca de ótica e perspectiva foram os italianos do *Quattrocento*,[7] que transformaram a arte ocidental radicalmente. Logo depois, os grandes artistas florentinos como Leonardo da Vinci (1452-1519), Michelangelo Buonarroti (1475-1564) e Rafael Sanzio (1483-1520) desenvolveram a arte do realismo significativamente, com novas descobertas sobre anatomia e o uso da luz, da cor e da perspectiva. Pela primeira vez o ser humano era capaz de criar imagens com muito realismo, volume e profundidade.

---

[7] O período do *Quattrocento* refere-se ao século XV e à arte produzida pelos artistas italianos ativos entre 1400 e 1500.

Desse tempo até a atualidade, a linguagem visual sofisticou-se gradualmente com as descobertas e contribuições dos grandes mestres, e o domínio da representação "realista" foi completo. Com habilidade e conhecimento tornou-se possível criar imagens fotográficas e o *trompe l'œil* –[8] imagens que dão a impressão de ser reais e até criam ilusões.

Portanto, com esses conhecimentos, o ser humano aprendeu a criar imagens que correspondem ao que vê e a entender aspectos da realidade ao olhar para uma imagem bi ou tridimensional. Eles também permitem que se transmitam, por meio de uma imagem, pensamentos, sensações e emoções.

No visagismo esses conhecimentos são usados na transformação de uma imagem preexistente – o rosto – por meio de maquilagem, corte de cabelo e outros recursos, a fim de provocar determinadas sensações.

Assim, é imprescindível que o visagista conheça os fundamentos da linguagem visual. Ela é compreendida por dez fundamentos, relacionados a seguir na ordem de importância para o visagista:

1. Saber como a luz funciona e como manipular os efeitos de luz e sombra para criar *volume*.

2. Saber como funciona a *cor*.

3. Saber como funciona a *perspectiva tonal* e como trabalhar esse conceito nos planos do rosto e da cabeça.

4. Saber como o olho é direcionado numa imagem pelas linhas e formas e como funcionam os conceitos de *estrutura* e *ritmo*.

5. Saber como perceber as *proporções* do rosto.

6. Saber como empregar *eixos* na observação do rosto.

7. Conhecer os fundamentos da *composição* e da *proporção áurea*.

8. Conhecer os fundamentos de *textura*.

---

[8] *Trompe l'œil*: termo francês que significa "enganar o olho"; refere-se a uma técnica de pintura usada para criar imagens tão realistas que se confundem com a realidade.

PRINCÍPIOS BÁSICOS

9. Saber como perceber os *espaços*.

10. Conhecer os princípios da *perspectiva linear*.

Essa linguagem é *o desenho*. Nos últimos anos, é cada vez mais frequente ouvir-se o termo *linguagem visual* empregado ao se referir ao desenho porque se percebeu que há uma tendência de confundir desenho com o ato de desenhar e linguagem com técnica. No visagismo é importante aprender o desenho – que é uma linguagem – e as técnicas que foram desenvolvidas para aplicar essa linguagem ao visagismo; no entanto, não é importante tornar-se um exímio desenhista, nem dominar o uso de diversos materiais de desenho.

Em relação ao desenho, quase não há diferença entre o que Leonardo da Vinci ensinava aos seus alunos e o que se ensina hoje nas melhores escolas, porém a didática mudou muito porque hoje há mais conhecimento a respeito de como as pessoas veem e interpretam o que veem. A maior diferença é que se ensinavam esquemas diversos, que se tornaram extremamente sofisticados, a tal ponto que havia esquemas para desenhar praticamente tudo. O problema de ensinar a partir de esquemas é que, em vez de serem modelos e meios para compreender os fundamentos, transformam-se em regras, o que se chama de ensino acadêmico. Hoje o foco está em ensinar os fundamentos da linguagem visual.

O ensino do desenho não mudou muito até o século XX. A grande ruptura com o ensino acadêmico ocorreu na Bauhaus,[9] na Alemanha, que implementou novos conhecimentos sobre a psicologia da percepção visual e desenvolveu novas técnicas didáticas. A partir de 1970 muitas descobertas sobre o funcionamento do cérebro e de como o ser humano processa informações possibilitaram novos desenvolvimentos na educação, que ainda não foram implementados em grande escala.

Em 1970, o dr. Roger Sperry ganhou o Prêmio Nobel por seu trabalho na área de neurociência, realizado no California Institute of Technology (CalTech). Ele demonstrou que o cérebro humano tem dois hemisférios interligados, mas que apreendem informações de maneiras completamente distintas, e também identificou os atributos de cada hemisfério. Por exemplo, descobriu que o hemisfério esquerdo usa um processo lógico, racional e linear, enquanto o hemisfério direito usa um processo analógico, intuitivo e holístico. Veja na tabela 1 os atributos de cada lado do cérebro.

---

[9] Bauhaus (1919-1933): escola de arte fundada por Walter Gropius, em Weimar (Alemanha), que tinha no corpo docente ilustres artistas, como Wassily Kandinsky, Paul Klee e Josef Albers.

TABELA 1. OS ATRIBUTOS DOS HEMISFÉRIOS DO CÉREBRO HUMANO

Lado esquerdo	Lado direito
Consciente do Eu	Sem consciência do Eu
Abstrato e simbólico	Concreto
Conceitual	Intuitivo
Sequencial-linear e minucioso	Holístico[10]
Analítico	Sintético[11]
Lógico e racional	Analógico[12]
Temporal	Síntese sobre o tempo
Verbal	Musical (quase não verbal)
Descrição linguística	Senso modelar e pictórico
Concepção digital (aritmética e computação)	Espacial (geométrico)
Busca resultados	Processual

Foi o trabalho do dr. Sperry que possibilitou a pesquisa do dr. Howard Gardner no Project Zero, na Universidade de Harvard, e a consequente formulação da Teoria das Inteligências Múltiplas.[13] Ele ampliou o conceito da inteligência, antes restrito ao QI,[14] para incluir outras cinco áreas. O QI basicamente se refere a apenas dois tipos de inteligência: a lógica e a linguística. É a capacidade de criar com números e palavras, respectivamente. Nos testes de QI há questões que utilizam a identificação e a comparação de imagens e que avaliam um certo grau de percepção visual, mas sempre

---

[10] Holístico: relativo a uma concepção do todo (estrutura).
[11] Sintético: concepção generalizada e não detalhada (esboço).
[12] Analógico: comparativo.
[13] Howard Gardner, *Estruturas da mente: a teoria das inteligências múltiplas* (Porto Alegre: ArtMed, 1994).
[14] QI: quociente de inteligência.

PRINCÍPIOS BÁSICOS

associada à lógica. As outras cinco áreas que Gardner adicionou são: visual, musical, corporal, interpessoal (relacionamentos) e intrapessoal (lidando consigo mesmo). As inteligências interpessoal e intrapessoal compreendem a inteligência emocional.[15] Também percebemos que o que era chamado de dom ou esperteza na realidade é um tipo de inteligência.

Dom, na área visual, é *inteligência visual*. É a capacidade de assimilar facilmente os conceitos da linguagem visual e de trabalhá-los artisticamente e com sensibilidade. Evidentemente há diferentes graus de inteligência visual, e somente aqueles com um alto grau conseguem ser verdadeiramente criativos.

Descobriu-se que a melhor maneira de identificar se uma pessoa tem inteligência visual é observando seu grau de interesse pelas coisas visuais. Portanto, é muito pouco provável que uma pessoa que se inscreva num curso na área visual, ou que tenha uma profissão como a de visagista, não tenha algum grau de inteligência visual.

No entanto, o visagista – especialmente aquele que se especializa em cabelo – precisa também de algum grau de inteligência corporal, porque tem de ter coordenação motora e sensibilidade nas mãos e no tato.

Fica claro, quando se olha para a tabela 1, que as inteligências lógica e linguística são associadas ao lado esquerdo do cérebro e que as inteligências visual e musical são associadas ao lado direito. A inteligência corporal envolve, principalmente, uma mistura de percepção visual (concepção de espaço, por exemplo) e percepção musical (ritmo), portanto é relacionada ao lado direito do cérebro. A inteligência interpessoal também é associada mais ao lado direito do cérebro por envolver capacidade intuitiva, percepção auditiva (entonação de voz) e percepção visual. A inteligência intrapessoal, no entanto, envolve atributos dos dois lados do cérebro. Atitudes criativas também são uma parte da linguagem intrapessoal.

Na percepção visual e na maioria das práticas visuais usam-se muito mais os atributos do lado direito do cérebro do que os do lado esquerdo. Pode-se dizer que, basicamente, a linguagem visual utiliza os atributos do hemisfério direito do cérebro. Portanto, quando se lida com imagem ou qualquer atividade visual, como no visagismo, o pensamento é intuitivo, analógico, holístico, concreto, espacial e sintético e, claro, usa-se o senso pictórico e modelar.

Cada inteligência tem uma linguagem por meio da qual o ser humano se expressa e dá forma a seus pensamentos e ideias. É interessante notar que não há nome para as linguagens relacionadas às inteligências interpessoal e intrapessoal. Veja a tabela 2.

---

[15] Daniel Goleman, *Inteligência emocional* (Rio de Janeiro: Objetiva, 1995).

TABELA 2. AS INTELIGÊNCIAS E SUAS RESPECTIVAS LINGUAGENS

Inteligência	Linguagem
Lógica	Matemática
Linguística	Línguas (por exemplo, português)
Visual	Desenho
Musical	Música
Corporal	Linguagem corporal
Interpessoal	Não há nome
Intrapessoal	Não há nome

Howard Gardner é um entre muitos cientistas cognitivos e neurocientistas que estudam como o cérebro e a mente processam informações e estímulos, como é a percepção e como o ser humano aprende. Suas descobertas nos deram novas informações, que foram muito importantes para a criação de novos métodos didáticos na educação artística.

Hoje o desenho é ensinado como uma linguagem e não como uma técnica, e, assim, evita-se o ensino de fórmulas e esquemas, o que configura o academicismo. O intuito é passar conhecimento, mostrando como cada fundamento funciona, e, ao mesmo tempo, deixar espaço para a descoberta quando o fundamento é colocado em prática. O aprendizado da linguagem visual – do desenho – deve ser libertador e oferecer opções e também o conhecimento necessário para enfrentar qualquer desafio na área visual.

Nos capítulos a seguir, todos os fundamentos da linguagem visual serão investigados, sempre em função do visagismo. Também há dois capítulos, "Os sentidos" e "Coordenação motora", dedicados à estimulação de todos os sentidos, especialmente da sensibilidade tátil e do controle motor.

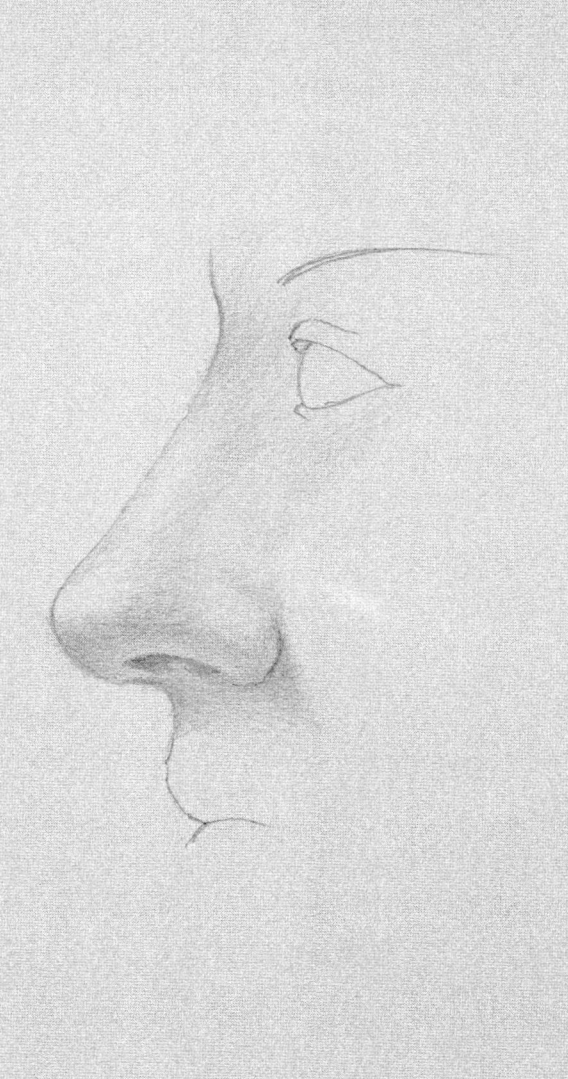

COMPOSIÇÃO E PROPORÇÃO

PROPORÇÃO ÁUREA

O conceito de proporção áurea é fundamental para a estética porque se trata de uma proporção considerada perfeita. *Áurea* quer dizer *dourada*, o que significa perfeita. A proporção áurea é matemática e geometricamente perfeita e foi descoberta por matemáticos gregos da Antiguidade.

O que esses matemáticos descobriram foi como segmentar[16] uma linha de tal modo que o segmento menor, em relação ao segmento maior, tivesse a mesma proporção que o segmento maior em relação à linha toda. Veja a figura 1.

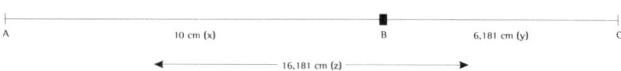

FIG. 1. LINHA SEGMENTADA NA PROPORÇÃO ÁUREA.

Veja que a proporção de AB (*x*) em relação a BC (*y*) é igual a AB (*x*) em relação a AC (*z*), ou, matematicamente, *y* dividido por *x* é igual a *x* dividido por *z*.

$$\frac{y}{x} = \frac{x}{z}$$

Para entender melhor, veja na figura 2 que o formato do retângulo menor, construído com linhas do tamanho de *x* e *y*, é exatamente igual (somente menor) ao do retângulo maior, construído com linhas do tamanho de *x* e *z*.

---

[16] Segmentar: dividir; portanto, um segmento de uma linha é o mesmo que uma parte dessa linha.

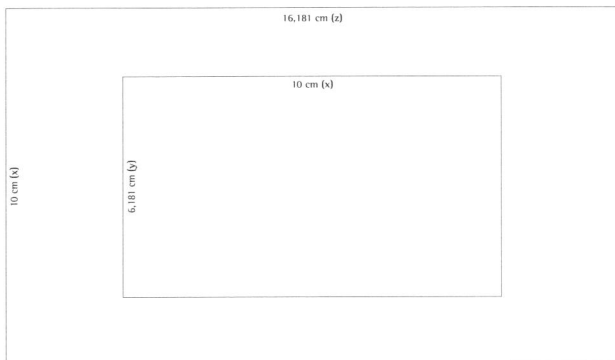

FIG. 2. DOIS RETÂNGULOS ÁUREOS.

É interessante você mesmo descobrir a proporção áurea, e é muito simples. Usando uma régua e um lápis bem apontado, proceda da seguinte maneira:

1. Desenhe um quadrado com os lados medindo 10 cm.

2. Trace uma linha do meio da base até o canto superior direito do retângulo (XA).

3. Prolongue a linha de base do quadrado usando a mesma medida da linha inclinada traçada no passo anterior (XB = XA).

4. Complete o retângulo.

5. A base do retângulo tem que tamanho?

Você deve ter descoberto que a linha da base do retângulo tem pouco mais que 16,181 cm, que a parte menor da linha tem pouco mais que 6,181 cm e que o tamanho da parte maior é de 10 cm. Portanto, a proporção áurea é 1:1,6181, aproximadamente.

PRINCÍPIOS BÁSICOS

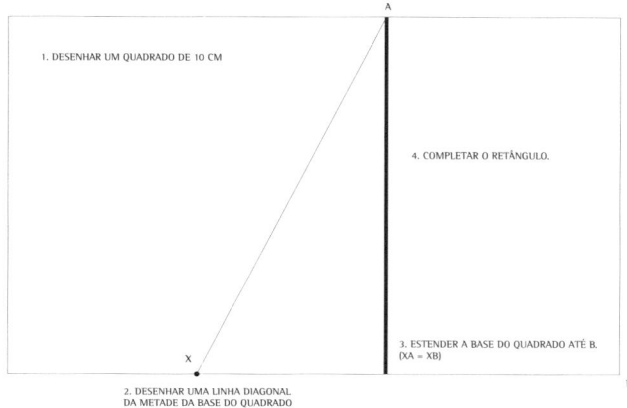

FIG. 3. DESENHO DE UM RETÂNGULO ÁUREO.

Perceba, no desenho que fez, que a proporção do retângulo maior é igual à proporção do retângulo menor. Os dois são retângulos áureos.

Se você desenhar outro quadrado de 6,181 cm dentro do retângulo, no lado direito, terá criado outro segmento áureo e outro retângulo áureo, menor ainda, abaixo do segundo quadrado. As linhas formadas pelo quadrado maior e pelo quadrado menor são chamadas *linhas áureas*. O ponto onde elas se cruzam é chamado *ponto áureo*.

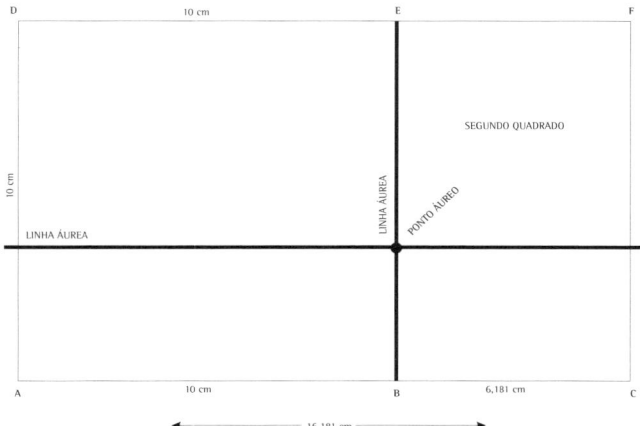

FIG. 4. O SEGUNDO QUADRADO CRIA MAIS UM SEGMENTO ÁUREO.

Na realidade, existem quatro linhas áureas e quatro pontos áureos, porque, desenhando-se outro quadrado grande no lado direito, obtém-se outro segmento áureo, e, desenhando-se outro quadrado pequeno na parte inferior do retângulo menor, obtém-se mais um (figura 5).

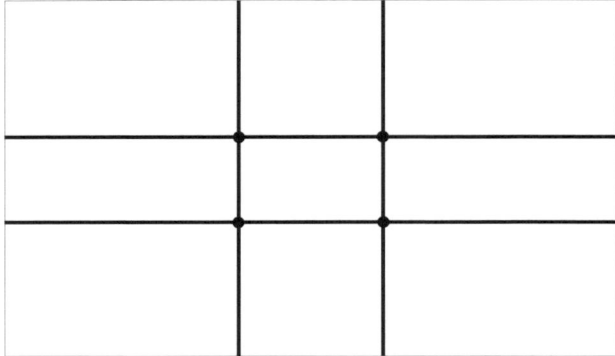

FIG. 5. AS QUATRO LINHAS ÁUREAS E OS QUATRO PONTOS ÁUREOS.

A proporção áurea tem grande importância na estética. Observe os objetos à sua volta. Quais têm formato parecido com o retângulo áureo?

Portas, janelas, uma folha de papel e diversos outros objetos têm proporções muito próximas da proporção áurea. De maior importância para o visagista, a cabeça humana e o rosto também têm proporções próximas da áurea.

Na pintura, para facilitar o uso da proporção áurea, costuma-se dividir a área da tela em três partes iguais, tanto na horizontal quanto na vertical, porque os segmentos áureos dividem a área do retângulo áureo em três partes aproximadamente iguais (na realidade a parte central é menor). Isso se chama *regra dos terços.*

COMPOSIÇÃO

Na composição, a proporção áurea é de muita importância porque tudo que se encontra na área abaixo da linha áurea horizontal (figura 4) tem uma ação visual para baixo. Não importa a posição do retângulo, portanto isso se aplica ao retângulo maior (deitado) e ao retângulo menor (em pé). Essa área é considerada "pesada". Em oposição, a área acima da linha é considerada "leve" porque tudo que está nela tem uma ação visual para cima.

Os pontos áureos são locais de equilíbrio visual. A composição pode ser construída ao redor de um ponto no centro da linha áurea horizontal (figura 6) ou pode ser deslocada até um dos pontos áureos (figura 7). Em ambos os casos será equilibrada. Também pode ser construída ao redor do meio da linha áurea. Se for construída em qualquer outro local, haverá desequilíbrio. Se ficar entre o ponto central e o ponto áureo, parecerá que houve erro ao centralizar a composição. Se passar do ponto áureo, o outro lado parecerá vazio.

Também é importante ter equilíbrio entre o assunto da composição e o espaço ao seu redor. Se o assunto for muito grande (figura 8) ou muito pequeno (figura 9), geralmente haverá desequilíbrio. No entanto, há casos em que o desequilíbrio é propositado.

As cores influenciam a composição da mesma maneira. Muita cor somente num lado desequilibra a composição. Também pode fazer a composição pesar quando muito próxima da base, ou flutuar quando muito no alto.

Para ver como isso funciona, faça um desenho com lápis grafite e lápis de cor em papel branco A2, repartido em quatro áreas. Desenhe somente figuras geométricas: linhas, pontos, quadrados, triângulos, etc. Centralize a composição numa parte, construa a composição em volta do ponto áureo na outra parte e, nas outras, primeiro crie composições desequilibradas e depois tente equilibrá-las novamente.

Tudo isso tem aplicação no visagismo.

Perceba que o rosto humano tem três áreas quase do mesmo tamanho: a área da testa, a área entre a testa e a base do nariz e a área entre a base do nariz e o queixo (figura 10). Essa proporção também é encontrada em outras partes do rosto.[17]

Portanto, a parte inferior do rosto, ao redor da boca, é "pesada" e as outras partes são "leves". Se houver muita ênfase na parte inferior, ou se o queixo for muito grande, por exemplo, perceberemos um rosto "pesado". Ao contrário, percebemos um rosto "leve" quando o queixo é delicado e a boca é pequena.

Então, há sempre uma preocupação em manter um equilíbrio entre as três áreas e entre o cabelo e o rosto, mesmo quando se deseja ressaltar alguma característica. Obviamente, não há como fugir de uma composição centralizada para o rosto, porque é simétrico. Porém, não é necessário manter o cabelo simétrico (figura 11), e o conhecimento dos pontos áureos ajuda muito a conseguir harmonia e equilíbrio na composição do cabelo (figura 12).

---

[17] Ver, no capítulo "Desenho do rosto e da figura humana", a seção sobre o formato das partes do rosto.

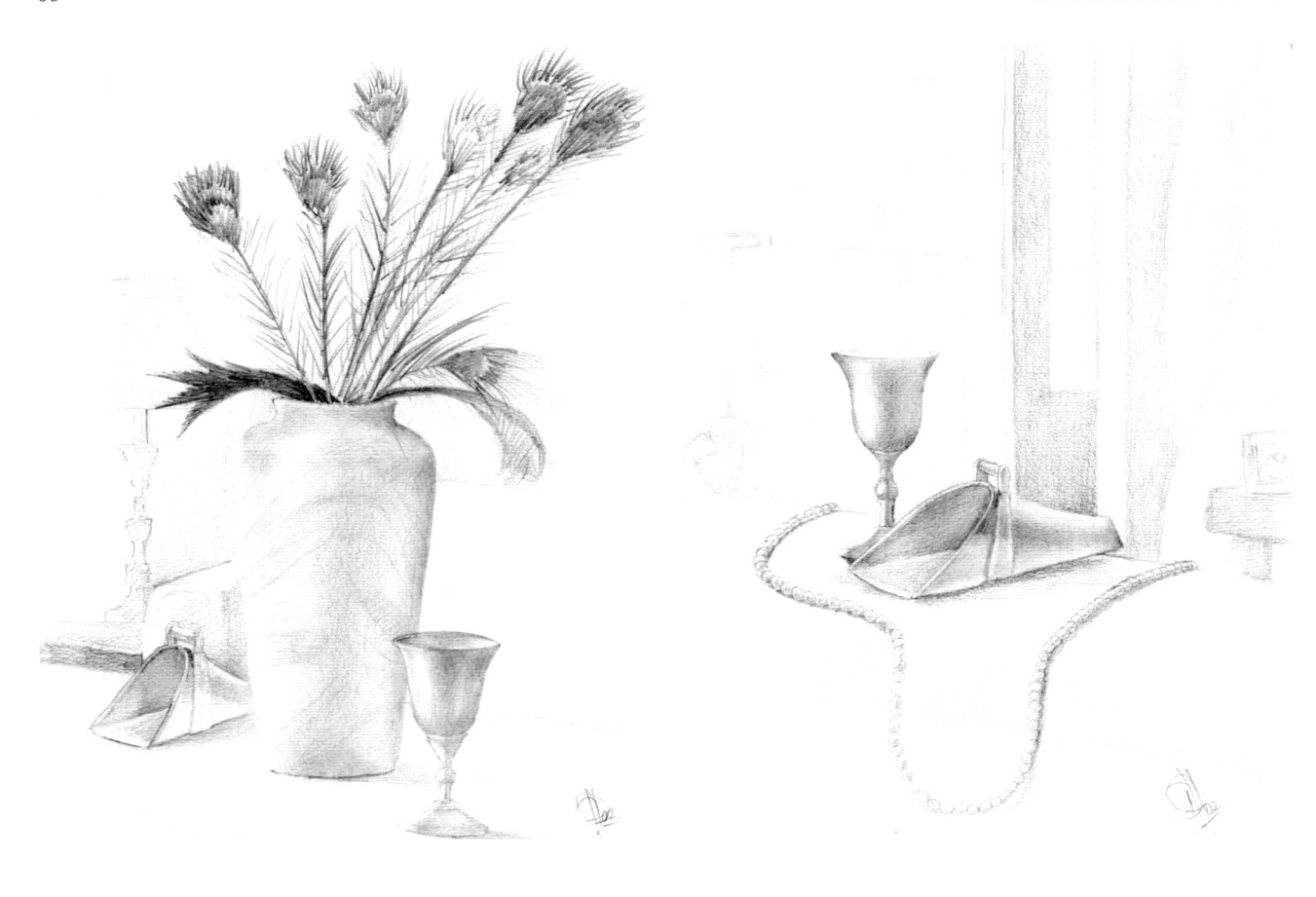

FIG. 6. COMPOSIÇÃO CENTRALIZADA.

FIG. 7. COMPOSIÇÃO USANDO O PONTO ÁUREO.

PRINCÍPIOS BÁSICOS

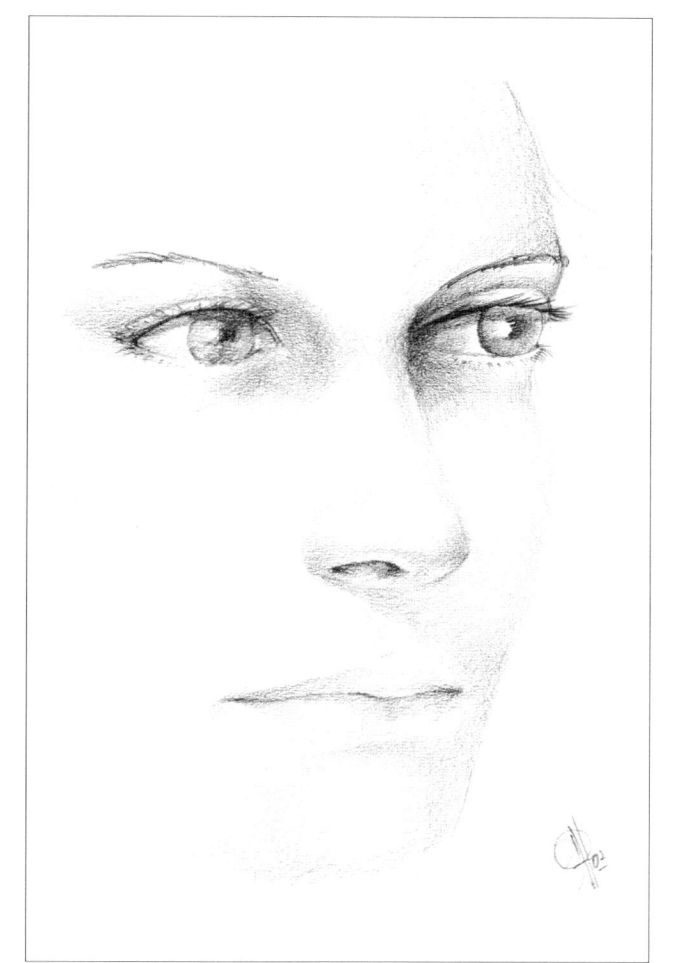

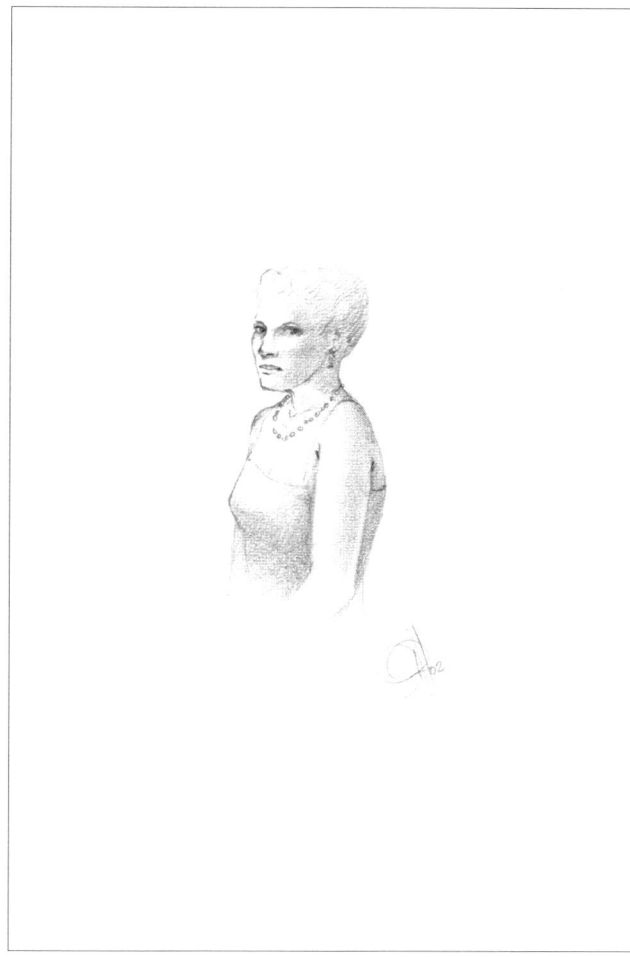

FIG. 8. ASSUNTO MUITO GRANDE PARA O ESPAÇO DO PAPEL.

FIG. 9. ASSUNTO MUITO PEQUENO PARA O ESPAÇO DO PAPEL.

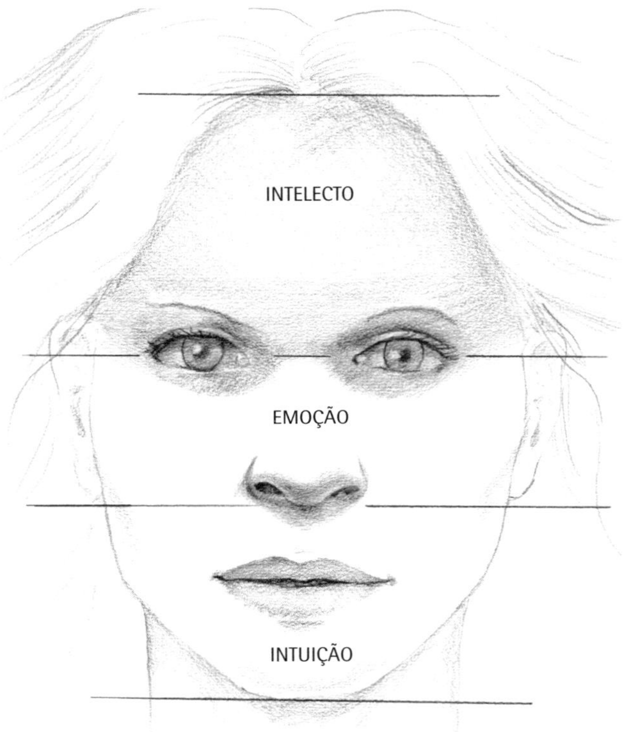

FIG. 10. ROSTO DIVIDIDO NAS TRÊS ÁREAS BÁSICAS.

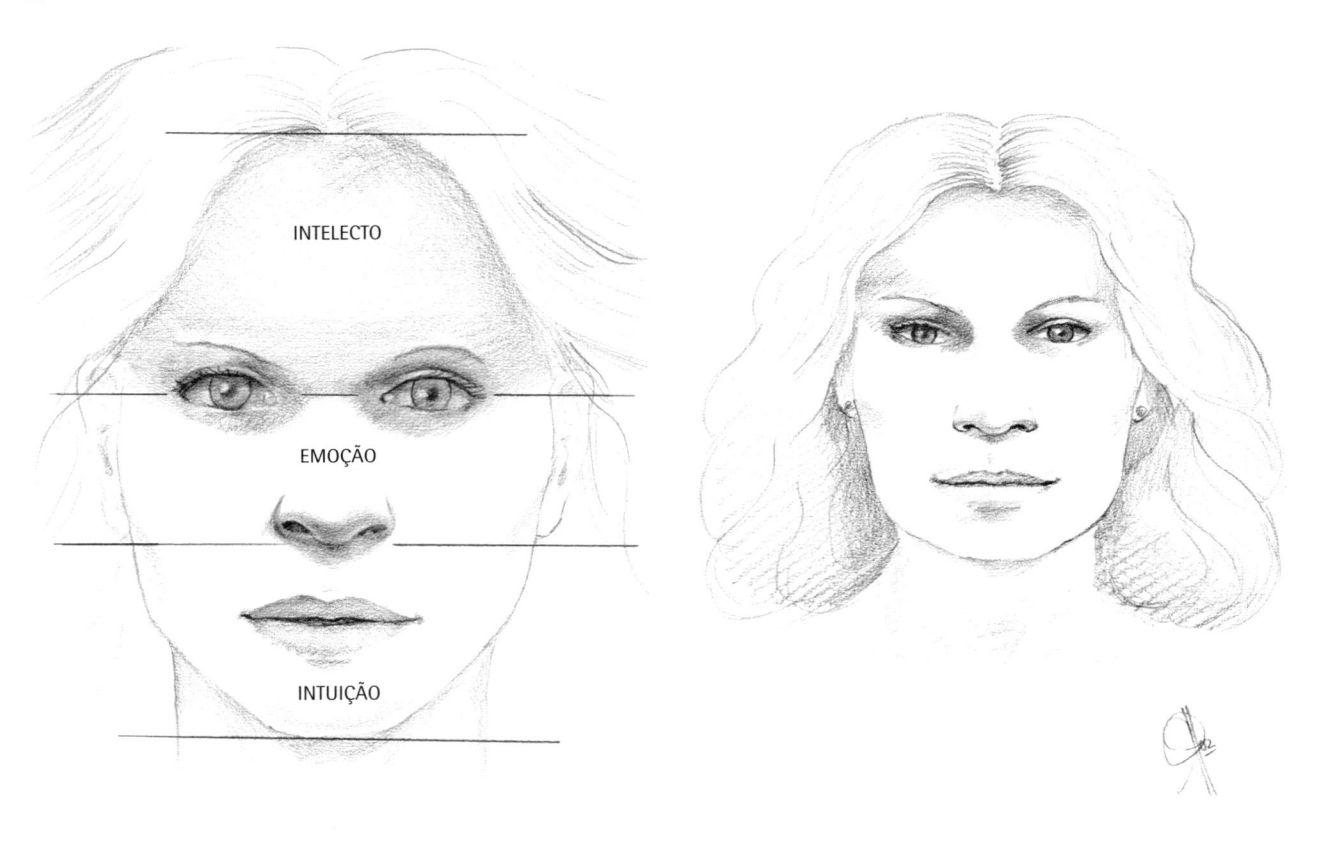

FIG. 11. COMPOSIÇÃO DOS CABELOS: CENTRALIZADA.

PRINCÍPIOS BÁSICOS 41

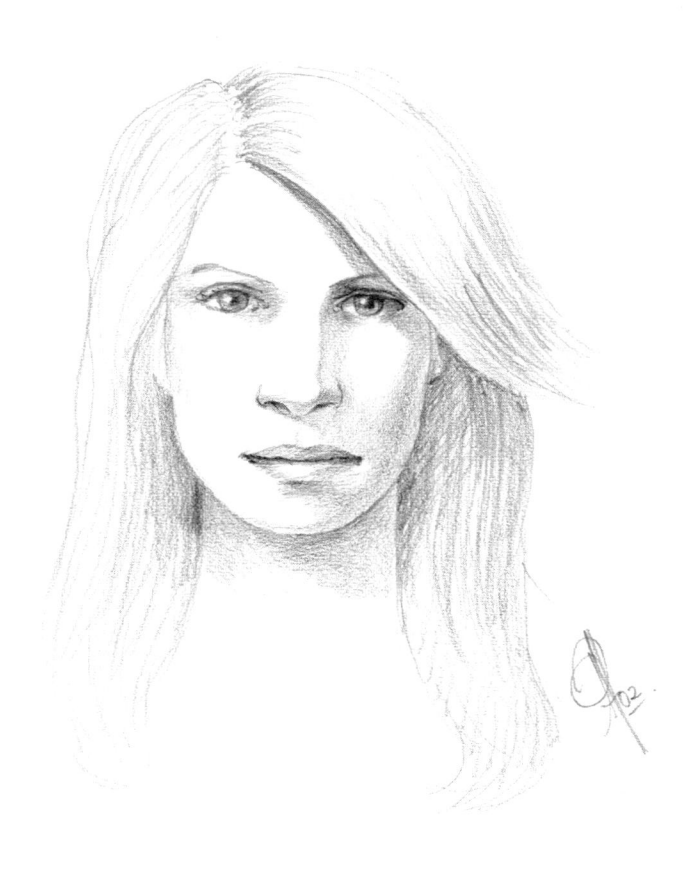

FIG. 12. COMPOSIÇÃO DOS CABELOS: USO DOS PONTOS ÁUREOS (REGRA DOS TERÇOS).

PROPORÇÃO

Uma das maiores dificuldades de muitas pessoas é diferenciar os tamanhos de algo de suas proporções. O tamanho de algo é sua medida real. Por exemplo, quais são os tamanhos médios da altura e da largura de um rosto?

Para descobri-los, é preciso medir a altura e a largura de vários rostos e, depois, tirar a média. Ao fazer isso, descobre-se que, em geral, a largura do rosto, na parte mais larga, é dois terços da sua altura. Isso é a *proporção*: duas larguras para três alturas, ou 2:3. Não importa o tamanho real. Se o rosto tiver 18 cm de altura – o tamanho médio do rosto da mulher –, sua largura será de aproximadamente 12 cm; se a altura for de 20 cm – o tamanho médio do rosto do homem –, a largura será de 13 cm, mais ou menos. Se a proporção for menor que dois terços, isso significa que o rosto é longo; se for maior, o rosto é largo.

Portanto, para descobrir a proporção comparam-se os tamanhos *visuais*. Não é preciso pegar uma régua, medir os tamanhos reais e então compará-los. Para tanto, usa-se um lápis.

Primeiro, observe e meça o tamanho visual de algo. Pode ser um objeto qualquer, como um vaso. Calcule, a olho, se a largura ou a altura é menor e comece a medir o tamanho menor. Segure o lápis na sua ponta e estique o braço à frente de seus olhos, com um deles fechado. Se estiver medindo a largura, faça com que a outra ponta do lápis esteja sobreposta a um dos lados do objeto e, depois, coloque os dedos que estão segurando o lápis onde você vê o outro lado do objeto. Se o tamanho menor for a altura, faça com que a ponta esteja sobre o ponto mais alto e coloque seus dedos onde vê a base. As medidas que vê no lápis são as *medidas visuais* da largura e da altura do objeto.

Em seguida, sem tirar os dedos do lugar que marca a medida visual do objeto, e mantendo a mesma posição, com o braço esticado do mesmo jeito, *compare* essa medida com a altura (ou a largura) do objeto. O que você quer saber é quantas vezes o tamanho menor cabe no tamanho maior. Essa é a proporção do objeto. Num vaso alto e fino a largura caberá três ou quatro vezes na altura. A largura de uma porta cabe por volta de duas vezes e meia na altura. E a largura do rosto cabe uma vez e meia na altura.

É muito importante para o visagista conhecer as proporções do rosto humano, e a melhor maneira de lembrar delas é quando se descobre quais são, observando-se pessoas. Observe a si mesmo e outras pessoas. Peça para alguém deixá-lo medir suas proporções visualmente. Para tanto, use um lápis, como foi descrito anteriormente, para estabelecer as proporções.

A primeira proporção a estabelecer é da largura do rosto em relação à sua altura. Na maioria das pessoas a largura cabe uma vez e meia na altura do rosto (não da cabeça) e é igual ao tamanho da distância entre as sobrancelhas e o queixo.

A segunda proporção a estabelecer é da altura da testa (das sobrancelhas até a linha do cabelo) em relação ao comprimento do nariz e à distância entre a base do nariz e o queixo. São todos aproximadamente iguais. Depois, compare esse tamanho com a distância entre o meio do nariz e a maçã do rosto, na sua parte mais alta e larga. Finalmente, compare-o ao tamanho da orelha. Todos têm aproximadamente a mesma proporção.

Em seguida, compare a largura da base do nariz com o espaço entre o canto interior do olho (a bolsa lacrimal) e a base do nariz. O espaço é geralmente um pouco maior.

Compare a largura do olho com o tamanho da base do nariz. O olho é um pouco menor. Veja se o espaço entre os olhos é menor, maior ou igual à largura do olho.

Compare a distância entre o olho e o queixo com a distância entre o olho e o topo da cabeça. São quase iguais.

Compare esse mesmo tamanho com a distância entre a ponta do nariz e a orelha e entre a orelha e a parte de trás da cabeça. Para tanto, é preciso observar a pessoa de perfil.

Perceba que as proporções não diferem muito de uma pessoa para outra. Pequenas variações fazem com que pessoas tenham narizes longos ou largos, olhos pequenos ou grandes e queixos pequenos ou grandes. As grandes diferenças estão nos formatos dos rostos e das partes, o que faz com que cada pessoa seja diferente e única.

No visagismo, é importante saber avaliar as proporções de uma pessoa. Com prática isso será possível a olho, sem necessidade de medir. Mas antes é preciso praticar muito medindo.

É fácil confundir-se entre um nariz longo e um estreito, assim como entre um nariz largo e um curto. Para diferenciar entre um nariz longo e um estreito, é preciso comparar o tamanho da base do nariz com o tamanho do olho. Quando o nariz é longo, esta proporção é normal, portanto o espaço entre o nariz e o olho é maior. Ao contrário, se essa proporção for menor do que o padrão, então o nariz é estreito.

O mesmo se aplica à diferença entre um nariz curto e um largo. A proporção do nariz em relação ao tamanho do olho é normal quando ele for curto, e maior quando for largo.

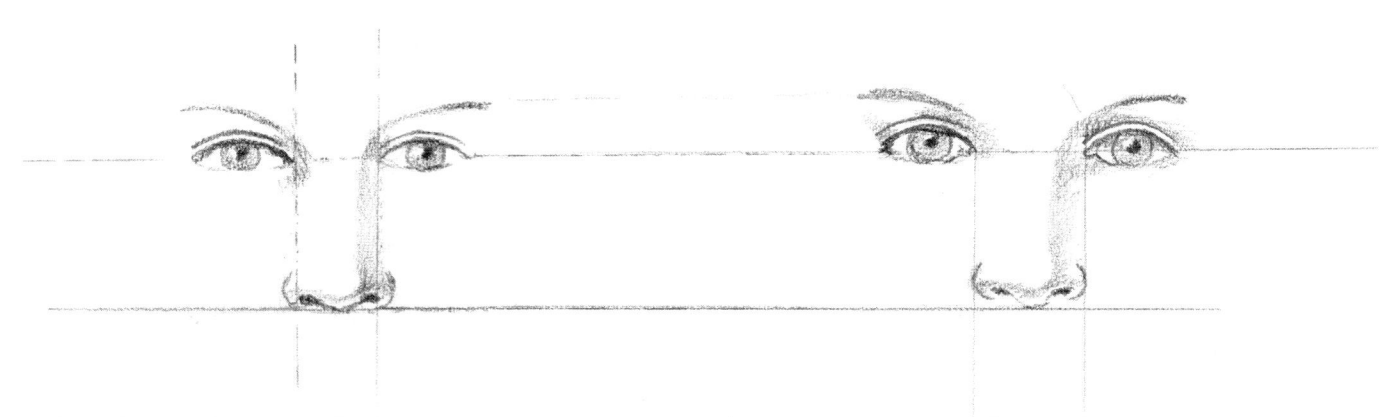

FIG. 13. O NARIZ DA ESQUERDA É LONGO, ENQUANTO O NARIZ DA DIREITA É ESTREITO, MAS A PROPORÇÃO ENTRE A BASE DO NARIZ E O SEU COMPRIMENTO É IGUAL NOS DOIS CASOS.

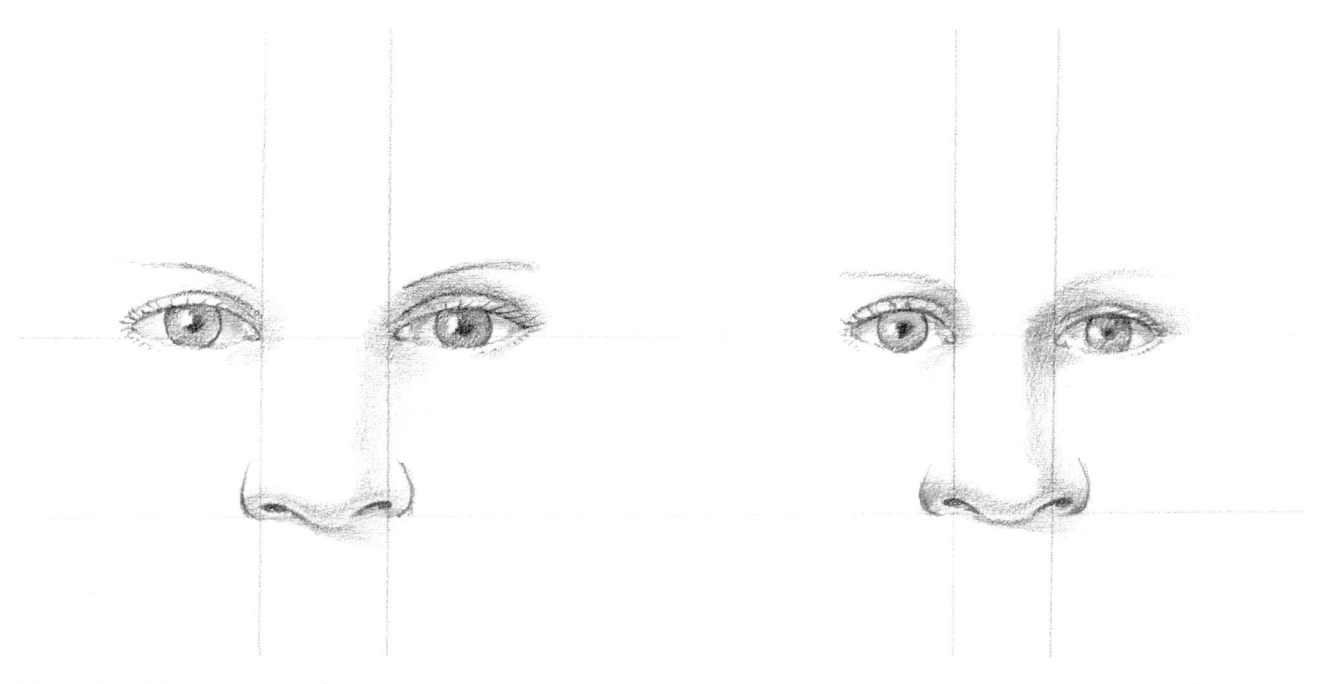

FIG. 14. O NARIZ DA ESQUERDA É CURTO, ENQUANTO O NARIZ DA DIREITA É LARGO. NOVAMENTE TEMOS A MESMA PROPORÇÃO ENTRE O COMPRIMENTO E A LARGURA DE AMBOS OS NARIZES.

Observe também que é fácil confundir o tamanho dos olhos e o espaçamento entre eles nos quatro exemplos anteriores.

Portanto, quando se observam as proporções do rosto, é necessário olhar o conjunto e comparar todos os tamanhos entre si. As soluções de maquilagem devem ser escolhidas de acordo com a correta avaliação das proporções, porque há uma diferença entre maquilar um nariz curto e um nariz largo, por exemplo.

ESTRUTURA

FORMAS GEOMÉTRICAS

Todas as formas são construídas com quatro tipos de linhas básicas: linhas retas verticais, linhas retas horizontais, linhas retas inclinadas e linhas curvas. Essas linhas formam figuras geométricas bidimensionais básicas: o quadrado, o triângulo, o círculo e a lemniscata.[18] Todas as outras formas geométricas são variações dessas.

As formas geométricas sólidas, ou tridimensionais, são as que mais interessam ao visagista e também são derivadas dessas linhas e das formas bidimensionais básicas. É importante poder visualizá-las mentalmente e saber de que formas bidimensionais são derivadas. Tente visualizar as seguintes descrições:

- O cubo é um quadrado visto de cima e um quadrado visto de lado.

- A esfera é um círculo vista de cima e um círculo vista de lado.

- A pirâmide de base triangular é um triângulo vista de cima e um triângulo vista de lado.

- O cilindro é um retângulo visto de lado e um círculo visto de cima.

- O cone é um triângulo visto de lado e um círculo visto de cima.

- A pirâmide de base quadrada (tetraedro) é um triângulo vista de lado e um quadrado vista de cima.

Portanto, o cubo é derivado do quadrado; a esfera, do círculo; a pirâmide de base triangular, do triângulo; o cilindro, do retângulo e do círculo; o cone, do triângulo e do círculo; e a pirâmide de base quadrada, do triângulo e do quadrado. Há várias outras formas de sólidos, mas essas são as básicas. A argola, por exemplo, é um corte de um cilindro com as bordas arredondadas.

---

[18] Lemniscata: nome da figura em oito.

1. CUBO

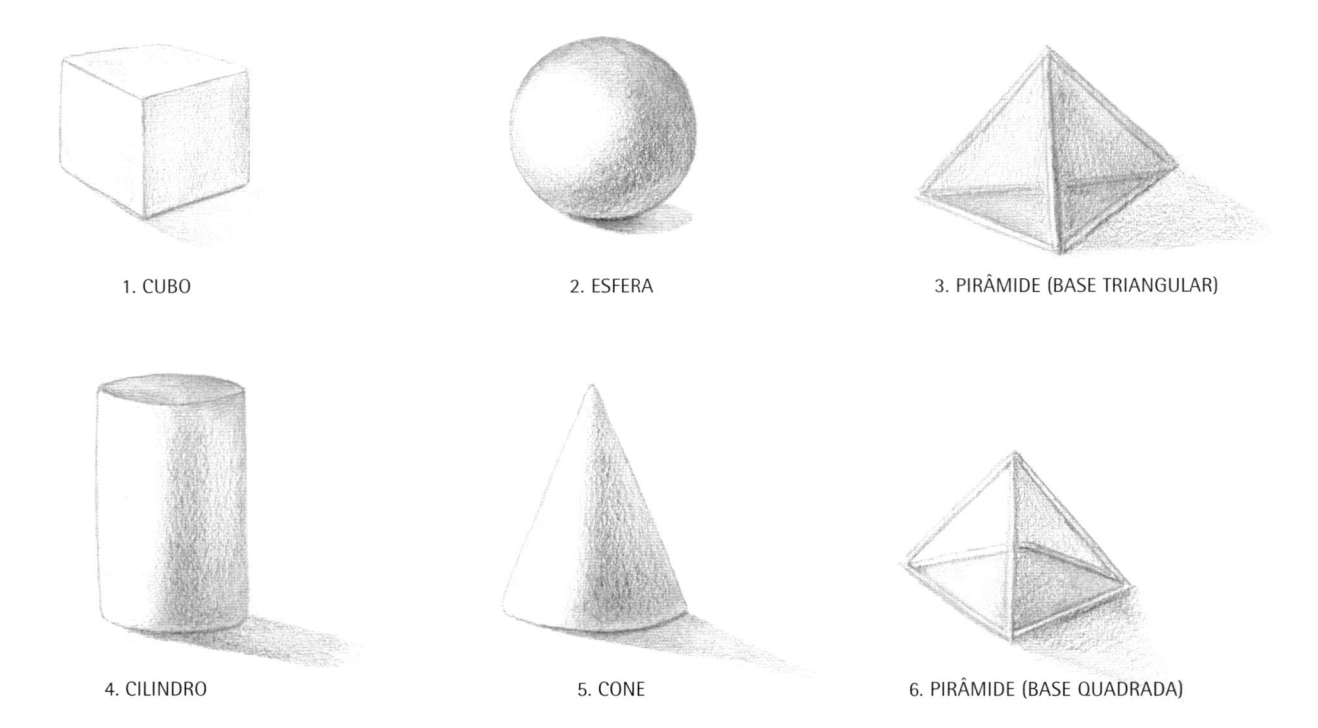

2. ESFERA

3. PIRÂMIDE (BASE TRIANGULAR)

4. CILINDRO

5. CONE

6. PIRÂMIDE (BASE QUADRADA)

FIG. 15. FORMAS GEOMÉTRICAS SÓLIDAS.

A visualização de formas sólidas é muito importante para quem trabalha criativamente com a imagem tridimensional. No visagismo isso se faz na criação de penteados, por exemplo. É necessário poder imaginar a forma antes de criá-la.

Também é importante poder identificar essas formas na figura humana. Observe o rosto, a cabeça, o pescoço e os ombros e identifique as diferentes formas geométricas, tanto as bidimensionais quanto as tridimensionais.

Algumas formas são:

- esfera ovoide (cabeça);
- oval (rosto);
- cilindro (pescoço);
- esfera e círculo (olho);
- retângulo (testa);
- pirâmide (nariz);
- triângulo (parte central do rosto);
- triângulo (boca);
- triângulo (ombros).

ESTRUTURA

O fundamento da estrutura está relacionado às formas geométricas. Estrutura é a forma básica sobre a qual a composição é criada. Ela determina o seu ritmo, porque o olho percorre a composição seguindo as linhas da estrutura. Isso se aplica tanto à imagem bidimensional quanto à tridimensional.

As quatro linhas básicas têm características inatas que estabelecem o ritmo em que o olho as percorre. As linhas retas verticais e horizontais são imóveis, as retas inclinadas são dinâmicas e as curvas são emocionais.

Percebe-se isso claramente nos gestos. Aliás, gestos são desenhos feitos com as mãos e os braços. Quando alguém quer ser enfático e decidido, usa gestos verticais; quando não quer que haja discussão, usa gestos horizontais. Por outro lado, quando se deseja incentivar alguém para fazer algo, movimentos diagonais são empregados. Os gestos ondulares, por sua vez, exprimem calma, lirismo e sensualidade, enquanto gestos enrolados revelam emoções intranquilas.

Veja que, na figura 16, o olho percorre o desenho num círculo, porque é conduzido de uma imagem a outra e estas estão compostas num círculo, no entanto as formas das imagens em si são labirintais. Nesse caso, o círculo é a estrutura básica, e a lemniscata, na qual o labirinto é baseado, é a estrutura secundária. A sensação que o desenho passa é de um moto-contínuo, criado pelo círculo, e de lirismo, criado pela sequência de lemniscatas.

Veja que o ritmo é bem diferente na figura 17 porque, embora a estrutura principal seja circular – o que novamente cria um moto-contínuo –, o olho encontra uma série de linhas inclinadas ao percorrer a imagem, e isso cria tensão e dinamismo.

Se você desenhar vários círculos, verá que poderá criar ritmos diversos: pintando um com uma cor chapada, preenchendo outros com traços diversos, ou desenhando o próprio círculo com uma sequência de linhas retas ou com linhas que se entrelaçam. No entanto, todos os círculos passarão uma sensação de moto-contínuo.

Na maquilagem, a direção das pinceladas de *blush* ou das linhas feitas cria ritmos variados da mesma maneira, mas o formato do rosto também tem influência.

As formas geométricas bidimensionais que essas linhas formam são a base do conceito de estrutura visual. Essas formas foram chamadas de símbolos arquétipos pelo psicanalista Carl Jung[19] porque, como descobriu, eles são usados exatamente da mesma maneira e com o mesmo significado por todas as civilizações em todos os tempos.

Recentemente, descobriu-se que essas formas fazem parte da memória emocional de todas as pessoas, armazenada numa área do cérebro chamada de amígdala,[20] situada no sistema límbico, a parte mais primitiva do cérebro, sobre o qual o córtex se desenvolveu.

---

[19] Carl Jung, *O homem e seus símbolos*, cit.
[20] A amígdala cerebral não tem relação alguma com as amígdalas da garganta, ou tonsilas.

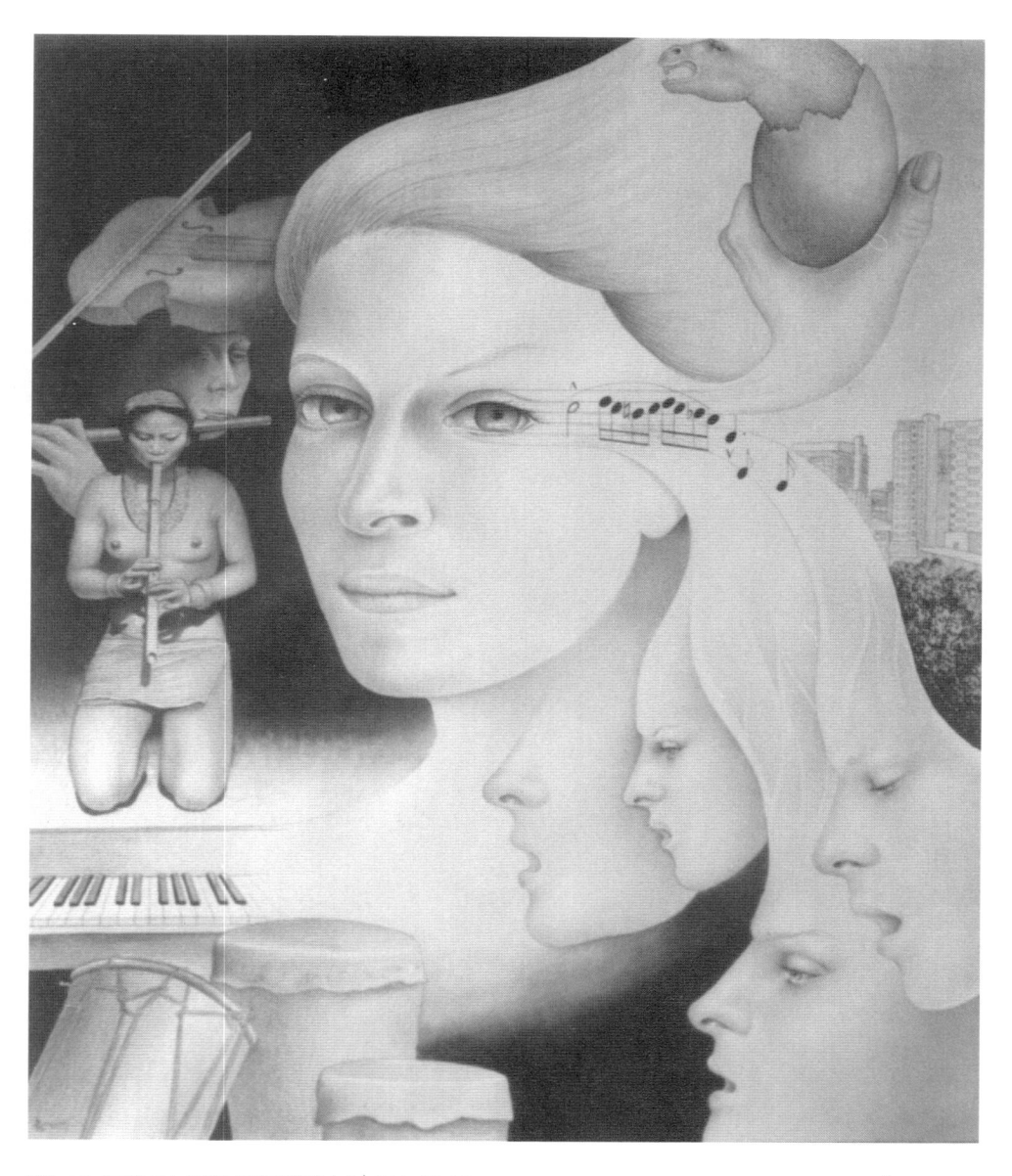

FIG. 16. PINTURA COM ESTRUTURA BÁSICA CIRCULAR E ESTRUTURA INTERIOR LABIRINTAL. *A MÚSICA* (1980), DE PHILIP HALLAWELL. BICO DE PENA E NANQUIM, 40 CM × 50 CM. COLEÇÃO JOSÉ CARLOS RODRIGUES ALVES.

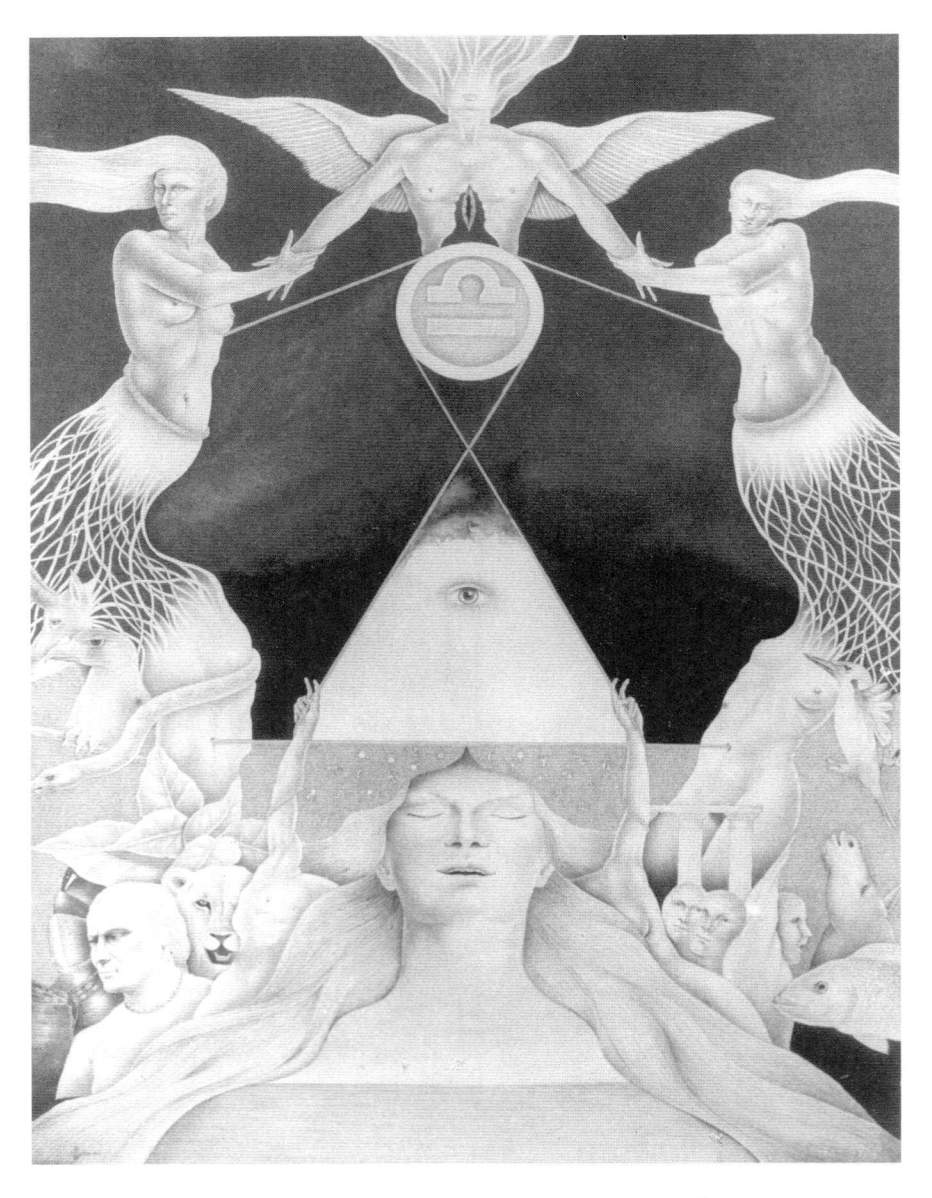

FIG. 17. PINTURA CIRCULAR COM ESTRUTURA INTERIOR TRIANGULAR. *SÍNTESE* (1977), DE PHILIP HALLAWELL. BICO DE PENA E NANQUIM, 50 CM × 70 CM. COLEÇÃO PAULO KAMINITZ.

PRINCÍPIOS BÁSICOS

Quando se olha para uma imagem qualquer, ela é processada pelo tálamo, que a envia para a amígdala e para o córtex visual. No entanto, ela chega antes à amígdala, que reage à estrutura e a qualquer outra coisa que desperte uma memória emocional. Isso provoca uma reação emocional, que é sentida pela pessoa antes que possa compreender o significado da imagem, o que acontece quando ela chega ao córtex visual.

Na realidade, esses símbolos são parte da linguagem mais primitiva do ser humano, e toda imagem provocará uma emoção, determinada por sua estrutura. Perceba que a estrutura pode "dizer" algo que não tem nenhuma relação com o conteúdo da imagem, ou pode até ser contraditória. Por exemplo, uma mulher séria e competente que deseja passar uma imagem de profissionalismo estará expressando justamente o contrário se usar roupas com babados e rendas e cabelos longos e cacheados.

Portanto, é muito importante para o visagista saber qual emoção provocará com a imagem que criar.

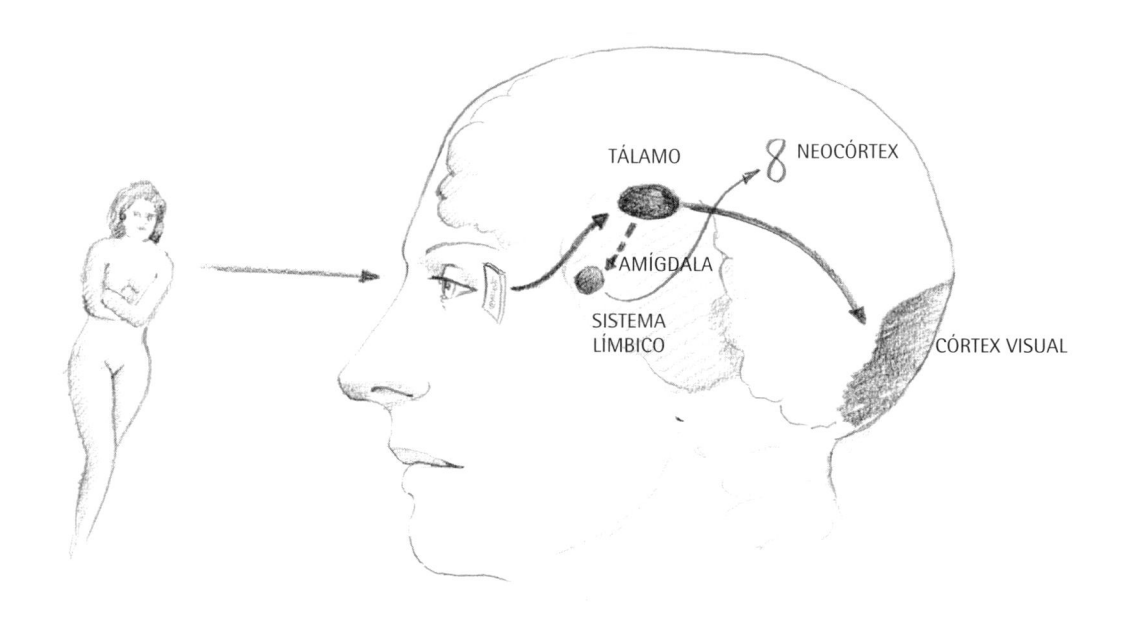

FIG. 18. ILUSTRAÇÃO DE COMO O CÉREBRO PROCESSA A IMAGEM.

Quadrado

O quadrado é imóvel e, por isso, exprime força, poder e conservadorismo – tanto que chamamos as pessoas conservadoras de "quadradas". Também é a forma ligada à terra, à intelectualidade, ao materialismo e à masculinidade. O quadrado é o símbolo da terra.

Um corte de cabelo com linhas retas expressará essas mesmas coisas. Portanto, poderá ser uma boa opção para uma mulher de negócios, que deseja passar uma imagem de eficiência.

Triângulo

Este formato é dinâmico e cria uma sensação de impacto, mas também é estável quando a base é reta. O triângulo invertido é o símbolo do perigo, porque fica em cima da ponta, que é instável.

Na maquilagem, pinceladas inclinadas são usadas para dar movimento a certos tipos de rostos, como o quadrado e o circular. Cabelos cortados com ângulos expressam dinamismo e um certo ar de rebeldia, por causa da instabilidade e do dinamismo transmitidos pelos movimentos.

Círculo

O círculo tem um movimento contínuo sobre um ponto fixo. Por ser regular, é ligado ao quadrado.

A oval é uma variação mais irregular e, portanto, esteticamente mais estimulante. O olho se cansa com uma regularidade excessiva e se irrita com desarmonia. Por isso, o rosto oval era considerado o formato mais harmônico para a mulher, hoje, porém, esse conceito está ultrapassado.

O uso de pinceladas arredondadas suaviza os ângulos do rosto e das partes, assim como um corte de cabelo arredondado.

Lemniscata (figura em oito)

A lemniscata feita de curvas amplas transmite lirismo, suavidade, paz, romantismo e sensualidade. O formato em onda é derivado da lemniscata.

PRINCÍPIOS BÁSICOS

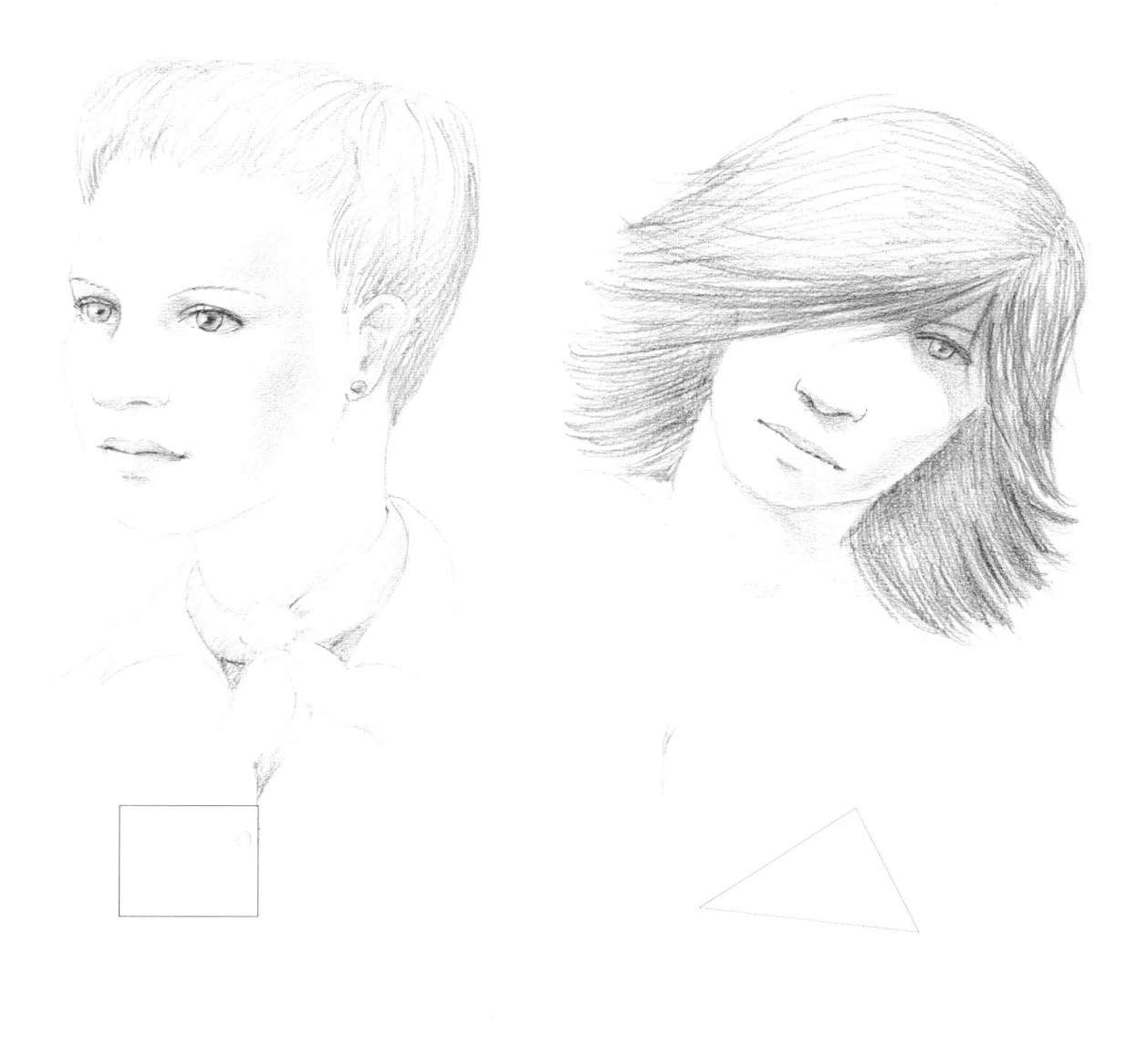

FIG. 19. ROSTO COM CORTE DE CABELO QUADRADO.

FIG. 20. ROSTO COM CORTE DE CABELO EM ÂNGULOS.

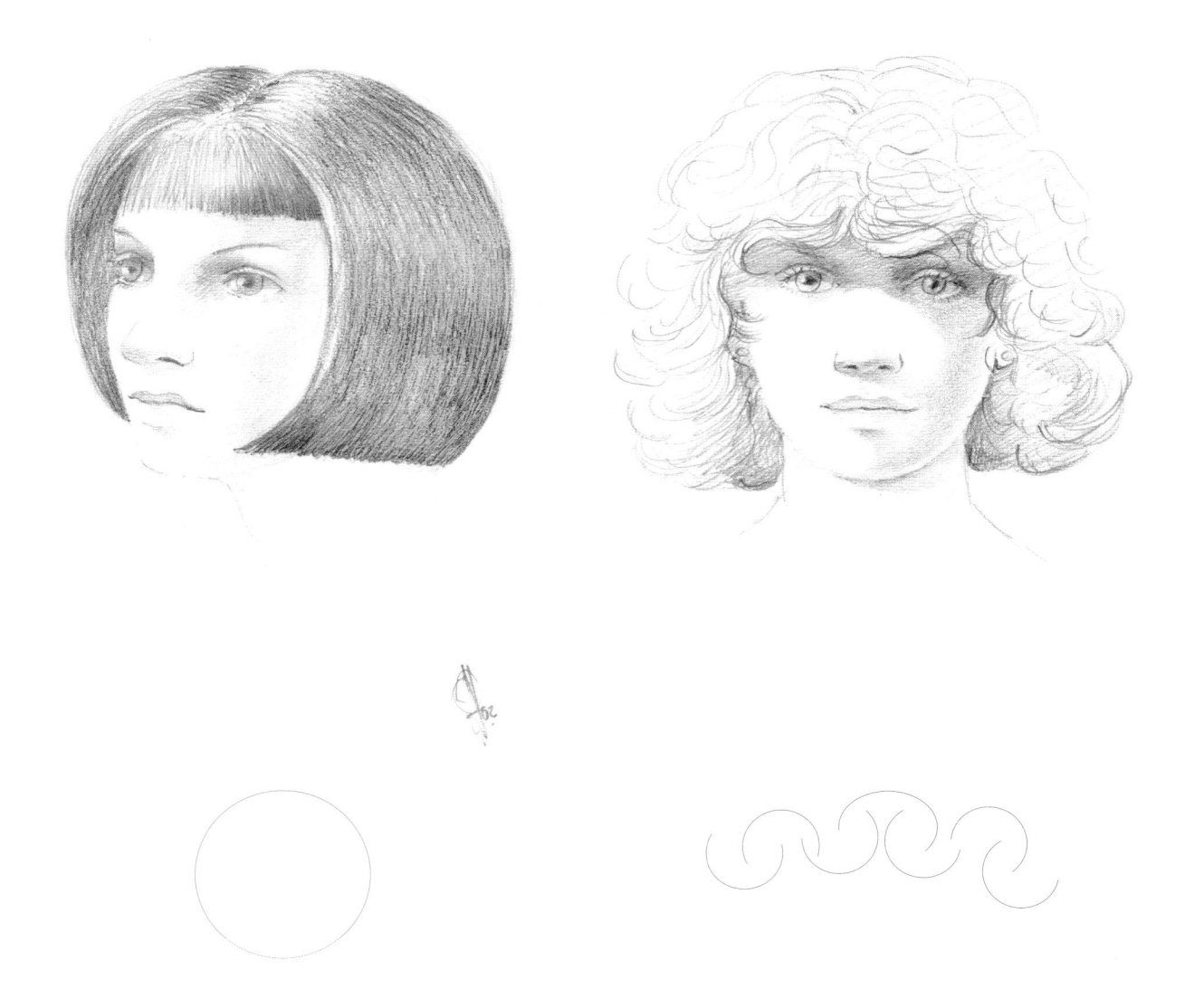

FIG. 21. ROSTO COM CORTE DE CABELO ARREDONDADO.

FIG. 22. ROSTO COM CORTE DE CABELO ENROLADO.

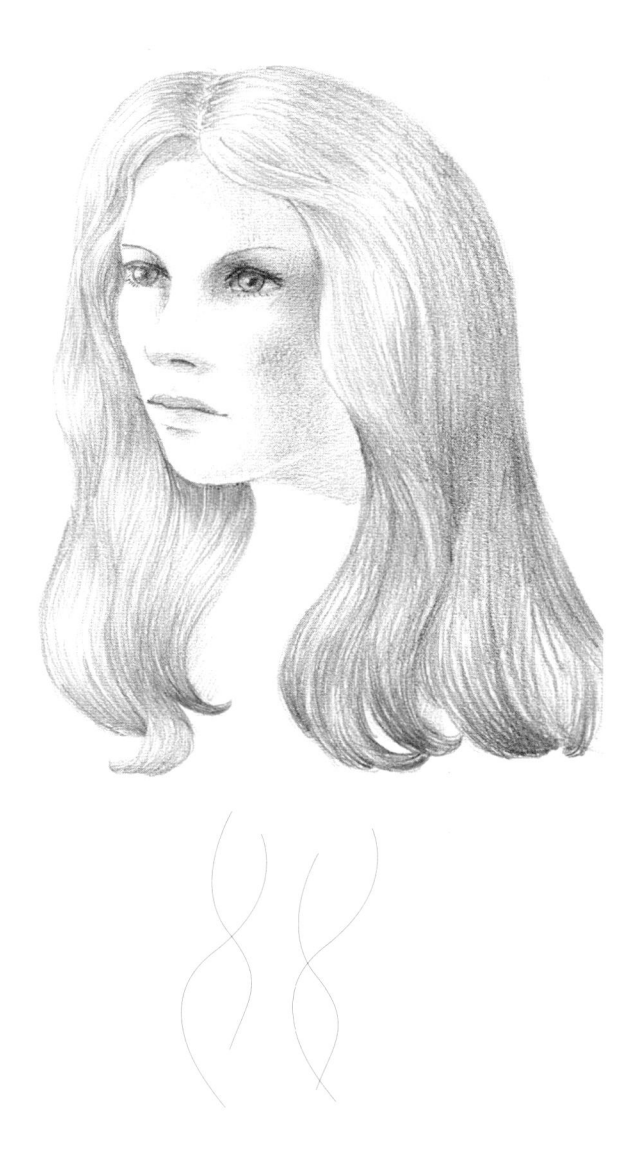

FIG. 23. ROSTO COM CABELO COM CACHOS LONGOS.

Quando as curvas são fechadas, sentem-se emoções atormentadas. É claro que é normal evitar esse tipo de estrutura no visagismo, com exceção da maquilagem teatral, quando o personagem é conturbado.

No entanto, uma sequência de curvas incompletas expressa alegria; então, cabelos enrolados são joviais e cachos longos expressam sensualidade.

O RECONHECIMENTO DE PADRÕES E A CRIAÇÃO DE NOVOS PADRÕES

As formas geométricas e a estrutura são padrões que o visagista deve poder reconhecer e saber como funcionam se quiser criar novos padrões ou modificar os existentes. Esse é um dos passos mais importantes no processo criativo do visagista.

O visagista trabalha, principalmente, na modificação de padrões existentes, porque as formas do rosto e da cabeça são inalteráveis, a não ser por cirurgia. Usando os conceitos vistos neste capítulo, ele tem inúmeras opções que podem modificar a aparência e a expressão de uma pessoa.

Algumas personalidades públicas, como atrizes e cantoras, conseguiram modificar sua aparência radicalmente diversas vezes. Madonna é um exemplo. Observe os tipos de estruturas e linhas que foram utilizadas para efetuar as mudanças na maquilagem e no corte do cabelo dessas pessoas, como isso afetou sua expressão e que tipo de estilo criou.

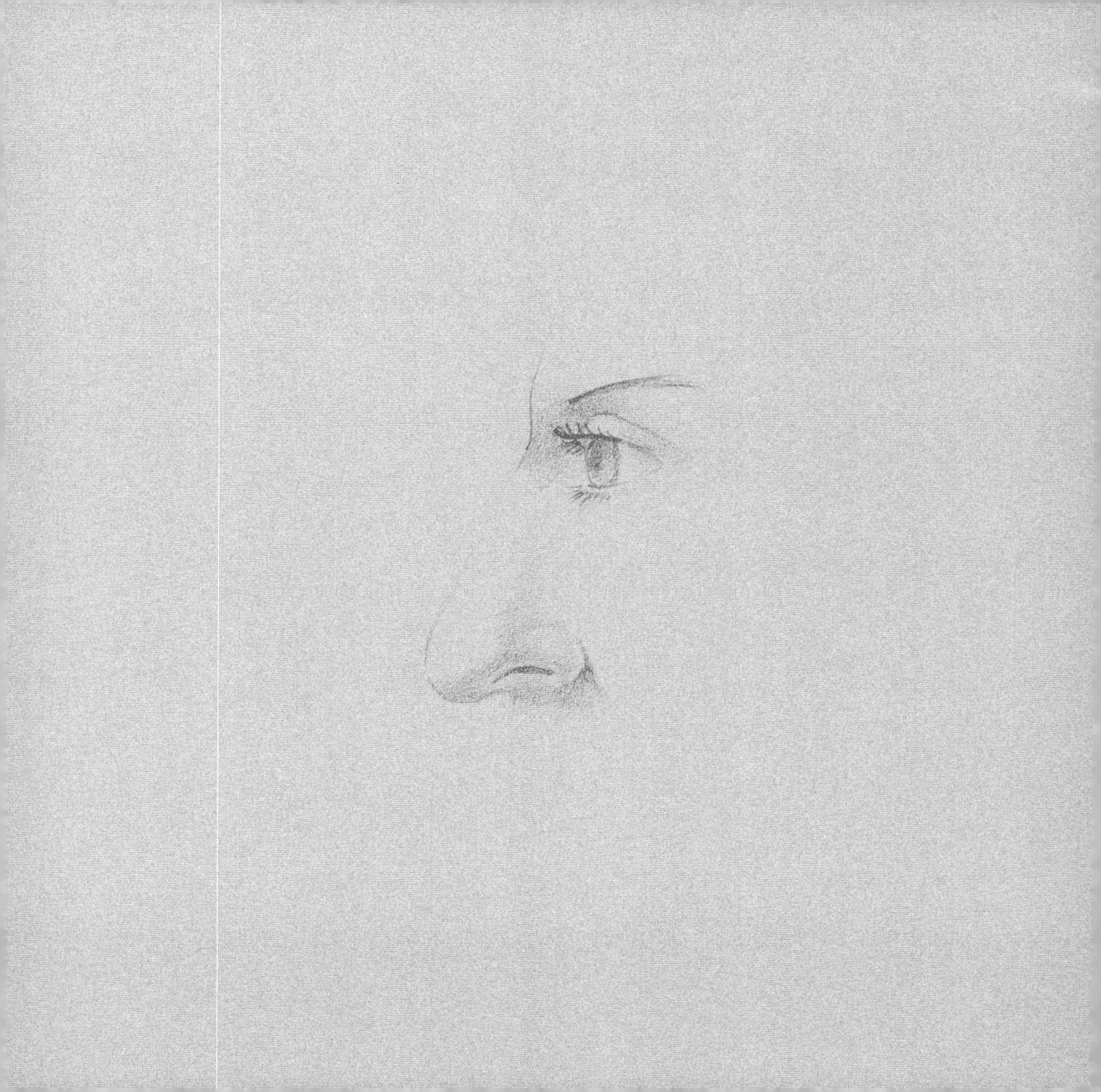

PERSPECTIVA, ESPAÇOS E EIXOS

Perspectiva é a ilusão de profundidade que se cria numa imagem bidimensional. O papel e a tela são espaços que só têm altura e largura, portanto não têm profundidade; mas há como criar a ilusão de profundidade e reproduzir uma imagem quase idêntica à reproduzida na retina do olho, que também é bidimensional. O cérebro sabe como decodificar uma imagem com perspectiva para entender a profundidade.

Há dois tipos básicos de perspectiva: a linear e a tonal.

PERSPECTIVA LINEAR

A perspectiva linear é baseada na percepção de que os objetos parecem ficar progressivamente menores à medida que se distanciam do olhar. Esse fenômeno é evidente quando olhamos para os trilhos de uma ferrovia distanciando-se até o horizonte, ou para uma estrada à nossa frente. A distância entre as linhas paralelas dos trilhos ou as laterais da estrada parece diminuir progressivamente. A distância entre os batentes também diminui, na mesma proporção. Isso cria a ilusão de que as linhas se encontram num ponto na linha do horizonte, como se vê na figura 24. Esse ponto é chamado *ponto de fuga*. Perceba que essa ilusão é criada por linhas inclinadas.

Mas note que a imagem continua plana. Na figura 25, no entanto, veja que os batentes parecem estar em planos diferentes. Isso acontece porque também há perspectiva tonal no desenho.

PERSPECTIVA TONAL

Na perspectiva tonal, utilizam-se somente tons diferentes para criar a ilusão de profundidade e de diversos planos numa imagem. É um fundamento bastante simples, porém muito usado no visagismo.

Numa imagem bi ou tridimensional, aquilo que tem mais contraste entre o claro e o escuro parece estar mais à frente. Quando há duas marcas, uma mais escura que a outra, sobre um fundo de tom uniforme, a marca mais escura parece estar à frente da outra. Quando as duas marcas são do mesmo tom, mas o fundo varia de um tom mais claro para um

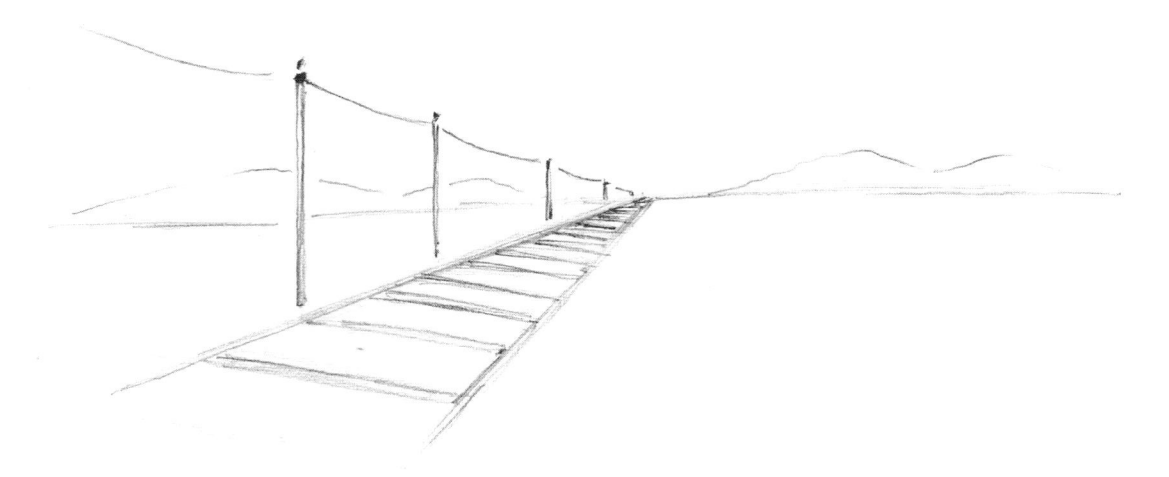

FIG. 24. DESENHO DE PERSPECTIVA LINEAR.

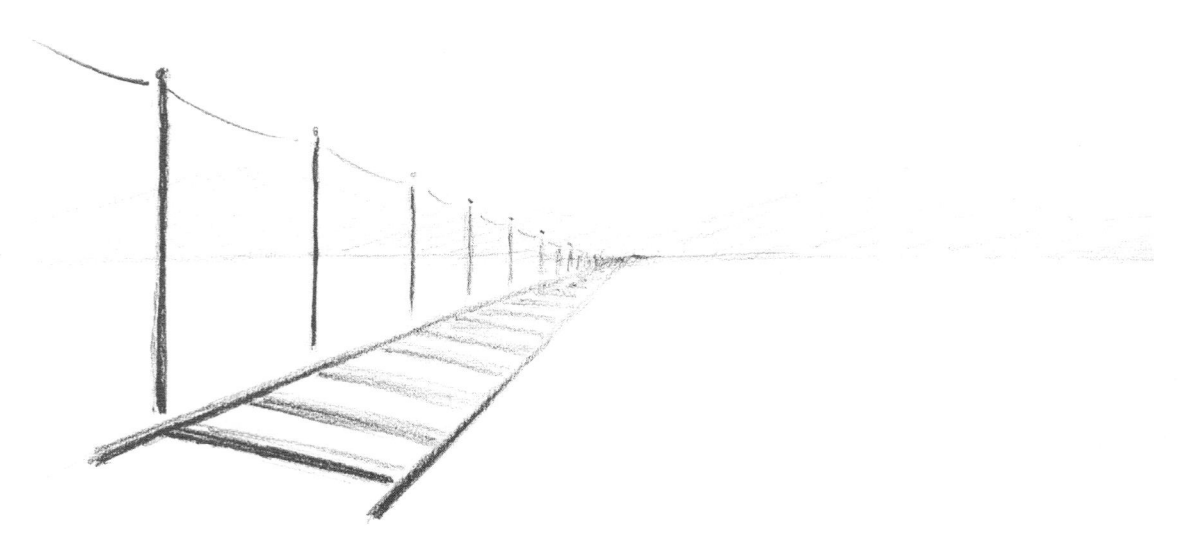

FIG. 25. DESENHO DA FIGURA 24 COM PERSPECTIVA TONAL ADICIONADA.

mais escuro, a marca sobre a área mais clara parece estar à frente. Isso acontece porque as marcas que parecem estar à frente criam mais contraste com o fundo que as outras marcas.

FIG. 26. DUAS MARCAS ESCURAS DE DIFERENTES TONS SOBRE O MESMO FUNDO CLARO.

FIG. 27. DUAS MARCAS ESCURAS IGUAIS SOBRE FUNDOS CLAROS DE DIFERENTES TONS.

Quando o fundo é escuro, a mesma coisa acontece com marcas claras. Uma marca mais clara parece estar num plano à frente do que outra marca menos clara quando o fundo é uniformemente escuro; e, quando as marcas são iguais, é a marca sobre o fundo mais escuro que parece estar à frente.

FIG. 28. DUAS MARCAS CLARAS DE DIFERENTES TONS SOBRE O MESMO FUNDO ESCURO.

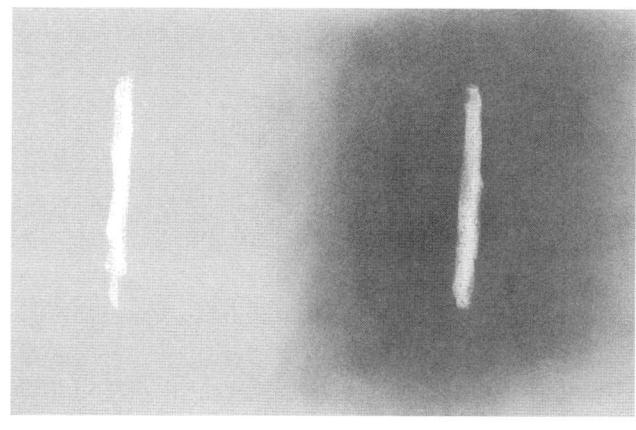

FIG. 29. DUAS MARCAS CLARAS IGUAIS SOBRE FUNDOS ESCUROS DE DIFERENTES TONS.

Observar, na figura abaixo, que as duas marcas estão no mesmo plano, pois o contraste nos dois casos é igual, porque o tom do fundo escuro é o mesmo da marca escura e o tom do fundo claro é o mesmo da marca clara; logo, as relações são iguais.

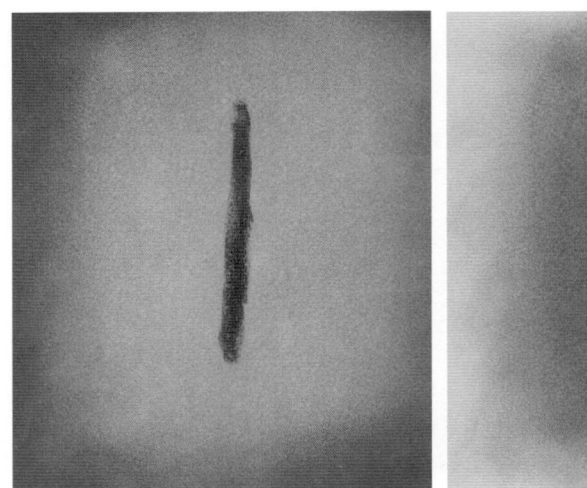

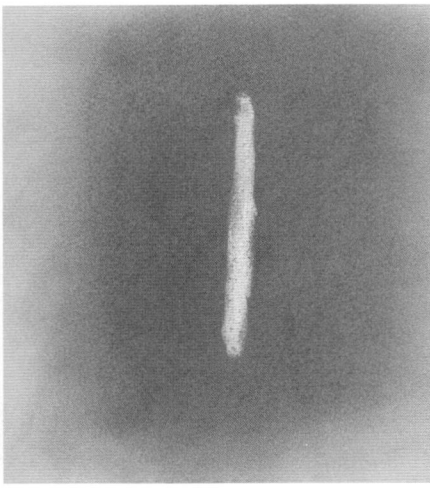

FIG. 30. COMPARANDO OS DOIS PONTOS MAIS DESTACADOS (ESCURO E CLARO).

Isso também se aplica às cores. As cores mais vivas criam contrastes maiores que as cores clareadas ou escurecidas. Nos capítulos sobre cor, isso será investigado mais profundamente e ainda se verá que as cores claras ou escuras criam contrastes e efeitos de profundidade.

Para ver como isso funciona, faça um desenho abstrato usando somente tons de cinza. Pode-se usar lápis ou carvão. Tecnicamente, é mais fácil usar carvão, porém o lápis dá mais opções de tons.

Usando carvão, trabalhe com o tipo *fusain* em papel do tipo *canson*. Desenhe faixas sobrepostas para criar contrastes. Como o papel é claro, quando uma faixa de tom mais escuro é colocada sobre outra faixa menos escura, ela parecerá estar mais à frente. Comece com faixas menos contrastantes. Usando-se uma borracha, podem-se criar faixas claras sobrepostas. Perceba que estas saltam para a frente. Conseguem-se faixas bem escuras quando se esfrega o carvão sobre uma mancha feita com uma borracha branca. Desenhe diversas faixas sobrepostas.

PRINCÍPIOS BÁSICOS

Usando lápis, trabalhe com diversos tipos em papel sulfite comum ou do tipo *canson*. Os lápis 6B permitem desenhar faixas bem escuras, enquanto faixas mais claras podem ser obtidas com lápis HB ou 2H. Use a borracha para obter faixas claras. Desenhe faixas sobrepostas, criando contrastes e, portanto, diversos planos.

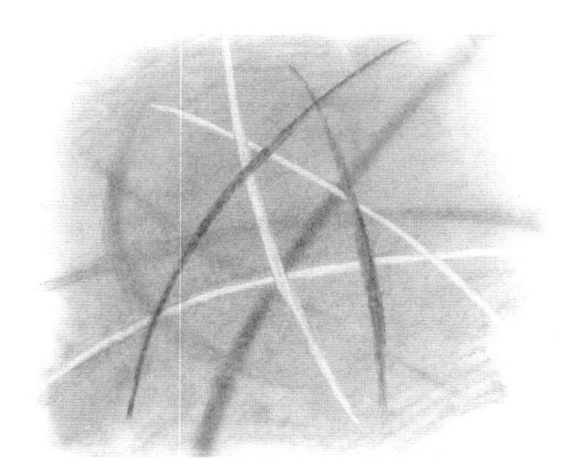

FIG. 31. DESENHO DE FAIXAS FEITAS COM CARVÃO.

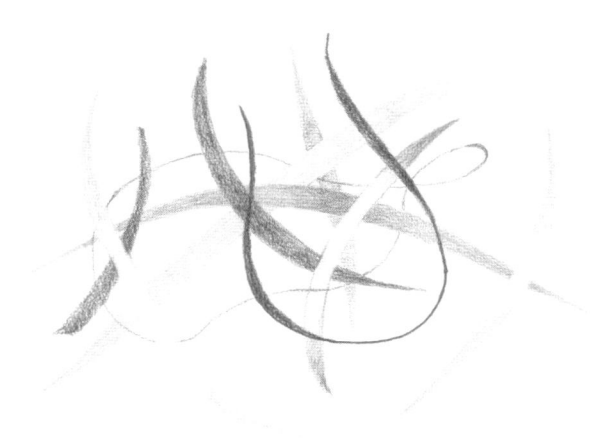

FIG. 32. DESENHO DE FAIXAS FEITAS COM LÁPIS.

Como no visagismo quase não se usa a perspectiva linear, não é necessário aprofundar esse fundamento, porque o rosto não tem linhas paralelas e não se usam linhas na maquilagem para aumentar ou diminuir o volume das partes do rosto. Porém, a perspectiva tonal é usada frequentemente para alterar a percepção dos planos do rosto.

Numa pele clara, a aplicação de um pó mais escuro pode levantar o nariz, por exemplo. Inversamente, numa pele escura é o pó mais claro que pode levantar o nariz. Igualmente, brilho aplicado às maçãs do rosto pode destacá-las. Quando uma pessoa é maquilada para aparecer na televisão, é importante que se tire todo o brilho do rosto, especialmente da testa e da ponta do nariz, para que não se destaquem excessivamente.

Inversamente, se um plano mais recuado for clareado – por exemplo, embaixo da maçã do rosto –, ele será levantado visualmente e diminuirá o aspecto da maçã do rosto. Isso porque os contrastes diminuem e há um efeito de achatamento dos planos. No entanto, se os planos mais profundos são escurecidos, eles se destacam.

FIG. 33. EXEMPLO DE LEVANTAMENTO DO NARIZ.

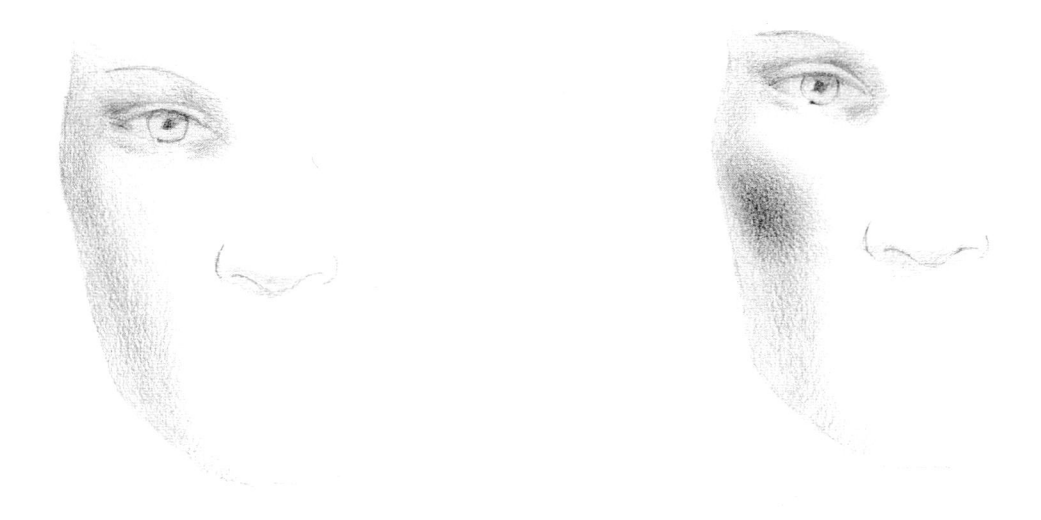

FIG. 34. EXEMPLO DE LEVANTAMENTO DA MAÇÃ DO ROSTO.

Também é preciso levar em conta o efeito da luz e da sombra na criação de volume, algo que será analisado detalhadamente no capítulo "A luz".

CONCEPÇÃO DE ESPAÇOS

Consegue-se perceber a forma de algo quando se compara o espaço que ele ocupa com o espaço à sua volta. O espaço ocupado por algo é chamado *espaço positivo*, e o espaço ao seu redor é chamado *espaço negativo*.

Na realidade, um define o outro. Ao se desenhar um objeto, também se desenha o espaço negativo. E, ao se desenhar o espaço negativo, desenha-se o objeto.

Esse fenômeno é evidente quando se monta um quebra-cabeça. No entanto, poucas pessoas estão acostumadas a observar o espaço negativo porque estão mais interessadas naquilo que tem significado. O espaço negativo não significa nada nem transmite informações.

Pode-se desenvolver a percepção de espaços ao manipular fotografias.

Escolha uma fotografia de jornal que contenha uma imagem grande e dominante. Pode ser de uma pessoa (mostrando só o rosto ou o corpo inteiro), de um objeto ou até de uma paisagem. É importante que haja espaços de formatos variados ao redor da imagem que se estendem até as bordas da fotografia.

Recorte os espaços.

Monte os espaços sobre uma cartolina de cor escura, do mesmo tamanho da fotografia, usando as bordas e os cantos da cartolina para posicionar os espaços. Você perceberá que a forma do objeto da fotografia aparecerá na área vazada e que os espaços também têm forma.

No visagismo, a concepção de espaços é importante para identificar o formato da cabeça, do rosto e das partes. Mas também é importante acostumar a observar os espaços ao redor das partes e suas formas porque também são maquiladas e precisam ser tratadas com a mesma importância que a boca, o nariz e os olhos. Uma área muito importante é a que fica entre os olhos e a boca. A percepção desse espaço diz muito sobre o formato da boca e do nariz e suas proporções.

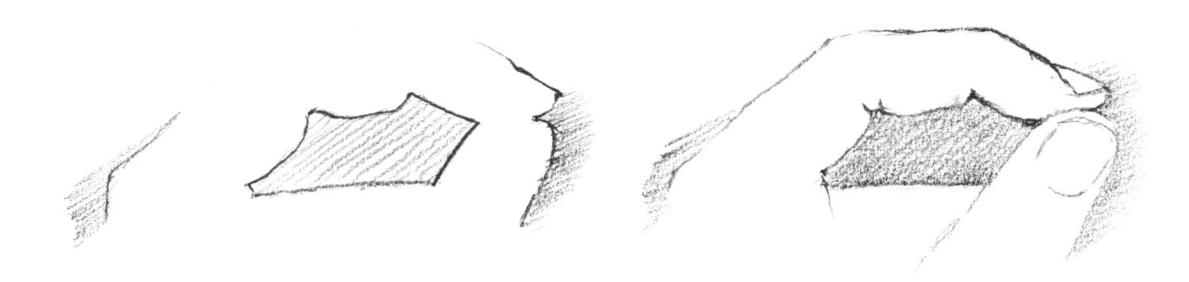

FIG. 35. DESENHO DO ESPAÇO NEGATIVO DE UMA MÃO E DESENHO DA MÃO.

EIXOS HORIZONTAIS E VERTICAIS

O fundamento que mais facilita o desenho de observação é o dos eixos verticais e horizontais porque permite saber onde uma coisa se localiza em relação à outra. Eixos verticais e horizontais são linhas imaginárias que se criam sobre aquilo que se observa. Geralmente, usa-se um lápis para isso, mas pode ser uma caneta, um pincel ou até o dedo indicador.

Segure um lápis na ponta, verticalmente, e estique o braço à frente de seus olhos, com um deles fechado. Observe o que está atrás do lápis e veja que é possível identificar o que está na mesma linha e o que está à sua esquerda ou à sua direita.

Agora, vire o lápis na horizontal. Veja que você pode identificar o que está na mesma altura e o que está abaixo ou acima do lápis.

Segure o lápis à frente de um vaso de modo que ele crie uma linha vertical no seu centro. Fica fácil perceber se o lado esquerdo espelha o lado direito. Se isso ocorre, o vaso é *simétrico*. Se os lados são diferentes, o vaso é *assimétrico*.

PRINCÍPIOS BÁSICOS

Observe diversas pessoas e veja se os rostos delas (e o seu) são simétricos. Você perceberá que todo rosto é assimétrico, algo que não se nota de imediato. No entanto, alguns são muito mais que outros. Veja os dois retratos da figura 36. Perceba que a pessoa retratada à esquerda tem um rosto que é mais do que assimétrico. É realmente torto (não foi erro de desenho). Se você cobrir um lado do retrato à direita e depois o outro lado, perceberá que os dois lados são ligeiramente diferentes e assimétricos, até menos que a maioria das pessoas.

Com prática você consegue imaginar esses eixos sem a necessidade de usar um lápis.

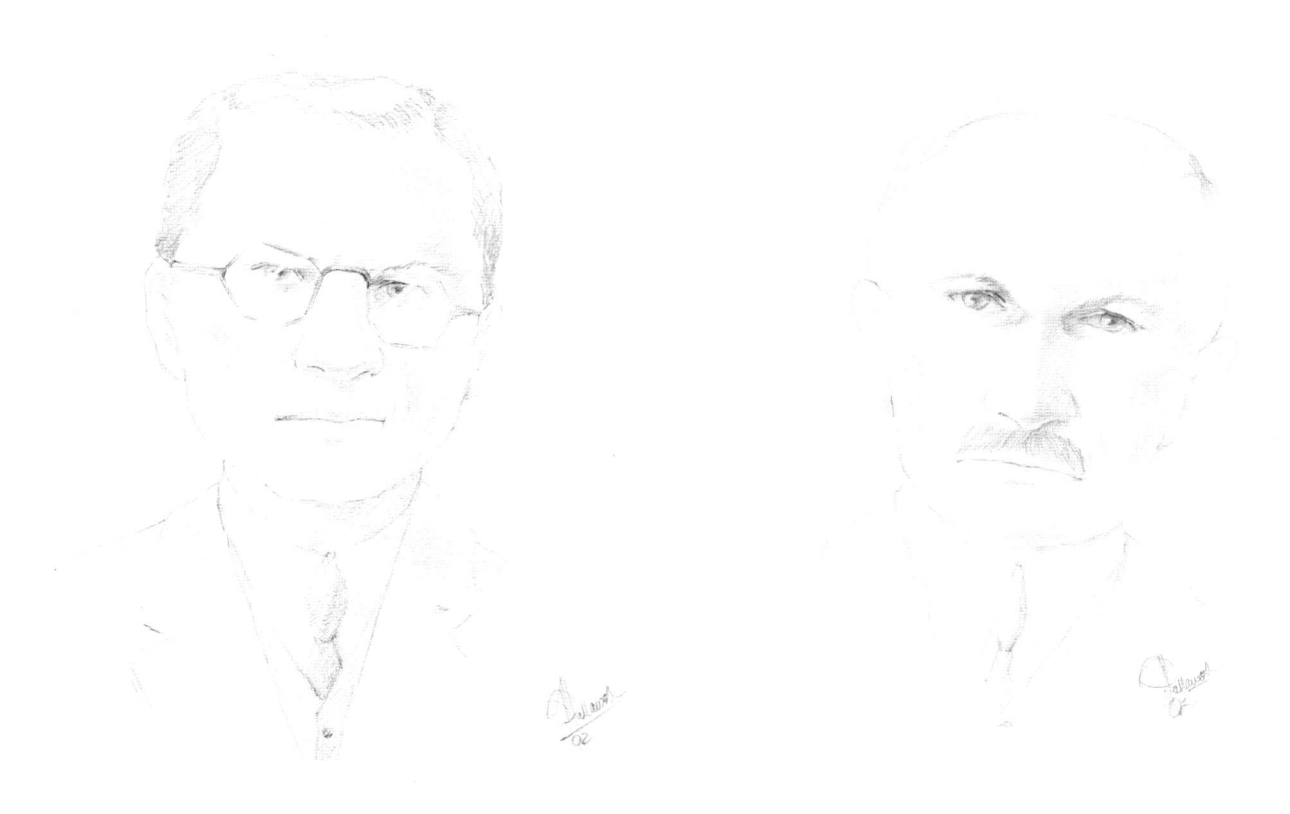

FIG. 36. *DOIS RETRATOS* (2002), DE PHILIP HALLAWELL. LÁPIS GRAFITE, 21 CM × 29,7 CM CADA.

Vimos que o rosto humano é assimétrico. Mas não é só a altura dos olhos, por exemplo, que difere. Um lado do rosto é sempre muito mais expressivo que o outro.

Isso pode ser verificado se você segurar a sua mão à frente do rosto de uma pessoa, visto de frente, de forma que cubra um dos lados e, em seguida, o outro lado. Perceberá que há uma grande diferença entre os dois lados, especialmente se a pessoa estiver esboçando um leve sorriso.

Você também pode ver essas diferenças em fotografias. É interessante perceber que as diferenças são mais marcantes em situações estressantes, por exemplo, quando alguém está sendo entrevistado na televisão.

O que acontece é que um lado do rosto é o verdadeiro, e o outro, a máscara. A máscara é mais expressiva, porque mostra o que a pessoa quer expressar, mas não revela suas verdadeiras emoções. O lado verdadeiro de uma pessoa é o do seu olho dominante, o olho com que focaliza. O outro olho, que vê mas não focaliza, serve para perceber a profundidade e fica no lado da máscara.

Para descobrir qual dos seus olhos é o dominante, estique suas mãos entrelaçadas à frente dos olhos, deixando uma pequena abertura entre os dedos, e olhe, *com os dois olhos abertos*, para alguma coisa através da abertura. Feche um olho. Você ainda consegue ver o objeto? E com o outro olho, você consegue?

Perceba que só consegue ver com um dos olhos. Se foi com o olho direito, você é como a maioria, por volta de 70%, e é destro de visão. Se foi com o olho esquerdo, você é canhoto de visão. Muitas pessoas canhotas de visão são destras de mão, o que indica que têm comandos cruzados ou que talvez foram forçadas a escrever com a mão direita. Essa é a maior causa do estrabismo.

O olhar do olho dominante é muito mais forte e penetrante que o do outro. Se você olhar diretamente para alguém, perceberá isso. Faça um teste com um amigo. Primeiro descubram quais são seus olhos dominantes. Depois, olhem diretamente um para o outro, sem cruzar o olhar.

Se ambos são destros, você estará olhando com seu olho direito diretamente para o olho esquerdo do seu amigo e ele também. Portanto, não estarão se olhando olho no olho. O mesmo acontece com dois canhotos, só que ambos estarão olhando para o olho direito do outro. Em seguida, cruzem seus olhares ao mesmo tempo. Ambos deverão sentir uma repentina intensidade no olhar do outro.

No entanto, se um for canhoto e o outro destro, a intensidade diminuirá quando cruzarem os olhares e a sensação será de que não estão se olhando mais, porque deixarão de se olhar olho no olho.

Se você observar atentamente as pessoas, conseguirá perceber quais são destras e quais são canhotas. Lembre-se de que o lado real da pessoa é o *menos* expressivo, embora revele suas verdadeiras emoções. O sorriso de uma pessoa sempre se inicia no lado da máscara.

A tendência é que as pessoas destras usem mais os atributos do lado esquerdo do cérebro, portanto que sejam mais lógicas e analíticas. Ao contrário, os canhotos terão mais tendência de ser intuitivos e analógicos. Para o visagista é importante conhecer a personalidade das pessoas, porque ele tem de escolher soluções adequadas para a personalidade de cada uma.

Também, quando uma pessoa se olha no espelho, sempre observa seu lado verdadeiro, mas invertido. Portanto, as pessoas destras (a maioria) prestam mais atenção ao lado direito dos seus rostos, e as canhotas focalizam mais o seu lado esquerdo. A autoimagem, além de ser invertida, é do lado do rosto para o qual a maioria das pessoas não olha. Lembre-se de que as pessoas, na maioria, são destras, portanto estarão olhando para o lado esquerdo do rosto das pessoas. É por isso que sua autoimagem é tão diferente da imagem que outras pessoas têm de você e também por isso é normal ter dificuldade em se ver como os outros o veem.

OS SENTIDOS

A SENSIBILIDADE TÁTIL

Em qualquer área, a excelência é obtida somente por aqueles que têm *empatia* com o que trabalham. Ter empatia com algo significa identificar-se com aquilo a tal ponto que consiga se colocar no seu lugar e *ser* aquilo com que tem empatia.

Quem dirige os enormes caminhões, conhecidos como fora de estrada, que levam, por exemplo, cal através de um pequeno percurso em aclive, das minas em que é extraída para onde será transportada em caminhões menores, sabe da importância da empatia. O problema que o motorista enfrenta em cada viagem é nunca errar a troca de marchas, senão não conseguirá deter a descida desenfreada do caminhão, o que pode ser fatal. Ele só consegue fazer isso porque *sente* o caminhão, o motor e seus limites, e sabe a hora exata em que tem de trocar a marcha. Esses motoristas costumam dizer que *são* seus caminhões.

Um artista precisa sentir o lápis, o pincel e as superfícies em que trabalha; o cirurgião, seus instrumentos e os tecidos da pele e dos órgãos que opera. O jogador de futebol tem de sentir a bola. Toda atividade que requer o uso da mão ou do pé exige essa empatia. No filme *Lendas da vida*[21] há uma cena maravilhosa que mostra o que é a empatia, quando o personagem de Matt Damon, um jogador de golfe, envolve-se a tal ponto com seu jogo que tudo desaparece, com exceção dele, da bola, do taco e do gramado.

O visagista precisa ter esse tipo de sensibilidade tátil para sentir a tesoura, o pincel, o cabelo e a pele e também precisa apreciar texturas. As texturas da pele e do cabelo são importantes aspectos do visagismo.

Este capítulo trata da apreciação e da criação de texturas, da apreciação dos outros sentidos e do conceito de empatia. Fazer os desenhos que sugiro ajuda a compreender o que é empatia, antes, porém, é preciso saber um pouco sobre os diversos tipos de lápis existentes.

---

[21] *Lendas da vida (The Legend of Bagger Vance)*, 2000, de Robert Redford, com Matt Damon e Will Smith.

OS LÁPIS

Há lápis comuns, lapiseiras e lápis de grafite prensada. A maioria dos artistas não gosta de usar lapiseiras para desenhar porque não há como obter uma ponta ideal, além de achá-las muito pesadas. Preferem o lápis comum ou a grafite prensada.

É melhor usar estilete para apontar lápis comuns, que devem ter a ponta longa e sempre bem apontada, porque assim se consegue desenhar com a lateral ou com a ponta do lápis e é possível obter mais efeitos.

Apontadores desgastam o lápis mais rapidamente e só produzem pontas curtas.

A grafite prensada nunca é apontada com estilete ou apontador, mas lixada para obter uma ponta. O pó da grafite também pode ser usado no desenho.

Todos os lápis usam grafite para as minas, que também são diversificadas e de qualidade variável.

Todo lápis recebe uma marcação que indica o tipo de grafite utilizado. *B* significa *black* (preto, em inglês) e indica que a grafite é do tipo macio. *H* significa *hard* (duro, em inglês) e indica, obviamente, que a grafite é dura. Portanto, HB é um tipo de grafite intermediário, assim como o *F*, que significa *fine* (fino, em inglês). A numeração ao lado da letra indica o grau de maciez ou de dureza. Quanto mais alta a numeração, mais macia ou mais dura é a grafite. Portanto, o lápis mais duro é o 9H, e o mais macio, o 9B.

A APRECIAÇÃO DE TEXTURAS

Para ter maior apreciação de texturas, é interessante fazer desenhos que permitam investigar diversas texturas. Use diversos tipos de lápis para fazer esse tipo de desenho – idealmente um 6B, um 3B, um HB e um 2H – e papéis de texturas variadas. Faça vários desenhos em papéis diferentes: sulfite, que é liso, do tipo *canson*, que é um pouco mais texturizado, papel de embrulho e qualquer outro que tenha textura.[22]

Descubra as texturas possíveis usando os diversos tipos de lápis de maneiras diferentes.

Usando a ponta, descobrirá que os B produzem traços mais grossos e escuros do que os H.

---

[22] Uma completa explicação da técnica do lápis e dos materiais é encontrada em Philip Hallawell, *À mão livre 2: técnicas de desenho*, cit.

PRINCÍPIOS BÁSICOS

Usando a lateral da grafite, descobrirá que os H alisam o papel, enquanto os B revelam a textura do papel.

Trabalhando-se primeiro com a lateral do 2H e depois com o 6B, consegue-se uma textura escura, brilhante e lisa.

Trabalhando-se primeiro com a lateral do 6B levemente, para obter uma textura granulada, e depois com o 2H, consegue-se o efeito de textura granulada vitrificada.

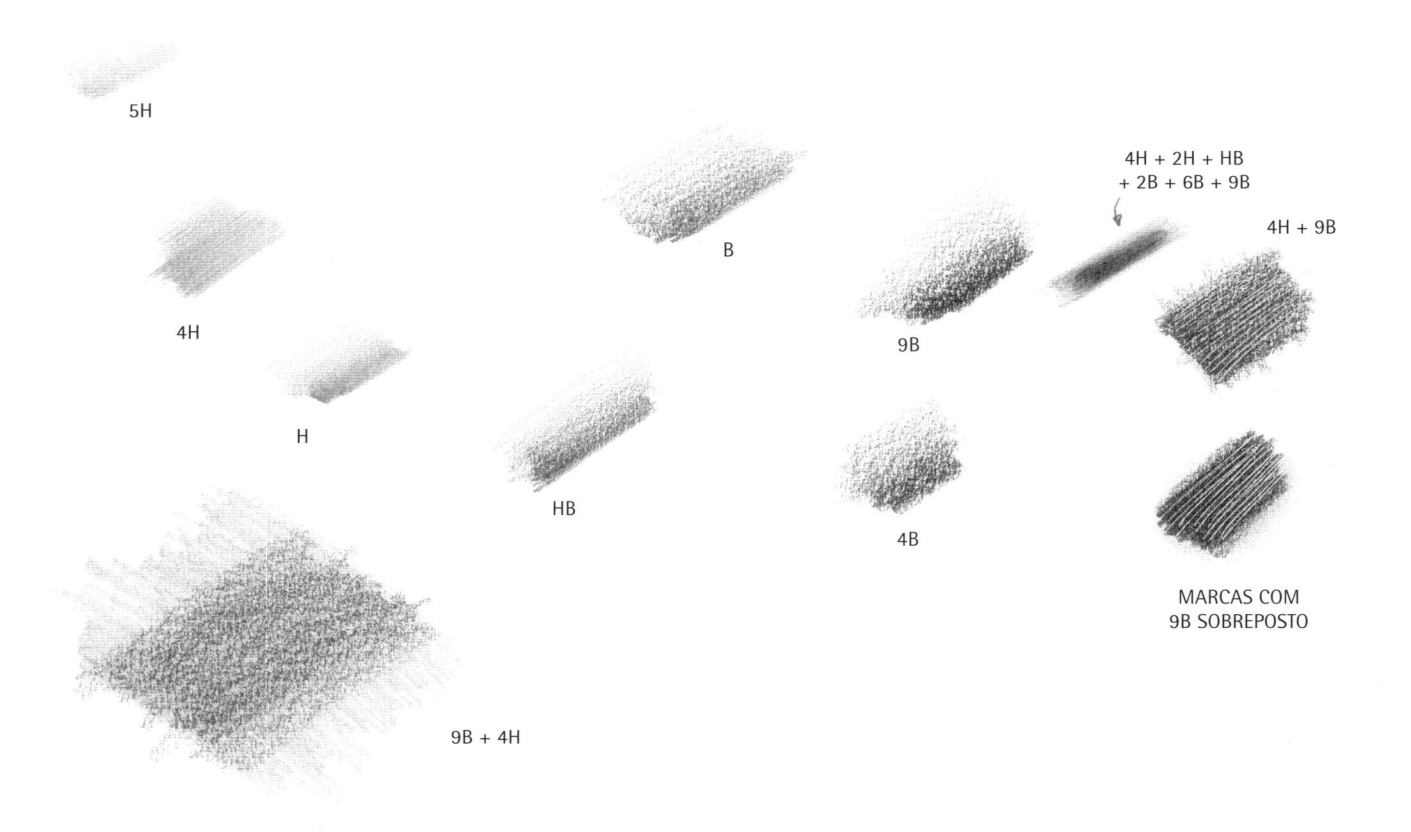

FIG. 37. TEXTURAS DIVERSAS OBTIDAS COM LÁPIS.

Fazer colagens de materiais diversos também desenvolve a apreciação de texturas. Por exemplo, use papel do tipo *canson* e cola branca para colar papel de seda e uma variedade muito grande de outros materiais. Na realidade, qualquer tipo de material poderá ser usado, é só usar a imaginação. Pense em areia, algodão, penas, tecidos, tipos diversos de papel que podem ser recortados ou rasgados – os efeitos de textura são diferentes – e qualquer outra coisa que venha à mente. Também experimente desenhar em cima das texturas com lápis, giz de cera e tinta líquida (ecoline, nanquim, aquarela ou guache).

O objetivo é criar texturas diferentes e estimular a percepção e a apreciação delas.

Acostume-se a prestar atenção às texturas. Passe sua mão sobre superfícies e objetos diferentes, usando os dedos, a palma e as costas da mão. Sinta as texturas com os olhos fechados. Passe a mão com leveza e, depois, com mais pressão, e veja quando se tem mais sensibilidade.

Depois de ter passado a mão sobre algo com os olhos fechados, investigue a textura com os olhos abertos. Perceba que algumas coisas têm uma textura *aparente*, que os olhos percebem, mas não têm uma textura real, que as mãos percebam. Note que o liso também é uma textura!

Há muita diversificação na textura do cabelo e da pele das pessoas. O cabelo pode ser fino ou grosso, seco ou oleoso, macio ou duro. A pele pode ser macia, áspera, ressecada ou oleosa. É muito importante que o visagista perceba as diferenças entre os diversos tipos de pele e cabelo para poder tratá-los apropriadamente.

Acostume-se a sentir seu próprio cabelo e a textura da pele de seu rosto e mãos, com os olhos fechados, e note quando há uma mudança.

Se for possível, sinta o cabelo e a pele dos outros, sempre com os olhos fechados. Escolha pessoas de diferentes tipos, que devem permanecer sentadas, com os olhos fechados, para que possam sentir como é o seu toque. Estimule-as a comentar sobre a sua maneira de tocar, pois é bom saber como é o seu toque, porque é muito importante que ele seja agradável.

Assim como é importante para o visagista ter sensibilidade tátil para distinguir o tipo de cabelo e de pele de uma pessoa, também é importante que o seu toque seja leve, cuidadoso e respeitoso enquanto trabalha no cabelo ou no rosto de alguém.

No seu trabalho, o visagista usará, basicamente, sua percepção visual e sua sensibilidade tátil. São os dois sentidos que o visagista mais usa. É importante, porém, que ele tenha sensibilidade nos cinco sentidos, porque poderá obter muitas outras informações pelos sons, cheiros e sabores. Além do mais, precisa perceber os perfumes e gostos dos produtos que usa. Por exemplo, os xampus e muitos produtos de maquilagem contêm perfumes, e o batom tem gosto. Por outro lado, o tipo de perfume que uma pessoa usa diz muito sobre ela, assim como sua maneira de falar, e é sempre importante para o visagista escolher soluções que se adaptem à personalidade de seu cliente.

A PERCEPÇÃO OLFATIVA (CHEIRAR)

A melhor maneira de desenvolver a percepção olfativa é cheirando conscientemente uma variedade de coisas com odores diferentes: perfumes, temperos, objetos orgânicos (madeira, folhas, flores, etc.). Escolha odores bem diferenciados, desde algo doce, como um perfume, até algo mais azedo, como vinagre. Com os olhos vendados, ou fechados, cheire cada coisa e tente identificá-la.

Na próxima vez que for a uma loja, tente identificar o ingrediente básico de diversos perfumes usando uma fita de provador. Perceba que, depois de cheirar um certo número de perfumes, você não conseguirá mais diferenciá-los. Note que os frascos dos perfumes foram cuidadosamente desenhados: os perfumes ou colônias masculinos são geralmente quadrados, ou levemente arredondados, enquanto os perfumes femininos têm frascos com muito mais curvas (Chanel nº 5 é uma exceção notável).

Acostume-se a notar os perfumes e colônias que as pessoas usam, a cheirar conscientemente comidas antes de comer e os ingredientes quando as estiver preparando.

Passeie num parque ou no campo prestando atenção nos diversos odores à sua volta.

Você perceberá que os odores fornecem muitas informações, complementam o que você vê e ouve. É importante prestar atenção no perfume que um cliente usa (ou na ausência de perfume), porque é mais uma informação sobre a pessoa.

A PERCEPÇÃO PALATAL (SABOREAR)

Para desenvolver a percepção palatal é preciso saborear diversos ingredientes, que, logicamente, devem ser comestíveis. O sabor e a sensação são importantes, então use ingredientes doces, amargos, salgados, apimentados, duros, macios e grudentos. Pense em ingredientes puros, como sal e açúcar, em pratos feitos, como pudins, manteiga, pães, bolos, biscoitos, aperitivos, e ainda em legumes, verduras, frutas e líquidos, como água, café, chás e sucos.

Saboreie as diversas comidas e bebidas com os olhos vendados e tente identificá-las. Antes de se saborear algo, deve--se cheirar a comida, o que também desenvolve a percepção olfativa. Você verá que os dois sentidos estão interligados. Aliás, degustar algo envolve também a visão – porque o aspecto é importante – e o tato – porque a língua e os lábios sentem a textura da comida.

A PERCEPÇÃO AUDITIVA (OUVIR)

Há várias maneiras de estimular a percepção auditiva. Uma é sentar, sem cruzar as pernas, com as mãos no colo e olhos fechados. Por cinco minutos preste atenção em todos os sons, dentro e fora do ambiente. Perceba quantos sons são excluídos da percepção consciente.

Depois, novamente com os olhos fechados, ouça uma música sinfônica. Tente identificar os diversos instrumentos da orquestra. Em seguida, coloque uma música de *jazz*, só instrumental, depois um *rock*, ou o som de uma bateria de escola de samba, e, finalmente, uma canção. Perceba como cada instrumento se integra ao todo, e que se pode ouvir o som como um todo ou cada instrumento individualmente, ao mesmo tempo. Para facilitar essa percepção, coloque o som somente num canal estéreo, depois no outro canal, e volte a equalizar os canais. Assim, alguns instrumentos aparecem mais enquanto outros somem.

A maneira pela qual cada pessoa fala também é reveladora. A comunicação é feita visual, auditiva e cinestesicamente (ligada às sensações, aos gestos e ao movimento corporal) tanto por quem comunica quanto por quem recebe a comunicação. Todos usam as três formas de comunicação, mas cada pessoa usa uma dessas formas mais que as outras, o que permite dizer que uma pessoa é visual, auditiva ou cinestésica.

Podem-se identificar os diversos tipos prestando-se atenção na linguagem e no ritmo da fala das pessoas. Em termos de linguagem, pessoas visuais usam palavras visuais com frequência; os auditivos usam palavras relacionadas a sons; e os cinestésicos usam palavras e expressões relacionadas a sensações. Por exemplo, uma pessoa visual diz algo como "Veja o que estou dizendo!", enquanto uma pessoa auditiva diz "Escute o que estou dizendo!", e a cinestésica diz "Sinta o que estou dizendo!".

Pessoas visuais falam muito rapidamente e têm a tendência de atropelar as palavras porque tentam expressar-se tão rapidamente quanto pensam. O visual relaciona-se com a parte superior do rosto – a testa e os olhos –, que é a parte intelectual. Portanto, o tipo visual é também intelectual, o que quer dizer que tem a tendência de se relacionar com o mundo e os estímulos intelectualmente. O tipo visual nota os olhos dos outros em especial e frequentemente comenta sobre eles.

Pessoas cinestésicas falam lentamente, como se estivessem procurando as palavras ou sentindo-as, porque são emotivas. Isso quer dizer que usam mais as emoções que o intelecto ou a intuição para compreender o mundo à sua volta. Dão mais importância à parte central, do nariz aos olhos, que é a região emotiva do rosto. Os cinestésicos são os que mais notam o tipo de nariz de uma pessoa, mas também prestam atenção nos olhos.

Pessoas auditivas falam clara e precisamente. Sua fala não é nem rápida nem lenta. Também são as que melhor se expressam. Dão atenção à região da boca, que é relacionada à intuição. Portanto, pessoas auditivas são mais intuitivas que emotivas ou intelectuais. Elas notam a boca e os dentes dos outros mais que as outras regiões do rosto.

Se você prestar atenção nos detalhes da maneira pela qual as pessoas se expressam e falam, poderá descobrir aspectos importantes da personalidade de seus clientes. Isso é muito importante para o trabalho do visagista, porque, por exemplo, um cliente do tipo visual prestará mais atenção na região superior do seu rosto, e essa será a região que ele preferirá que seja valorizada.

É importante salientar que todas as pessoas são uma mistura dos três tipos. Quando classificamos alguém num tipo, estamos dizendo que essa é sua característica predominante.

Lembre-se, no entanto, de que você também é de um tipo e que terá a tendência de sempre acentuar a área que lhe interessa mais. Procure conhecer o seu tipo para não deixar suas preferências pessoais interferirem na busca da melhor solução para seu cliente.

Pessoas que se acostumam a usar todos os cinco sentidos constantemente recebem mais informações, o que facilita as melhores soluções em cada caso e as torna mais sensíveis.

COORDENAÇÃO MOTORA

Todo trabalho de execução no visagismo requer muita coordenação motora, tanto na maquilagem quanto no corte do cabelo. Frequentemente é necessário usar as duas mãos simultaneamente. Neste capítulo são sugeridos vários exercícios para desenvolver a coordenação motora e a sensibilidade no uso das mãos.

INTELIGÊNCIA CORPORAL

Os exercícios apresentados ajudam qualquer pessoa a melhorar sua coordenação motora, mas só quem possui inteligência corporal consegue obter grande controle e destreza. É como na dança ou no esporte: qualquer pessoa consegue aprender a dançar ou a praticar diversos esportes, mas somente aquelas que têm inteligência corporal conseguem se tornar bailarinas ou atletas profissionais.

Popularmente se diz que quem tem essa inteligência "tem ginga", "é pé de valsa", "tem mão de ouro", ou, em outras palavras, tem um dom com o qual nasceu. E é isso mesmo. A inteligência corporal é algo inato, porém, mesmo assim, precisa ser treinada e desenvolvida. Pessoas com inteligência corporal têm uma natural percepção e consciência de seu próprio corpo, gostam de se movimentar e apreciam movimentos.

Essa inteligência pode se revelar em qualquer parte do corpo: nos pés, nas mãos ou no corpo como um todo. Também é ligada à inteligência visual, em especial à concepção espacial, porque é preciso ter boa apreciação das distâncias entre as coisas e poder intuir onde é o local certo de pisar ou de pôr a mão, por exemplo. É ligada ainda à inteligência musical, porque é preciso ter um bom senso de ritmo.

Pessoas com inteligência corporal têm a capacidade de pensar com o corpo. É um conceito muito difícil de explicar, porque é totalmente diferente de um pensamento verbal ou lógico – as duas formas que geralmente relacionamos ao pensamento. Compare o modo pelo qual um gato sobe num telhado com o drible de um excelente jogador de futebol ou a dança de um mestre-sala. Veja que tanto o gato quanto o jogador e o sambista estão pensando com seus corpos e não racionalmente. O pianista pensa com suas mãos (e musicalmente), assim como o artista enquanto desenha ou pinta, tanto que é fascinante observar um grande intérprete ou desenhista em ação. Parece que suas mãos têm vontade própria – e têm! –, e é esse domínio e essa sensibilidade que o visagista deve procurar obter.

EXPRESSÃO LINEAR

Trabalhar a coordenação motora também está ligado ao fundamento da expressão linear. Linhas, traços e manchas podem transmitir emoções e sensações muito variadas, dependendo da maneira de executá-los. A expressão se dá por meio do peso, da grossura e do formato das linhas. Por exemplo, uma linha pode ser leve e transmitir graça; pesada e transmitir força; ou quebradiça e transmitir nervosismo. Portanto, toda linha tem um *valor*. E isso também se aplica às pinceladas. Veja como os três desenhos da figura 38 expressam emoções diferentes.

Todos os desenhos foram feitos com grande variação do valor linear. Perceba que todas as linhas são variadas, portanto não têm um valor único. Aliás, praticamente todos os desenhos neste livro foram feitos da mesma maneira. Grande parte da beleza de um desenho está contida nesse fundamento.

No visagismo também há grandes possibilidades de explorar a expressão linear, desde a aplicação da maquilagem até a criação de luzes no cabelo. É na maquilagem artística que mais se vê o uso da expressão linear, porque literalmente se pinta o rosto.

A expressão linear é ligada à coordenação motora e à sensibilidade tátil porque é preciso sentir a linha ou a pincelada e, ao mesmo tempo, dar-lhe ritmo. Um modo muito gostoso de desenvolver a expressão linear é desenhando música. Isso não é a mesma coisa que a interpretação em imagens da música. É dançar com o lápis ou pincel na mão, acompanhado de música. Siga os ritmos e modifique o valor da linha em harmonia com a expressão da música. Os desenhos abstratos criados são parecidos com os formados por um patinador que dança sobre o gelo. Se quiser, poderá fazer diversos desenhos com materiais diferentes – lápis, pastel, caneta, tintas, etc. – acompanhado de ritmos diversos. É preferível acompanhar músicas sem letras.

DESENHO COM AS DUAS MÃOS

Uma excelente maneira de exercitar a coordenação motora é desenhar com as duas mãos, individualmente e em conjunto, porque isso revela quanto se é dependente do uso de uma única mão.

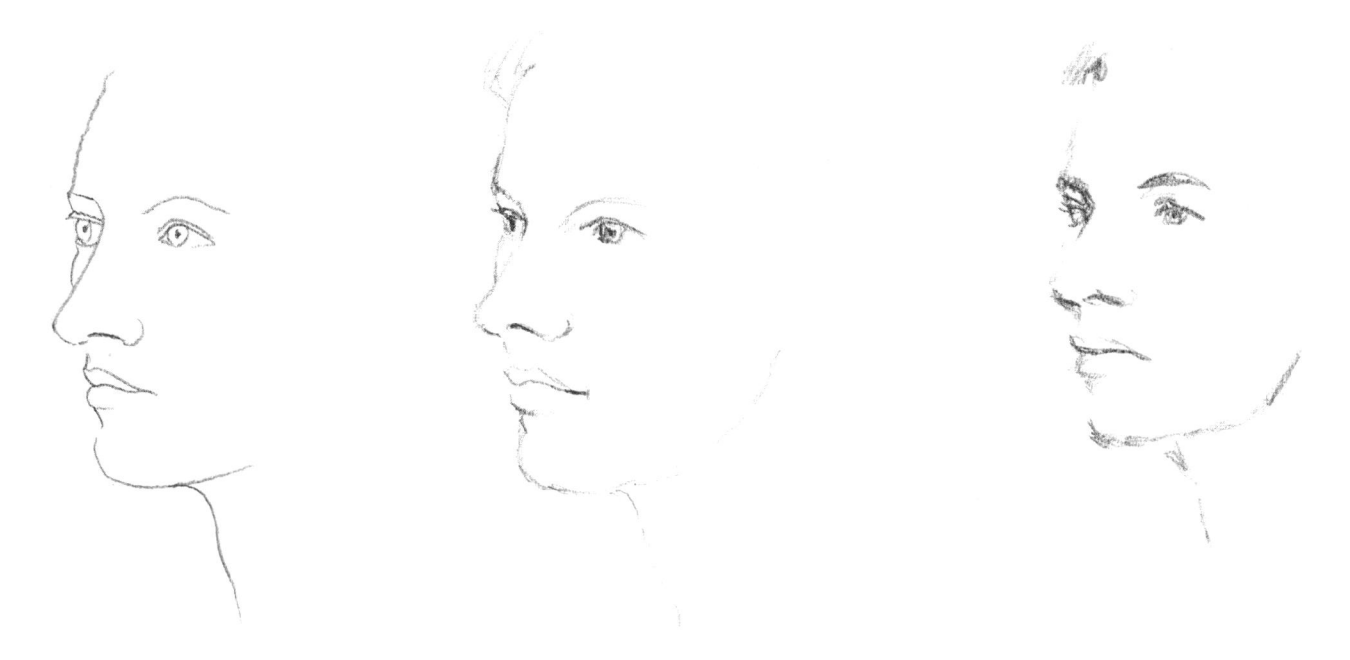

FIG. 38. DESENHOS COM VALORES LINEARES DIVERSOS.

Repita esse exercício acompanhando os ritmos de diversas músicas, desenhando somente traços, primeiro utilizando sua mão dominante, depois a outra mão e, finalmente, as duas em sincronia.

Faça isso ao som de músicas diferentes: uma sinfonia clássica, *jazz*, *blues* e músicas associadas a danças. Lembre-se do conceito de estrutura (capítulo "Estrutura") e alie o significado das linhas diversas (retas horizontais ou verticais, inclinadas e curvas) à expressão através do gesto. Use ambas as mãos para praticar essa "dança das mãos".

Há também exercícios de desenho que desenvolvem o controle.

Primeiro, desenhe um círculo no ar, usando a mão e o braço. É provável que você tenha esticado o braço e feito um movimento com o braço todo. Agora, segure um lápis perto da sua extremidade, longe da ponta, de maneira que a extremidade se encaixe entre o indicador e o dedão. Isso não é possível se seu lápis for curto. Com o mesmo movimento que fez quando desenhou o círculo no ar, desenhe outro círculo numa folha de papel.

Note que você não conseguirá fazer isso se estiver muito próximo da mesa em que estiver desenhando. Seus braços precisam ficar livres. Note também que desenhar um círculo é mais fácil se fizer movimentos fluidos e rápidos.

Em seguida, desenhe várias linhas retas, da mesma maneira, e tente manter sempre a mesma distância entre elas. Faça uma espiral, mantendo sempre as linhas equidistantes. Tente fazer a mesma coisa segurando o lápis perto da ponta de grafite. Verá que é muito difícil.

Desenhe um círculo e preencha-o com traços, até obter um tom uniforme. Procure não sair das linhas do círculo.

Desenhe outro círculo e preencha-o com uma cor, usando tinta ecoline e pincel.

Utilizando diversos materiais, como estilete, tesoura, cola e pincel, você pode fazer outro exercício muito bom para desenvolver o controle motor. É preciso ter várias revistas à mão para recortar figuras.

Procure nas revistas fotografias de pessoas ou objetos cujas formas sejam complexas e que exijam atenção na hora de recortar. Use uma tesoura para fazer o recorte.

Numa folha de papel colorido, desenhe algumas figuras e objetos. Depois, recorte os desenhos usando um estilete. Se quiser, poderá desenhar com o próprio estilete enquanto o papel é cortado. É importante prestar atenção na superfície em que está cortando: coloque um protetor sobre a mesa para protegê-la de riscos e cortes.

Use cola branca para colar as figuras recortadas numa cartolina, mas deixe alguns espaços entre elas, que deverão ser preenchidos com cores pintadas.

Esse exercício também estimula a criatividade e o senso de composição.

SEGUNDA PARTE
O ROSTO

SEGUNDA PARTE
O ROSTO

CONCEITOS DE BELEZA

No visagismo, é fundamental ter um bom conhecimento da estrutura anatômica da cabeça e dos diversos formatos do rosto, da cabeça, do pescoço e dos ombros, e das partes do rosto. Nos capítulos a seguir tudo isso será investigado detalhadamente. Também será mostrado como prosseguir no desenho da cabeça humana, algo muito útil para o visagista aprender porque o ajuda a criar. Na descrição da cabeça, do rosto, das partes do rosto e também do processo de desenhar o rosto são citados diversos formatos e proporções denominados "padrões", mas eles não devem ser entendidos como padrões inflexíveis de beleza porque hoje os conceitos de beleza contestam a determinação de padrões. No entanto, por muito tempo prevaleceram os padrões de beleza, e, até hoje, quando se fala em beleza clássica, está se falando de quem tem esses formatos e proporções.

O conceito do que é belo no homem e na mulher mudou muito desde os anos 1960 por causa da mudança dos seus papéis na sociedade. A liberação da mulher de um papel submisso na sociedade, limitada à família e ao lar, e a crescente sensibilização do homem foram o que mais contribuiu para uma visão radicalmente diferente do que é belo.

Também deve ser levado em conta que os padrões de beleza aplicavam-se principalmente às pessoas de pele branca e não incluíam negros e orientais. Hoje, esse preconceito é inaceitável, portanto é preciso expandir o conceito daquilo que é belo. O que é uma característica normal de um grupo étnico deve ser valorizado, do contrário afetará negativamente a autoestima das pessoas, que tentarão se adaptar a um tipo diferente do seu.

No entanto, os formatos "padrões" indicados estão de acordo com as pessoas de pele branca. Mas em momento algum esses padrões devem ser considerados padrões de beleza.

Até muito pouco tempo atrás o rosto oval era considerado o formato ideal para a mulher e o mais harmônico, proporcional e feminino por causa das curvas leves e da proporção 2:3, ou seja, a largura do rosto oval é dois terços de sua altura, o que é aproximadamente igual à proporção áurea.[23] No homem, o formato retangular era o mais valorizado, por transmitir força e masculinidade.

No entanto, é interessante observar que, atualmente, há mais modelos femininos e atrizes com rostos com formato hexagonal ou retangular do que oval, enquanto os formatos oval e hexagonal são encontrados com muito mais frequência entre homens considerados belos. Mas todos esses formatos têm a mesma proporção, ou seja, 2:3.

A proporção áurea é a base de toda a estética, porque está no limite da irregularidade. O olho humano fica entediado quando há regularidade demais e incomoda-se quando há excessiva irregularidade. Portanto, quando um rosto está fora dessa proporção, sente-se que é muito longo, muito curto, muito largo ou muito estreito.

Em relação às partes do rosto, o que agrada o olhar é a regularidade dentro do formato irregular. Portanto, um rosto que pode ser dividido em três partes iguais é percebido como belo, assim como aquele que tem aproximadamente o mesmo tamanho de nariz, de olho e do espaço entre o olho e o nariz. Isso se aplica a qualquer grupo étnico.

Mesmo levando em conta tudo isso, não seria correto classificar somente os formatos padrões como belos. A proporção não é o único indicador de beleza. O que transmite força, dinamismo ou sensualidade, entre outras qualidades, também é percebido como belo. Há muitos exemplos de pessoas – tanto mulheres como homens – que são consideradas belas hoje e que não se enquadram nos "padrões" do passado.

Portanto, o trabalho do visagista envolve valorizar aquilo que é belo na pessoa e o que é característico de seu grupo étnico, levando em conta sua personalidade e sua posição na sociedade. Como dizia Fernand Aubry, o criador do visagismo: "Não há mulher sem beleza, somente belezas escondidas"[24] e "O visagismo coloca em evidência o que há de único num rosto".[25]

---

[23] Ver a primeira parte "Princípios básicos".
[24] "Il n'y a pas de femmes sans beauté, il n'y a que des beautés qui s'ignorent."
[25] "Le visagisme met en évidence ce qu'un visage a d'unique."

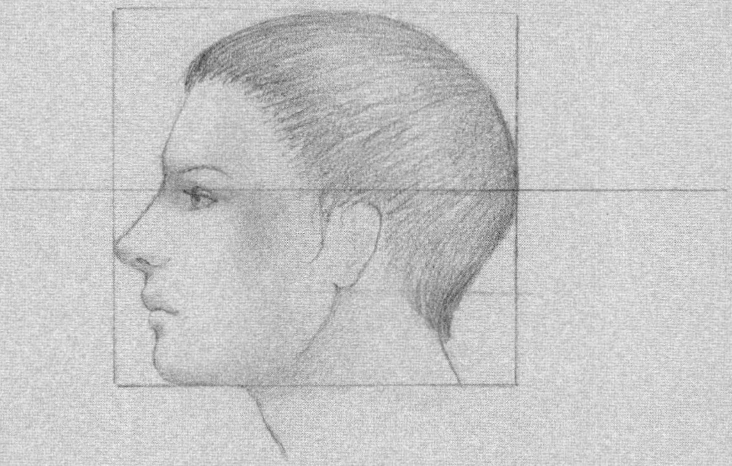

A GEOMETRIA E A ANATOMIA DA CABEÇA

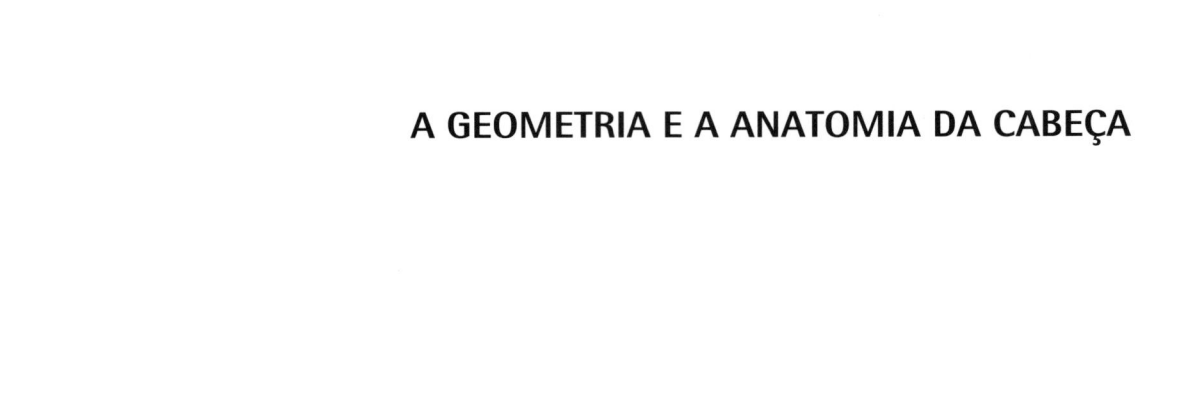

A cabeça humana é formada por três camadas básicas: pele, partes moles e partes fixas ou duras (o esqueleto). É preciso investigar cada camada separadamente, porque cada uma se desenvolve de maneira diferente.

A pele é a camada que mais se modifica ao longo do tempo. Mostra os sinais de envelhecimento rapidamente e pode se alterar até de um dia para outro, de acordo com os níveis de estresse, com o estado de ânimo da pessoa e com as influências do meio ambiente, como o sol, o frio e a poluição. Também é a área sobre a qual o visagista tem mais influência, podendo disfarçar as marcas de envelhecimento, como rugas, restaurar o brilho e a cor, e amenizar sinais de cansaço e de perda de elasticidade.

As partes moles alteram-se lentamente ao longo dos anos. Os músculos ficam mais flácidos com o tempo, e há um crescimento das partes moles do nariz, do queixo e das orelhas.

A parte óssea sofre poucas modificações depois da idade adulta. Podemos notar que é a parte inferior do esqueleto da cabeça de uma criança que mais cresce. Proporcionalmente, a mandíbula e a maxila são muito menores que o crânio na criança do que no adulto. A parte óssea determina o formato da cabeça e do rosto de uma pessoa, que só é definido quando ela se torna adulta.

O tamanho, o formato e o posicionamento dos olhos, do nariz, da boca e do queixo são determinados tanto pelos músculos e cartilagens quanto pela ossatura da cabeça.

A ESTRUTURA DO ESQUELETO DA CABEÇA. AS PARTES ÓSSEAS E A CONSTRUÇÃO DOS PLANOS

Antes de olhar para o desenho do esqueleto da cabeça a seguir, sinta os ossos da sua cabeça.

Com os dedos das duas mãos, sinta o formato do grande osso frontal, que se estende do meio do crânio até a testa e forma o arco das sobrancelhas. Esse osso determina a largura e a altura da testa e a projeção das sobrancelhas, e, portanto, a profundeza dos olhos.

Agora passe os dedos na parte de trás da cabeça, formada pelos ossos parietal e occipital, na altura da nuca. Perceba que sua nuca fica na altura dos ouvidos. Na realidade, o crânio acaba na junção da mandíbula e do osso occipital. Esses ossos definem o formato da cabeça em si.

Leve os dedos para a parte frontal da cabeça, passando pelas têmporas, um pouco à frente das cavidades dos ouvidos e ao redor da cavidade dos olhos, na região das maçãs do rosto. Os ossos embaixo dos olhos são conhecidos como arcos zigomáticos. A projeção desses ossos e o nível de rebaixamento dos ossos temporais têm grande influência no formato do rosto.

Agora traga seus dedos para o alto do nariz, onde se encontra o pequeno osso nasal. Perceba que ele acaba na metade do nariz e que há uma cartilagem que alonga o osso. O formato do nariz é determinado pela forma, altura e projeção do osso nasal e pelas cartilagens que se projetam sobre a cavidade nasal.

Abaixo dessa cavidade, sinta o osso da maxila, que segura a arcada dentária superior. Esse osso passa por baixo do arco zigomático, o que provoca um estreitamento do rosto na altura da boca.

Finalmente, sinta a sua mandíbula, o osso que forma o queixo e que determina o formato da parte de baixo do rosto. Sobre a mandíbula e a maxila podemos sentir os músculos da boca, dominados pelo grande músculo orbicular da boca. A projeção da boca é determinada pela maxila e pela mandíbula, mas o formato é todo definido por seus músculos e pelo desenho dos lábios.

Observe a figura 41. As partes moles encontram-se na área clara, ao redor das partes duras. Veja que as partes moles se concentram ao redor do nariz e da boca. E é justamente nessa área, compreendida por um triângulo no meio da face, que se aplica a maior parte da maquilagem. O resto do esqueleto da cabeça é coberto principalmente pela camada de pele e possui poucos músculos.

O ROSTO

OSSO FRONTAL

TÊMPORA

OSSO NASAL

ARCO ZIGOMÁTICO

MAXILA

MANDÍBULA

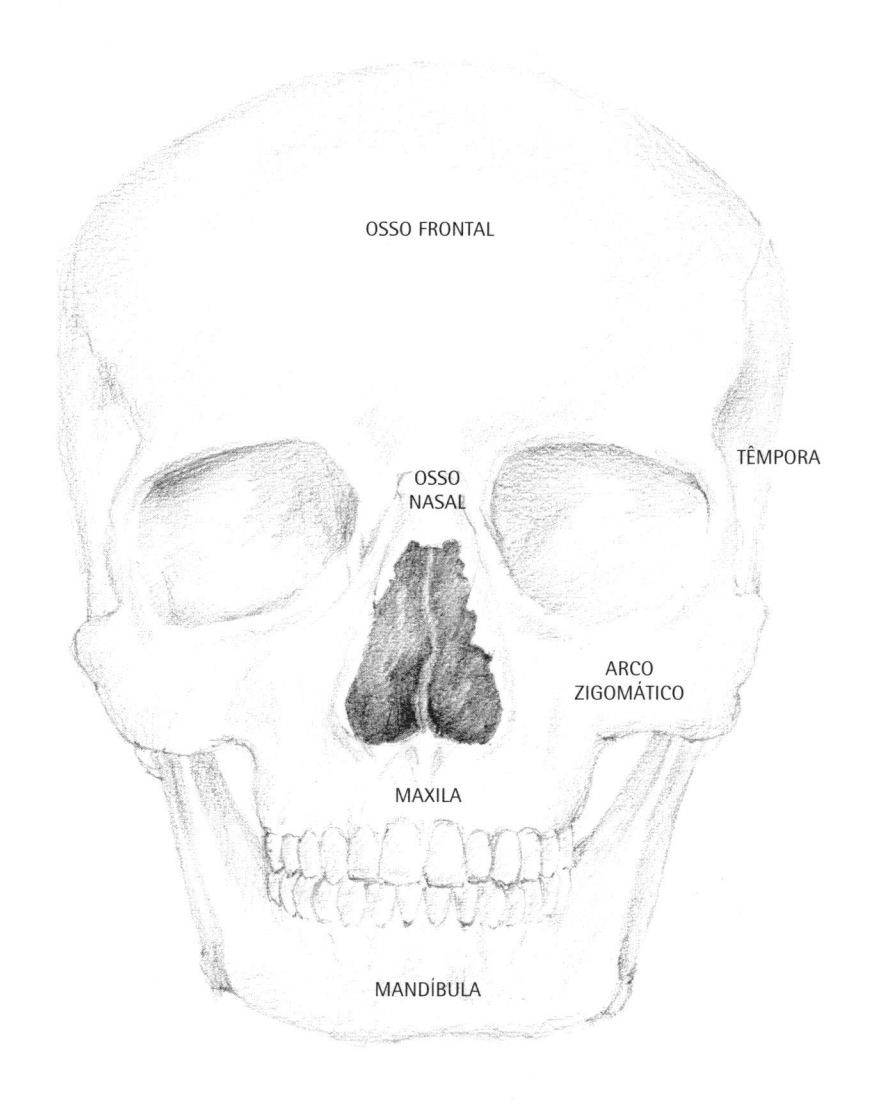

FIG. 39. ESQUELETO DA CABEÇA VISTO DE FRENTE, COM OS PRINCIPAIS OSSOS.

FIG. 40. ESQUELETO DA CABEÇA VISTO DE PERFIL, COM OS PRINCIPAIS OSSOS.

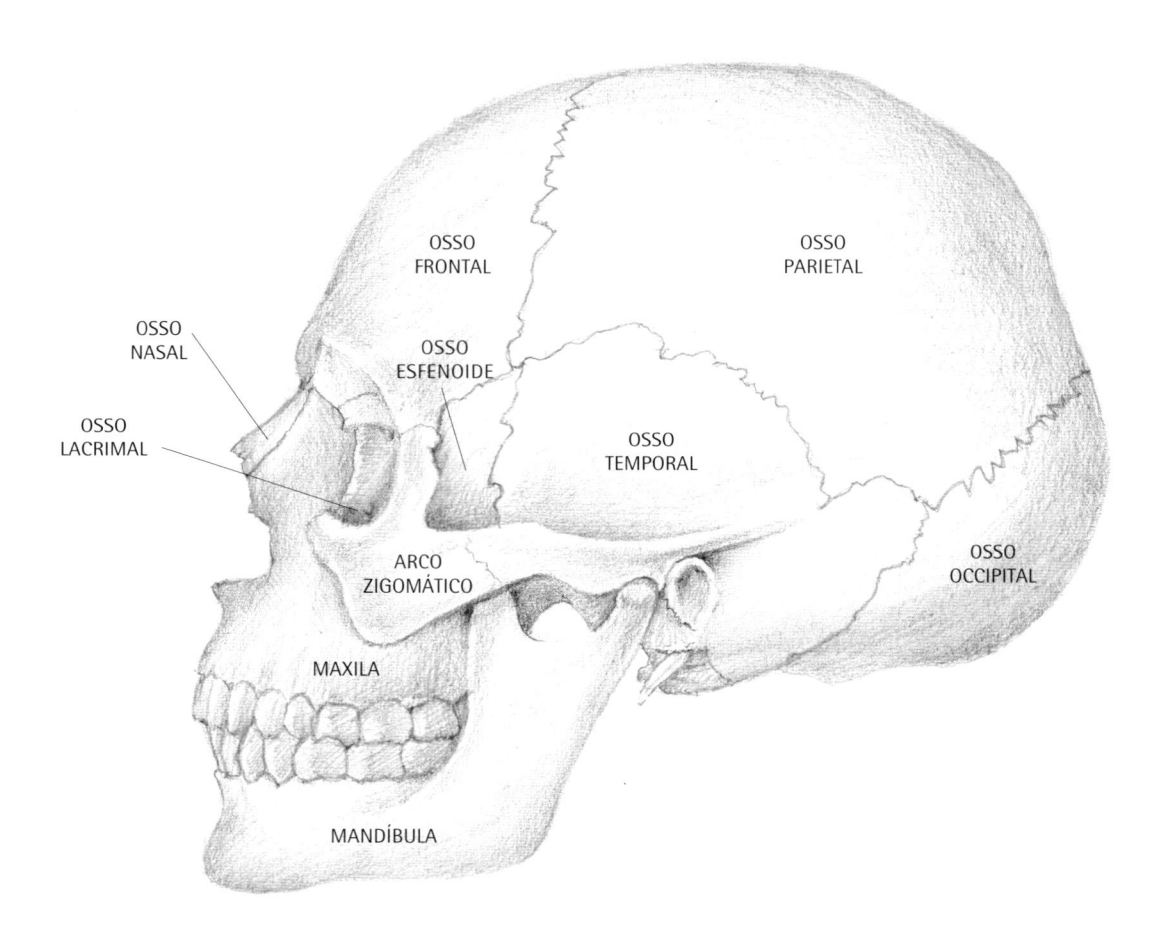

O ROSTO

PARTES
DURAS

PARTES
MOLES

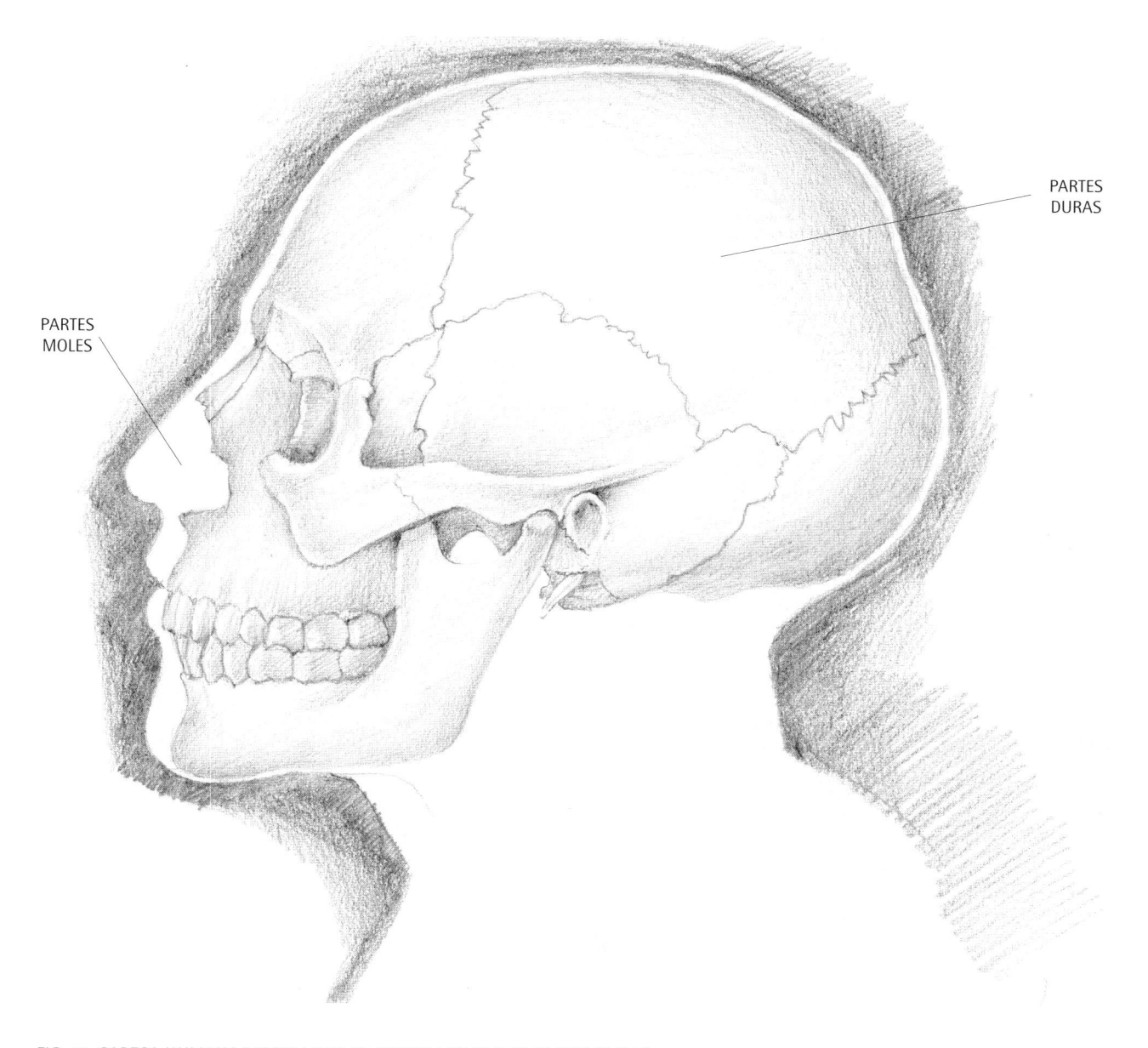

FIG. 41. CABEÇA HUMANA MOSTRANDO AS PARTES MOLES E AS PARTES DURAS.

A ESTRUTURA DAS PARTES DO ROSTO (NARIZ, OLHOS, BOCA, QUEIXO)

Nariz

A altura e a inclinação do nariz são determinadas pelo osso nasal, que ocupa somente a parte superior do nariz. A ponta, as narinas e as laterais são formadas por diversas cartilagens.

O formato do nariz é basicamente o de uma pirâmide com base triangular, com dois lados iguais (as laterais) e a base mais curta. Os ângulos desse triângulo são aproximadamente de 60°, 30° e 60°.

O ápice da pirâmide do nariz está na ponta do nariz, localizado quase em cima da linha de base. Portanto, enquanto as laterais se inclinam aproximadamente 30°, a base do nariz é quase perpendicular ao plano do rosto. Logicamente, há muitos tipos diferentes de nariz, como veremos adiante. Narizes arrebitados têm seu ápice mais para o centro do triângulo, enquanto narizes aduncos podem ter o ápice abaixo da linha de base.

Também é preciso levar em conta que a ponta do nariz tem o formato de uma esfera e que a inclinação das laterais das narinas é menor que a inclinação das laterais da parte superior do nariz (veja a figura 43). As partes moles do nariz continuam a crescer ao longo dos anos, o que altera as proporções das pessoas à medida que envelhecem.

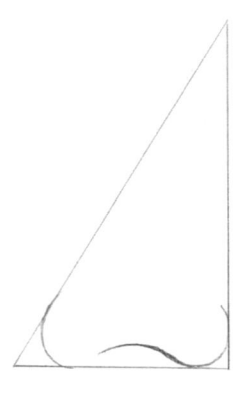

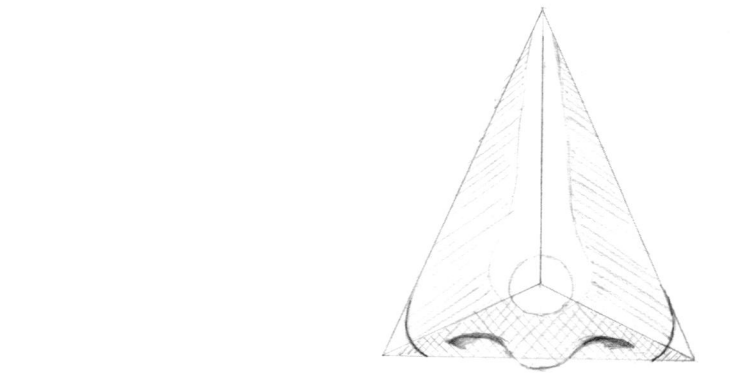

FIG. 42. TRIÂNGULO QUE FORMA A BASE DO NARIZ.

FIG. 43. DESENHO MOSTRANDO COMO O NARIZ TEM O FORMATO DE UMA PIRÂMIDE.

Olhos

Os olhos são formados pelo globo ocular, que fica dentro da cavidade abaixo do osso frontal e acima do arco zigomático, e são circundados por diversos músculos. O principal músculo é o orbicular do olho. O nível de saliência dos olhos é determinado pela projeção do osso frontal, pela altura do osso nasal e pelo rebaixamento do arco zigomático.

As pálpebras abrem-se e fecham-se sobre o globo e revelam somente uma parte dele – a área em volta da íris. Onde se juntam, perto do nariz, está a bolsa lacrimal. Com os olhos abertos, normalmente a íris não é vista totalmente. A pálpebra superior cobre a íris, de forma que apenas pouco mais que sua metade é visível. Em geral, a íris ocupa metade da abertura do olho, e a parte branca ao redor da íris (a esclerótica), só um quarto da área de cada lado. A pupila fica no centro da íris.

Pessoas idosas aparentam ter olhos pequenos porque a pele das pálpebras superiores envelhece e torna-se flácida, enquanto bolsas se formam nas pálpebras inferiores. Os músculos também perdem sua elasticidade e sua capacidade de sustentar as pálpebras.

Boca

A boca é formada pelos lábios, situados sobre a arcada dentária. Embaixo dos lábios e ao redor da boca encontram-se vários músculos, dominados pelo orbicular da boca. O lábio superior projeta-se para fora um pouco mais do que o lábio inferior, e este tem uma curvatura maior que a do superior.

O lábio superior tem o formato de dois triângulos sobrepostos, e o lábio inferior, o de um trapézio. Veja na figura 45.

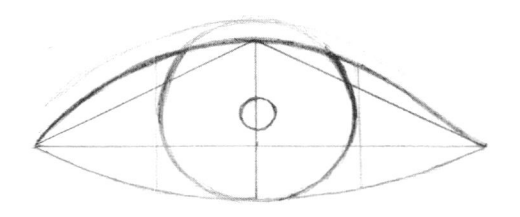

FIG. 44. DESENHO DO OLHO, MOSTRANDO SEU FORMATO.

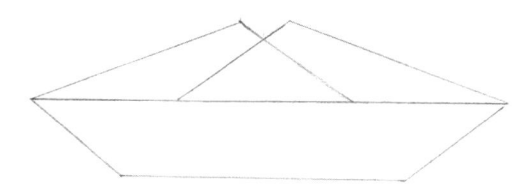

FIG. 45. FORMATO GEOMÉTRICO DA BOCA.

Queixo

O queixo assemelha-se a uma esfera, feita de tecidos moles, sobre a ponta da mandíbula. O formato do queixo é determinado pelo formato da mandíbula e pela quantidade de tecido. Esse tecido continua crescendo ao longo dos anos e altera muito a aparência das pessoas.

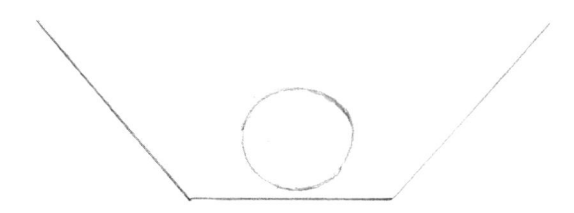

FIG. 46. FORMATO DO QUEIXO.

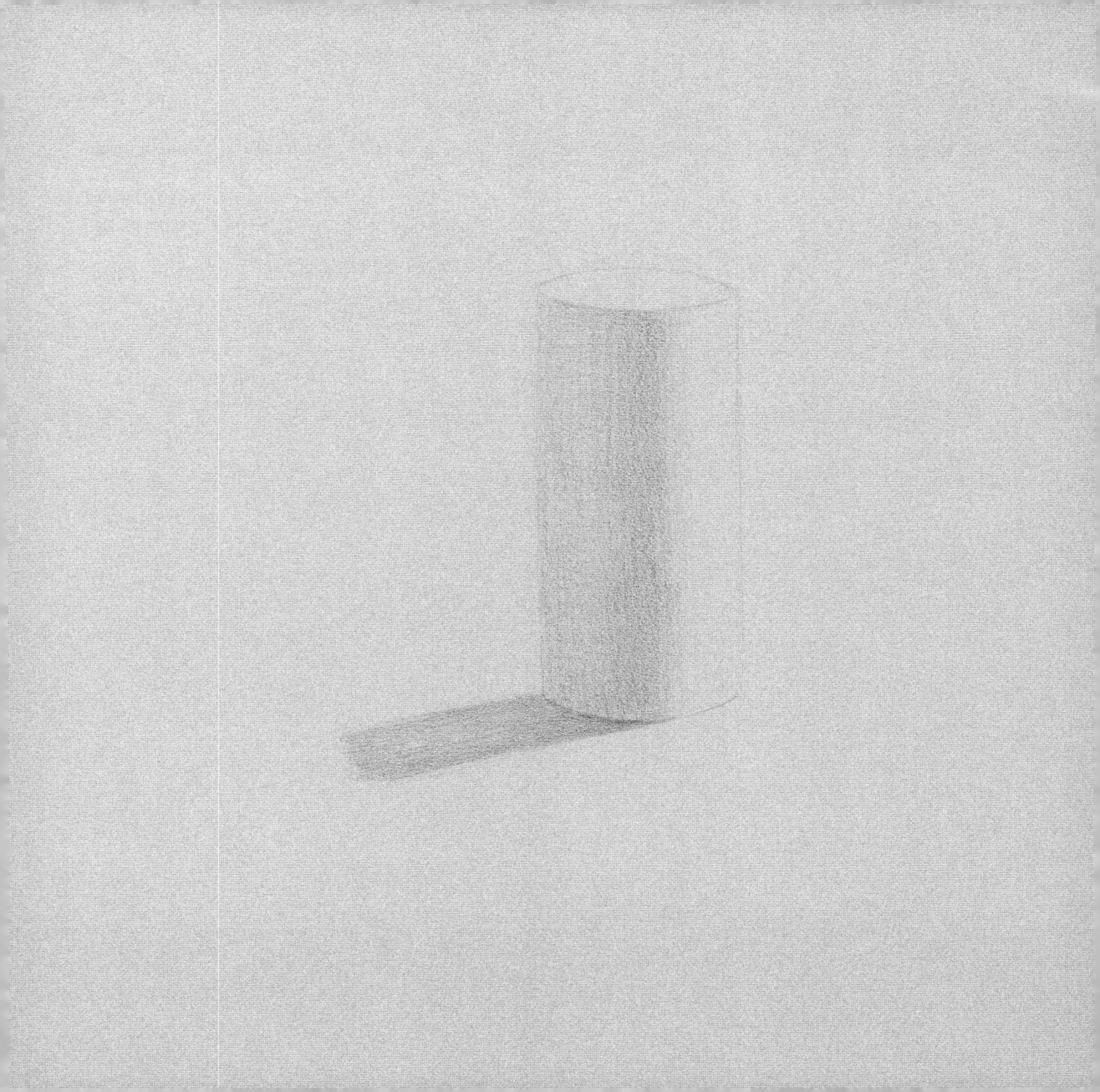

FORMATOS BÁSICOS DO ROSTO

Primeiramente, uma pergunta: Qual é o formato do seu rosto? A grande maioria das pessoas não sabe, por isso é possível que você mesmo ache que tem um determinado formato, mas descubra, depois deste capítulo, que o formato é outro.

RECONHECIMENTO DE PADRÕES NO ROSTO

No visagismo, é de suma importância poder reconhecer os formatos padrões do rosto, porque o formato indica o estilo de cabelo e de maquilagem mais adequado. Você também verá, quando o processo criativo for investigado,[26] que, antes de poder criar ou modificar padrões, é preciso saber reconhecê-los. Reconhecer os padrões do rosto – o que começa com a identificação dos formatos de rosto e, depois, passa pelos formatos da cabeça e das partes do rosto – requer muita observação e capacidade de comparar os espaços nos dois lados das linhas que indicam os formatos.

Observe a figura 47 e compare-a com a ilustração do rosto oval (figura 48). A que parte do rosto corresponde? Complete o desenho para formar um rosto oval.

Para compreender a forma que essa linha indica, é preciso comparar os espaços dos dois lados da linha. No caso, o espaço à direita é o que está em volta do rosto (espaço negativo), enquanto o espaço à esquerda é ocupado pelo rosto (espaço positivo). É fazendo essa comparação que se percebe que a linha se curva do topo até a maçã do rosto, onde se inclina acentuadamente até um ponto em que se curva novamente para dentro, tanto de um lado quanto do outro, perfazendo um formato oval. É muito importante saber observar dessa maneira se se quiser distinguir o formato de um rosto. Essa área, do alto da maçã do rosto até a mandíbula, é uma das mais determinantes.

O formato do rosto é determinado, como vimos anteriormente, pela estrutura óssea da pessoa. Por exemplo, se o osso frontal de uma pessoa for largo e a mandíbula fina, o rosto provavelmente será triangular invertido. Por outro lado, pessoas com arcos zigomáticos grandes têm maçãs do rosto altas e largas, com tendência ao formato hexagonal.

---

[26] Ver o capítulo "O pensamento criativo".

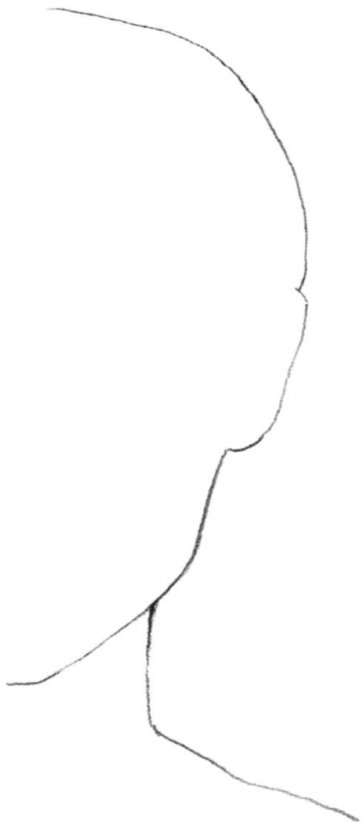

FIG. 47. LINHA DA LATERAL DE UM ROSTO.

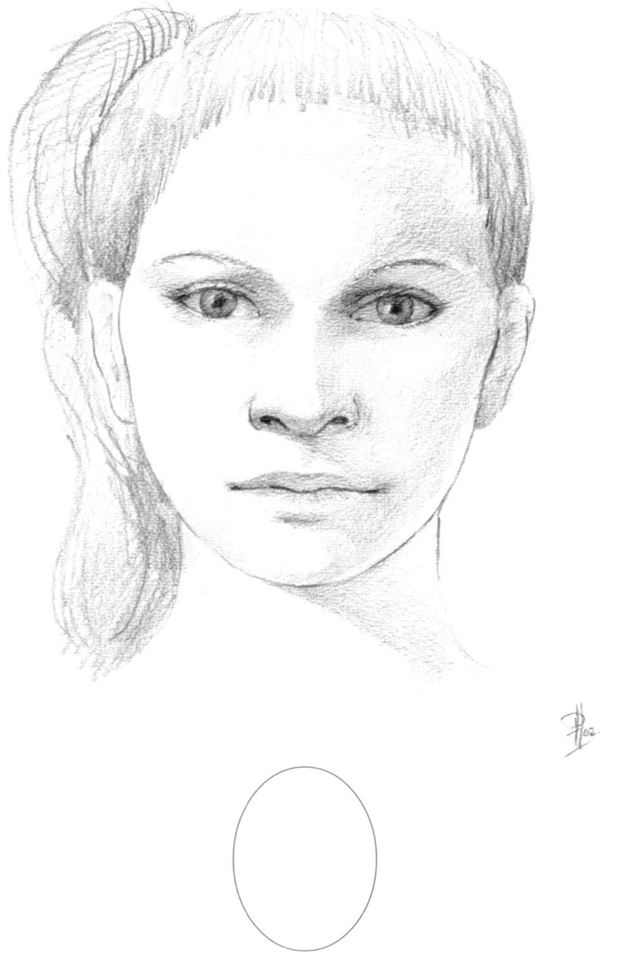

FIG. 48. ROSTO OVAL.

Ao observar o rosto de uma pessoa, sempre faça com que o cabelo seja puxado para trás, para revelar toda a testa e a linha do cabelo. É natural que pessoas com testa larga usem cabelo que caia sobre ela, o que pode dar a aparência de uma testa arredondada, quando na verdade é quadrada.

Os pontos principais a serem observados são a altura e a largura da testa, o formato das maçãs do rosto e o formato da mandíbula. Rostos ovais e redondos têm formas arredondadas, rostos quadrados são constituídos por ângulos retos, e rostos triangulares e hexagonais têm características angulares.

FORMATOS DE ROSTO

Rosto oval

No rosto oval, a testa é arredondada e não muito larga, e as têmporas não são muito profundas. A linha do cabelo é arcada. As linhas das maçãs do rosto e do queixo são suaves e levemente arredondadas. A maçã do rosto é levemente saliente e desce até a curva da mandíbula, que começa na altura da boca.

A largura do rosto oval corresponde a dois terços de seu comprimento. Perceba que isso se aproxima da proporção áurea.

Uma variação do rosto oval é o formato oblongo, um pouco mais longo. As características desse formato são a testa alta, o queixo maior ou o nariz longo.

Por muito tempo o formato oval foi considerado o ideal de beleza para as mulheres, porque expressa delicadeza e suavidade. No entanto, esse conceito presume que o ideal de mulher é a delicadeza e a suavidade, algo preconceituoso e antiquado no mundo atual. Há beleza na delicadeza e na suavidade, e ainda na força, na expressividade e no dinamismo, por exemplo.

Portanto, há beleza em todos os formatos. Aliás, também há beleza masculina no formato oval!

Rosto redondo

Rostos redondos possuem poucos ângulos. É o formato angelical ou infantil, muito usado por pintores da renascença para suas madonas. A testa e o queixo são menores que nos rostos ovais, e os olhos frequentemente são mais

FIG. 49. ROSTO REDONDO.

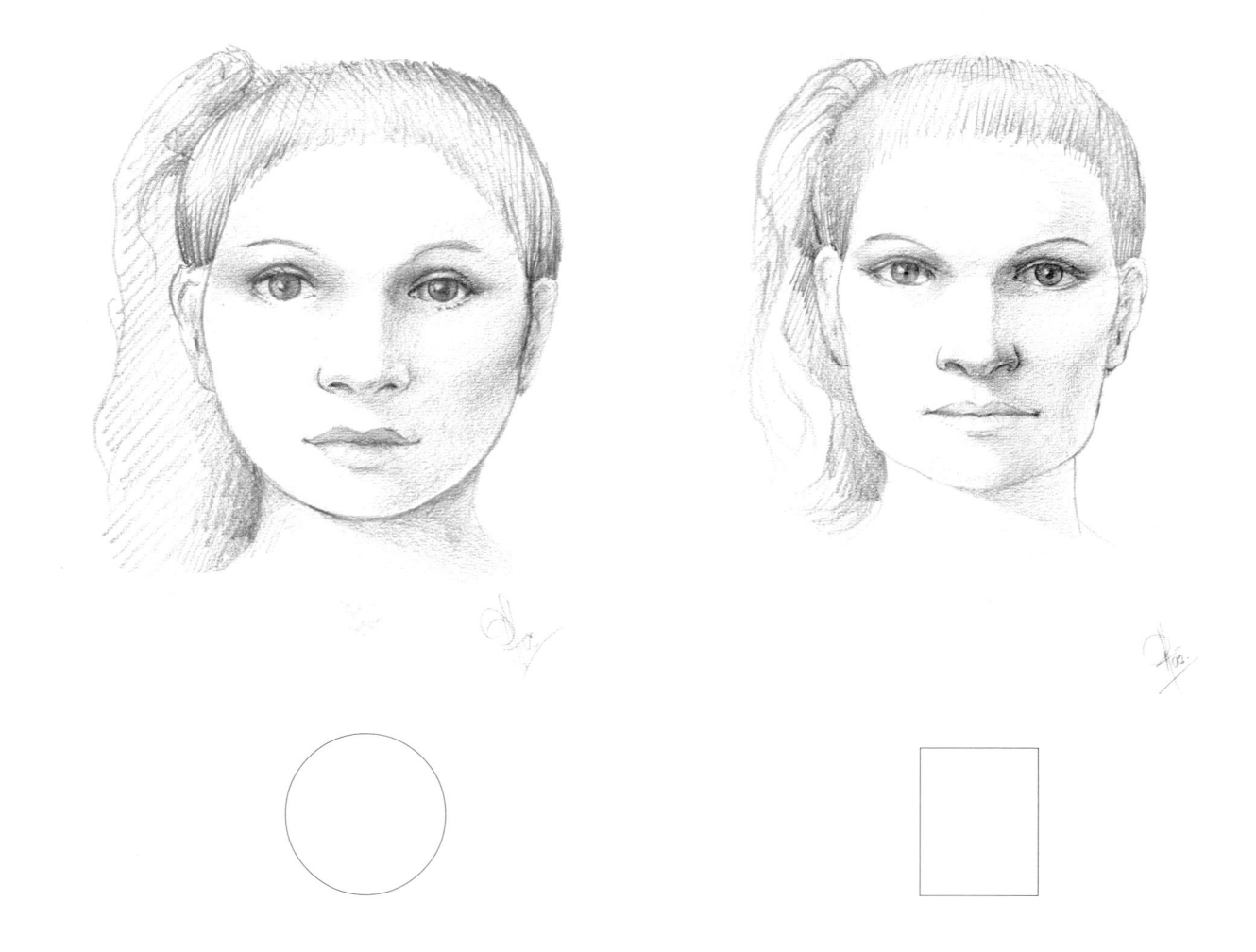

FIG. 50. ROSTO RETANGULAR.

espaçados que o usual. Geralmente os formatos dos olhos e do nariz também são arredondados, assim como a linha do cabelo.

É um formato muito encontrado entre pessoas de origem asiática e indígena.

Rostos quadrado e retangular

A principal característica do rosto quadrado são os ângulos retos. A testa é retangular, com a linha de cabelo reta, e as têmporas não são muito profundas. As maçãs do rosto também não são muito salientes e descem até a mandíbula numa linha com pouca inclinação, quase vertical. A curva da mandíbula encontra-se abaixo da linha da boca e corre quase horizontalmente até o queixo, que pode ser um pouco pronunciado.

O rosto retangular é somente uma variação do quadrado, sendo um pouco mais longo e tendo uma proporção mais próxima da áurea. Esse formato é muito comum em pessoas que provêm do norte da Europa – alemães, escandinavos e ingleses – e, portanto, em muitos americanos e brasileiros do sul.

Tradicionalmente, o quadrado é associado a qualidades masculinas por causa das linhas retas. Observe que os super-heróis, na maioria, são desenhados com rostos quadrados e que essa é a forma dos rostos da maioria dos atores especializados em filmes de ação. Mas isso é tão preconceituoso quanto considerar o formato oval o ideal da beleza feminina. Aliás, algumas das mulheres mais belas têm rosto quadrado.

Rosto triangular invertido

As principais características do rosto triangular invertido são a testa larga e a mandíbula estreita. Frequentemente, os olhos são também bastante espaçados. As maçãs do rosto não são muito pronunciadas, nem as têmporas profundas. Praticamente não se percebe a curva da mandíbula, e o rosto é formado por uma linha contínua que corre da maçã do rosto até o queixo, num ângulo bem acentuado.

O queixo é pontudo, mas nem sempre pronunciado.

Esse formato não deve ser confundido com o hexagonal, que também tem a parte mais larga da testa na altura das sobrancelhas, porém a parte superior da testa é muito mais estreita.

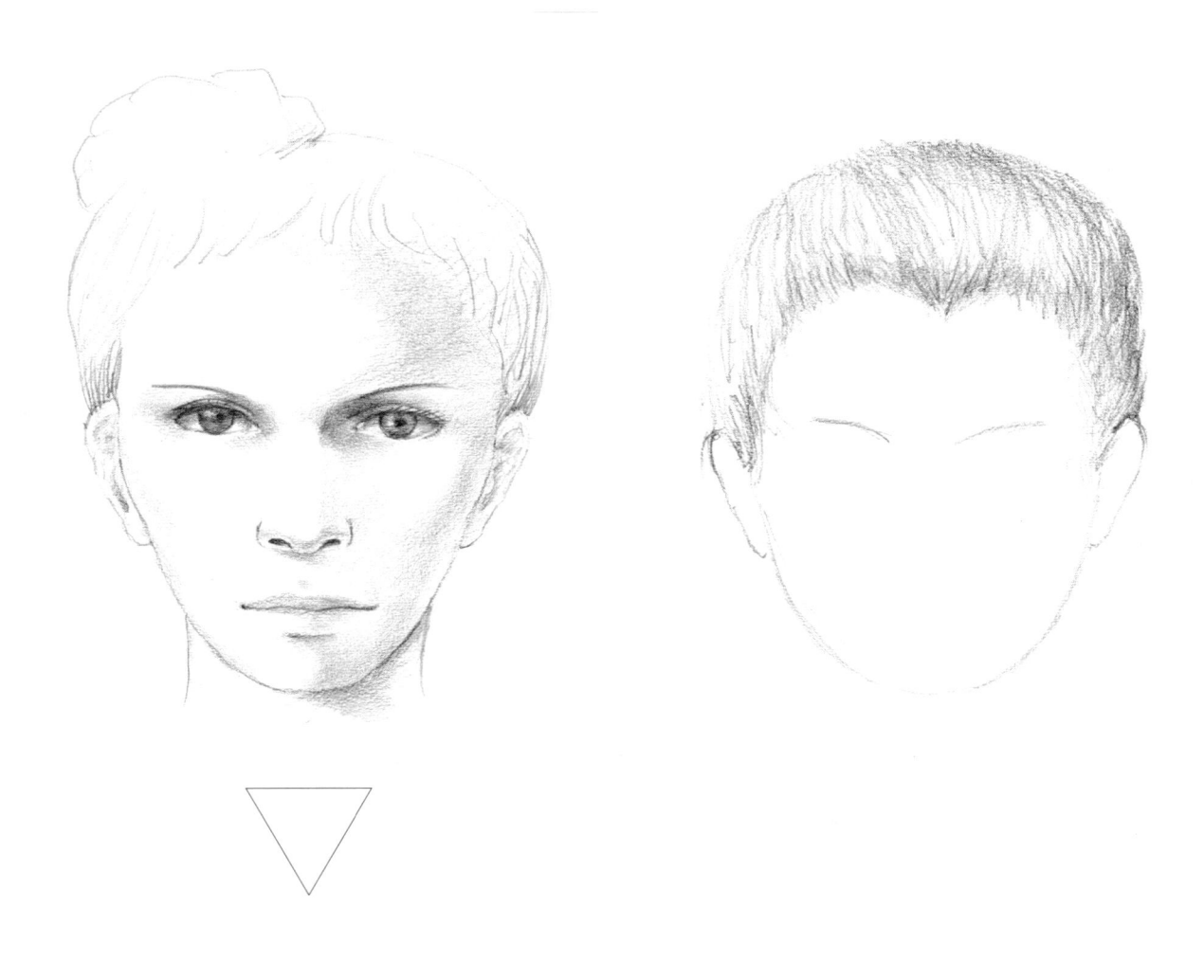

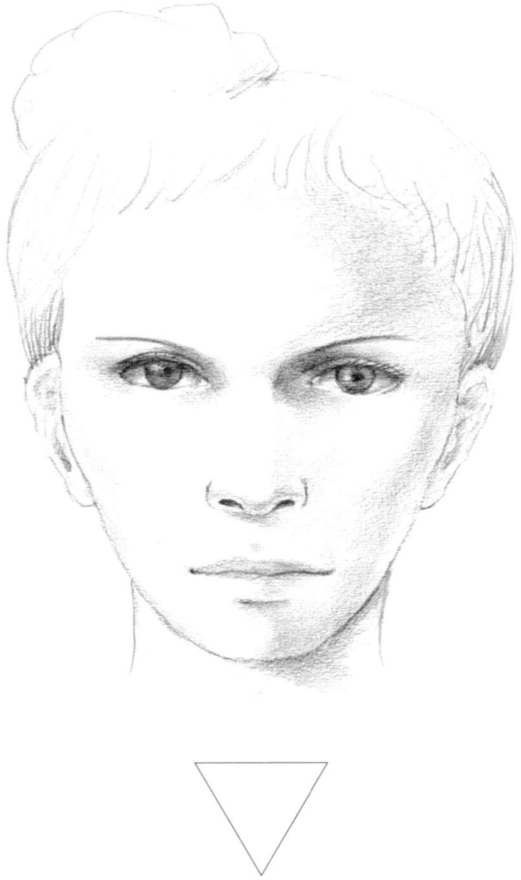

FIG. 51. ROSTO TRIANGULAR INVERTIDO.

FIG. 52. TESTA COM FORMATO DE CORAÇÃO.

Uma variação desse formato é o rosto em forma de coração, também não muito comum. Nesse tipo de rosto as linhas são um pouco mais arredondadas, e a linha do cabelo se abaixa no centro da testa.

O rosto triangular invertido é muito comum entre os brasileiros, especialmente os do norte e nordeste do país.

Rosto triangular

O rosto com o formato de um triângulo, também conhecido como o formato de pêra, não é muito comum, especialmente em mulheres. Sua característica mais marcante é a mandíbula bastante evidente, larga e quadrada, pois apresenta sua parte mais larga na área da mandíbula, enquanto a testa é pequena e estreita. As maçãs do rosto não são pronunciadas, porém as têmporas são profundas. A parte inferior do rosto é muito semelhante ao formato do rosto quadrado, com a curvatura do osso da mandíbula abaixo da linha da boca, mas geralmente é mais pronunciada ainda. Portanto, a linha da maçã do rosto até a mandíbula inclina-se para fora, ao contrário do que percebemos nos outros formatos.

Muitas pessoas idosas parecem adquirir essa forma de rosto, um fenômeno mais comum entre homens do que entre mulheres, mas na realidade têm rostos quadrados que simplesmente engordaram.

Rosto hexagonal (reto lateralmente)

O rosto hexagonal com as laterais retas é muito semelhante ao rosto oval e, portanto, facilmente confundido com ele. No entanto, em vez de ter curvas suaves, é bastante angular. A testa também é em forma de trapézio, mas percebemos ângulos acentuados e não curvas onde ela se estreita, e a linha do cabelo é curta e reta. As maçãs do rosto são um pouco mais pronunciadas, e as têmporas mais profundas.

O queixo também é mais pronunciado e angular, assim como a curva da mandíbula, na altura da boca.

Curiosamente, esse é o formato de rosto que os artistas preferem para seus modelos – justamente por não ser tão arredondado como o rosto oval –, porque se consegue mais expressividade nos traços angulares que nos curvos, sem que se percam as proporções áureas.

Pela mesma razão é um formato muito fotogênico, o que explica por que tantos modelos fotográficos têm esse formato de rosto.

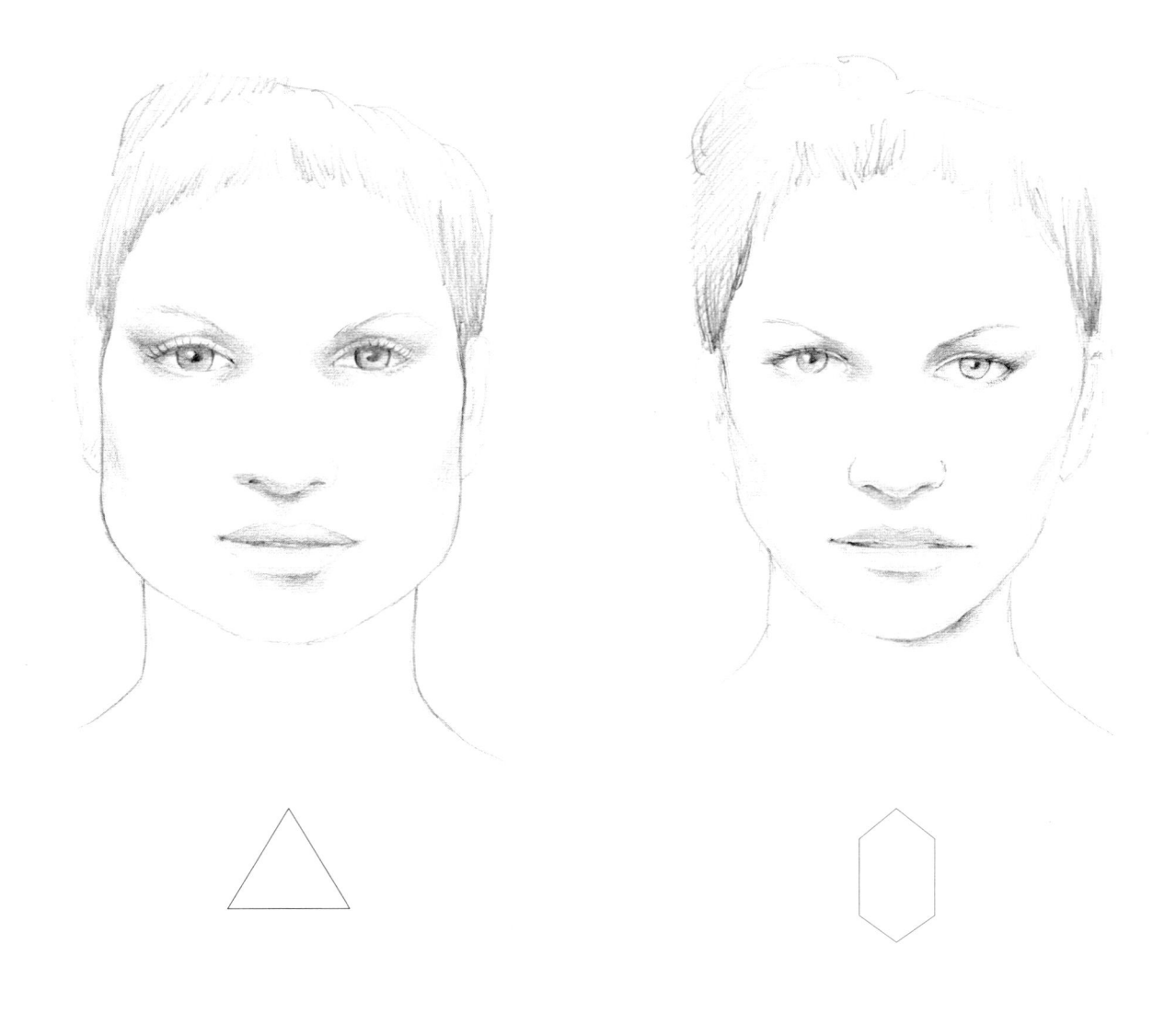

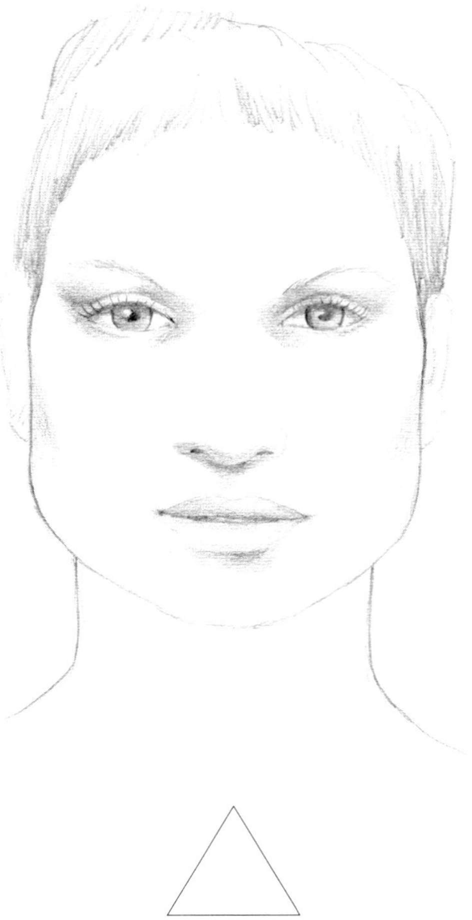

FIG. 53. ROSTO TRIANGULAR.

FIG. 54. ROSTO HEXAGONAL (LATERAL RETA).

Rosto hexagonal (reto na base)

O rosto hexagonal com a base e a testa retas, embora tenha o mesmo formato do tipo que vimos anteriormente, é completamente diferente no seu aspecto. As maçãs do rosto são salientes, parecidas com as do rosto triangular, mas a testa não é tão larga, nem o queixo pontudo. A linha que corre da maçã do rosto até a mandíbula é bastante inclinada. Abaixo da linha da boca podemos perceber a curva da mandíbula, bastante angular, e o queixo de formato quadrado. A testa é em forma de trapézio, com a linha do cabelo reta e razoavelmente longa.

Este formato também é conhecido como formato em diamante.

Muitas vezes é difícil distinguir entre este formato de rosto e o triangular invertido. Nesses casos é preciso observar cuidadosamente o queixo e o formato da testa, que, se for bastante larga, indica o formato triangular.

Rosto em losango

O rosto com formato de um losango é muito parecido com o triangular invertido. Só o rosto em losango tem as maçãs do rosto pronunciadas, mas ambos quase não tem definição no maxilar e queixo pequeno. A diferença está na testa, que neste caso é muito menos larga e, em vez de ser reta, forma uma ponta ou curva pronunciada.

O losango, o triângulo invertido e os dois tipos de hexágono são os formatos de rosto mais encontrados no Brasil.

É surpreendente descobrir que a maioria das pessoas não sabe como é seu próprio rosto. Isso é importante, porque mostra que a maioria dos clientes de visagistas também não sabe que tipo de rosto tem.

Você descobrirá que precisa de prática para poder identificar o tipo de rosto de uma pessoa rapidamente. Um visagista precisa ter a habilidade de observação rápida. Assim que vê o seu cliente, deve saber qual o formato do seu rosto.

Há várias maneiras de exercitar essa habilidade. Basicamente, é preciso observar muito e cuidadosamente.

Você pode, por exemplo, usar papel transparente (papel de seda ou, melhor ainda, papel vegetal) para copiar os formatos básicos dos desenhos anteriores. Coloque o papel sobre os desenhos e trace os formatos.

FIG. 55. ROSTO HEXAGONAL (BASE RETA).

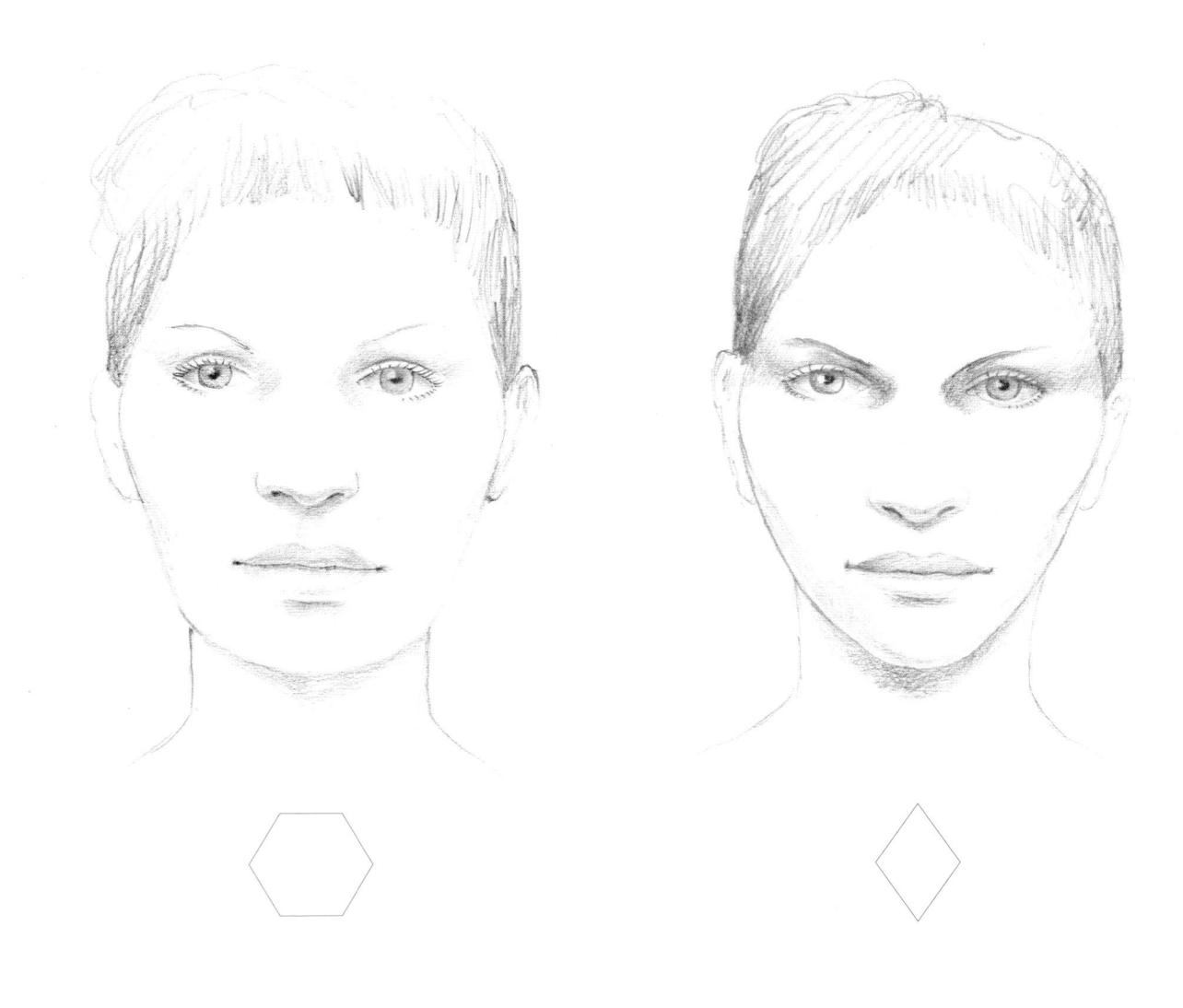

FIG. 56. ROSTO EM FORMATO DE LOSANGO.

Depois, observe rapidamente a fotografia de uma pessoa, com aproximadamente o mesmo tamanho do desenho, e tente identificar o formato do rosto. Não analise demoradamente.

Em seguida, coloque o papel transparente sobre a fotografia e veja se acertou. Teste vários formatos para ver qual corresponde melhor ao formato da pessoa fotografada. Faça isso com várias fotografias de pessoas diferentes: você mesmo, seus familiares, mulheres, homens, pessoas anônimas e pessoas famosas.

Outro exercício instrutivo e divertido é desenhar com creiom, num espelho, o formato oval de um rosto, com metade do tamanho de um rosto, ou seja, com altura de 10 cm e largura de 7 cm. Depois, desenhe também os outros formatos, usando diferentes cores de creiom para cada formato, mas sempre com a mesma proporção. Você pode usar os desenhos deste capítulo como modelos.

Por que com a metade do tamanho normal? Porque você sempre vê seu reflexo no espelho com a metade do tamanho real – experimente para ver!

Usando esse espelho, você poderá ver quais são os formatos de rosto de diversas pessoas, conferir se pode identificar correta e rapidamente esses formatos e ver que, realmente, a maioria das pessoas não conhece o formato do seu próprio rosto.

FORMATOS DE CABEÇA, PESCOÇO E OMBROS

Depois de conhecer as estruturas e os formatos do rosto, é preciso conhecer os diferentes formatos da cabeça, do pescoço e dos ombros, que formam a moldura do rosto. Os formatos dessas partes influenciam a maneira pela qual se percebe o rosto e podem ressaltar uma área dele. Também podem acentuar certas características. Por exemplo, uma pessoa cujo rosto é oval e longo e cujo pescoço também é longo parece ter rosto mais longo do que outra pessoa com o mesmo formato de rosto mas que tem pescoço curto. É o corte do cabelo que mais altera a aparência dessas partes.

FORMATOS DE CABEÇA

É preciso observar o perfil da pessoa para saber o formato de sua cabeça, e a parte de trás e a nuca precisam ser visíveis. O ponto mais pronunciado da parte de trás da cabeça localiza-se na linha dos olhos.

Cabeça padrão

A cabeça padrão quase se encaixa dentro de um quadrado, o que significa que a altura total e a largura total são praticamente iguais e a orelha situa-se quase no meio da cabeça, olhando-se de perfil. Na realidade, a parte de trás da cabeça (y) é um pouco menor que a parte da frente (x), medindo-se da orelha.

A nuca localiza-se na linha do lóbulo da orelha, e o formato da parte de trás da cabeça se parece com um ponto de interrogação. No entanto, observe que o pescoço se inclina um pouco na direção das costas, e não é vertical.

Em crianças, a cabeça é mais larga que alta porque o crânio crescerá pouco, enquanto a parte da mandíbula crescerá muito.

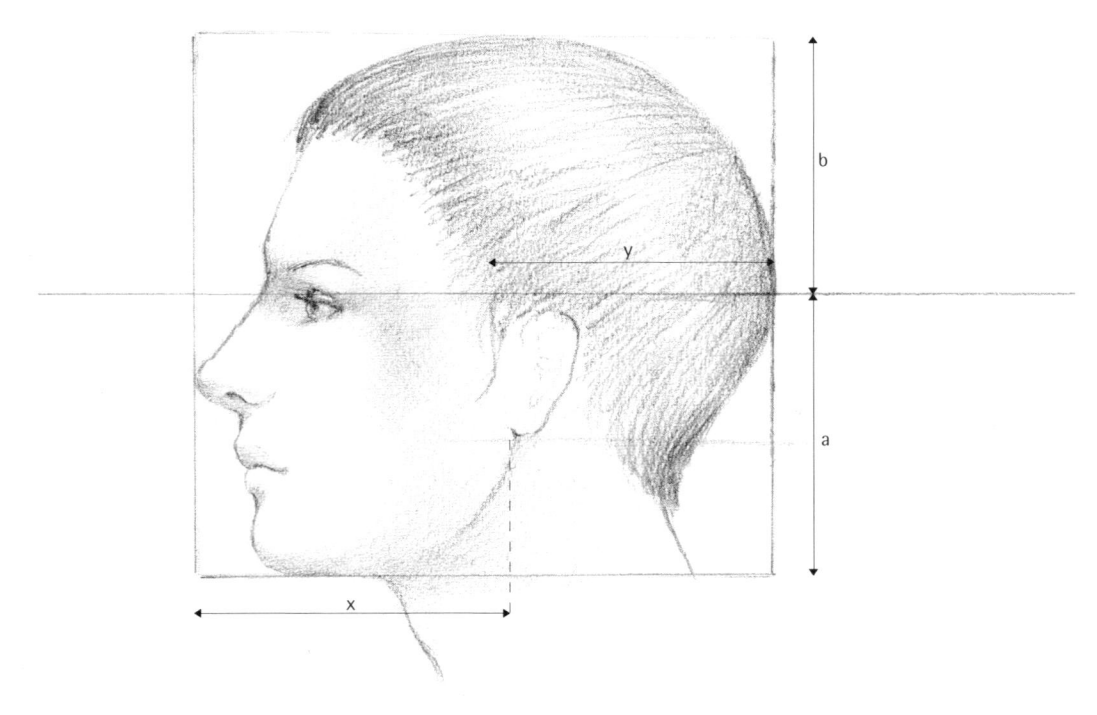

FIG. 57. CABEÇA PADRÃO.

Cabeça plana

A característica da cabeça plana é que a parte de trás é mais curta que o padrão. Isso quer dizer que a medida x é bem maior que a medida y.

Um maior volume de cabelo na parte de trás alonga a cabeça.

Cabeça pronunciada

A cabeça pronunciada é o contrário da cabeça plana, porque a parte de trás é maior, ou seja, a medida x é quase igual à medida y.

Pouco volume de cabelo na parte traseira da cabeça diminui a aparência de pronunciada.

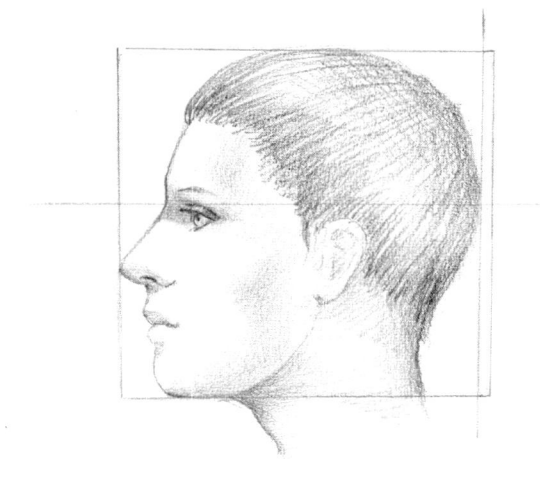

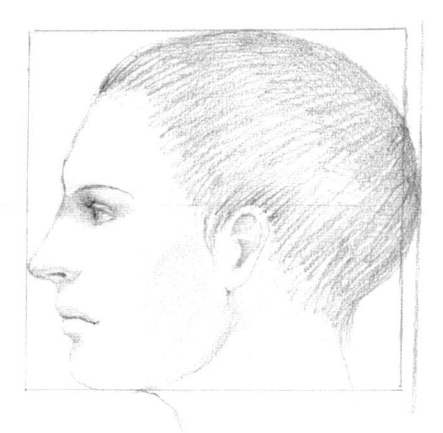

FIG. 58. CABEÇA PLANA.

FIG. 59. CABEÇA PRONUNCIADA.

Cabeça alta

Quando se olha para uma pessoa com cabeça alta, a parte de trás parece elevada porque a parte mais pronunciada da traseira do crânio está acima da linha dos olhos. Normalmente os olhos estão situados na metade da cabeça, portanto dos olhos até o queixo (*a*) há o mesmo tamanho que dos olhos até o topo do crânio (*b*). No entanto, o tamanho da parte superior da cabeça alta (*b*) é geralmente maior que o da parte inferior (*a*).

A cabeça alta cria a impressão de que a pessoa tem um pescoço longo, porque a nuca também pode estar um pouco mais para cima que o padrão.

Um volume maior de cabelo ao redor da nuca abaixa a cabeça alta.

Cabeça baixa

A principal característica da cabeça baixa é que a parte superior (*b*) é menor que a parte inferior (*a*), porque o ponto mais pronunciado da traseira da cabeça localiza-se abaixo da linha dos olhos.

Pessoas com cabeças baixas parecem ter pescoços curtos, porque a nuca pode estar situada um pouco abaixo do padrão.

Um volume maior de cabelo no alto da cabeça levanta a cabeça baixa.

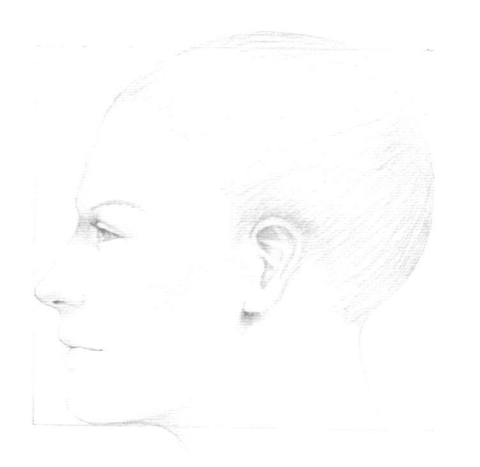

FIG. 60. CABEÇA ALTA.

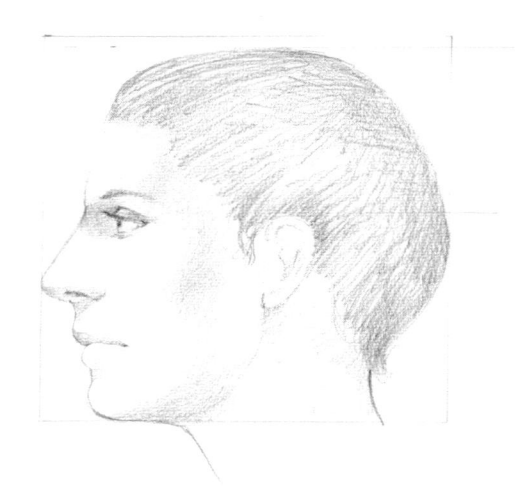

FIG. 61. CABEÇA BAIXA.

FORMATOS DE PESCOÇO E OMBROS

Para perceber o formato do pescoço e dos ombros, olhe para a pessoa de frente e crie eixos verticais nas laterais do pescoço (c) e eixos horizontais na parte mais alta das laterais (d) e na junção das clavículas (e), onde o pescoço termina. Compare os tamanhos da largura (x) e da altura do pescoço (y).

Idealmente, quando você estiver observando os ombros, eles devem estar à mostra ou, pelo menos, não alterados por enchimentos nas roupas.

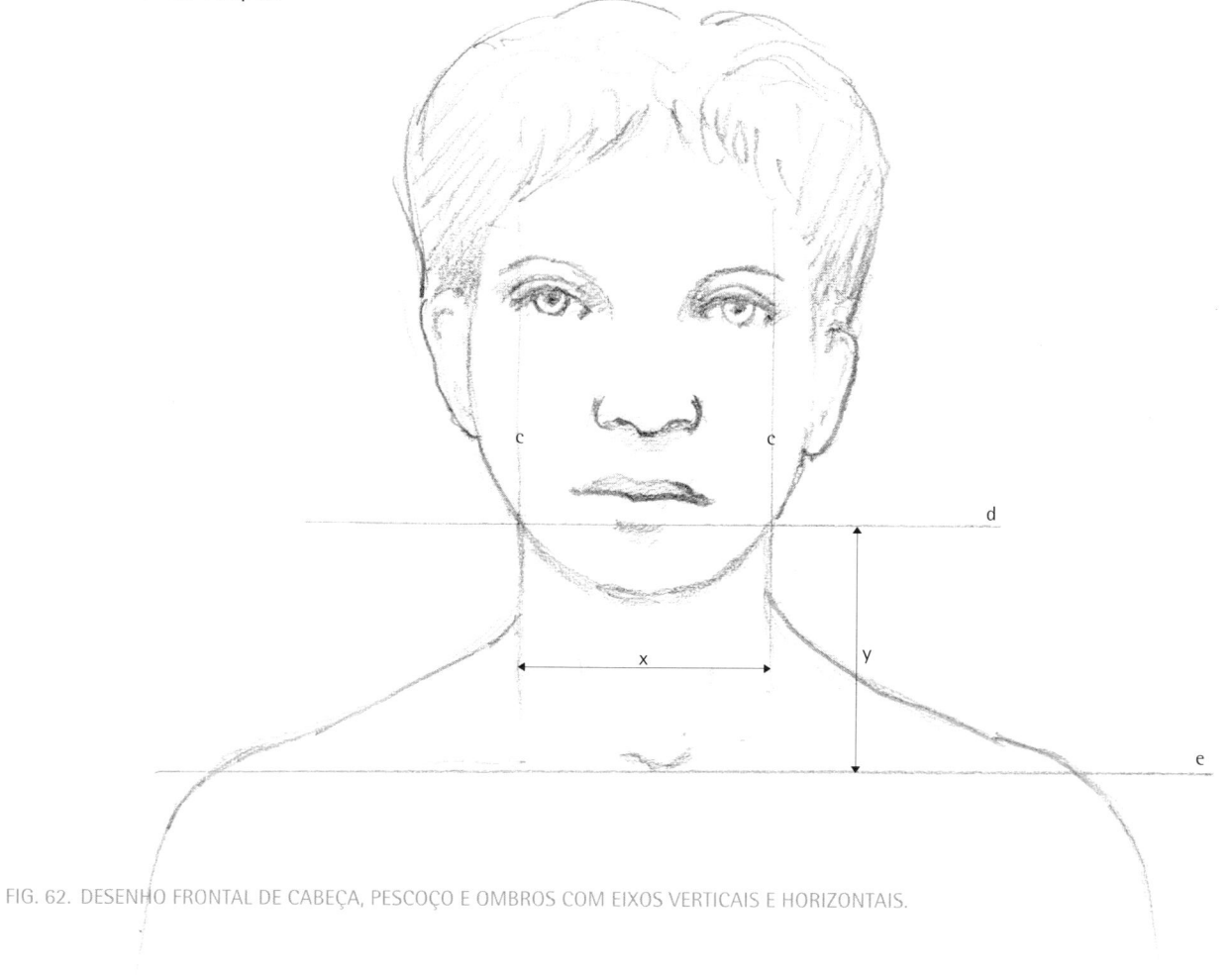

FIG. 62. DESENHO FRONTAL DE CABEÇA, PESCOÇO E OMBROS COM EIXOS VERTICAIS E HORIZONTAIS.

Pescoço padrão

No pescoço padrão, as laterais estão no mesmo eixo vertical (c) que os cantos externos dos olhos, e a largura do pescoço é igual à altura, a distância entre os eixos (d) e (e).

Pescoço grosso

O pescoço é considerado grosso quando os eixos verticais das laterais do pescoço (c) estão para fora da linha dos cantos externos dos olhos. A maioria dos homens tem pescoço grosso. Os super-heróis de histórias em quadrinhos, na maioria, são desenhados com pescoços exageradamente grossos.

FIG. 63. PESCOÇO PADRÃO.

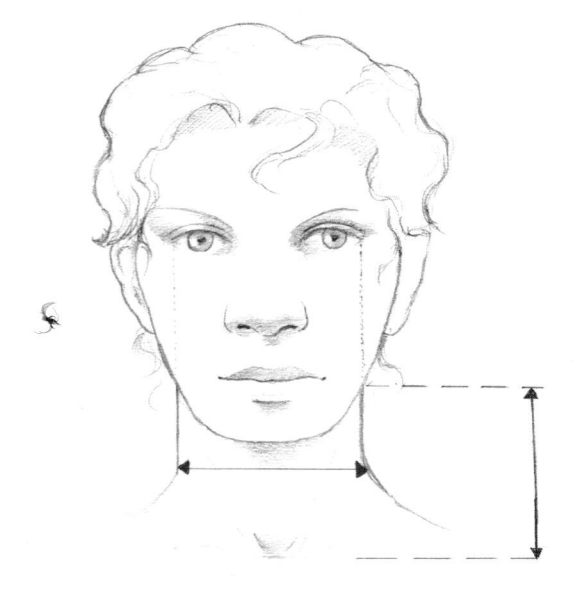

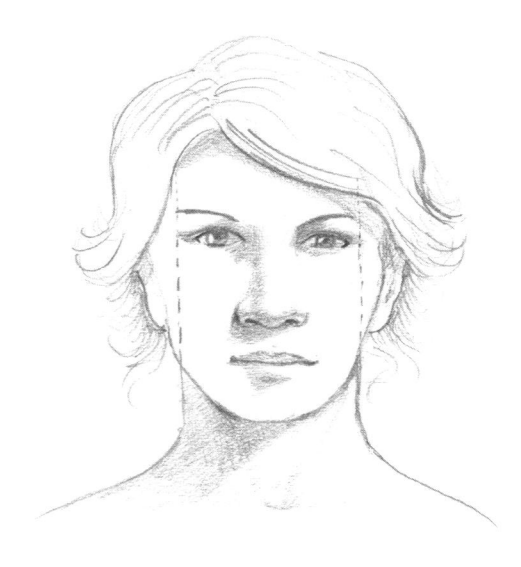

FIG. 64. PESCOÇO GROSSO.

Pescoço fino

O pescoço é considerado fino quando os eixos verticais das laterais do pescoço estão para dentro dos cantos externos dos olhos. Não é muito comum encontrar alguém com pescoço fino, mesmo em pessoas muito magras. Geralmente, confunde-se o pescoço fino com o pescoço longo, porque ambos têm proporções semelhantes.

Pescoço comprido

O pescoço é longo quando sua altura é maior que sua largura. Pescoços longos são valorizados nas mulheres porque dão um ar de elegância. Os pintores Parmigianino (1503-1540) e Modigliani (1884-1920) são conhecidos por suas pinturas de mulheres com pescoços longos. O cabelo preso em cima da cabeça valoriza o pescoço longo.

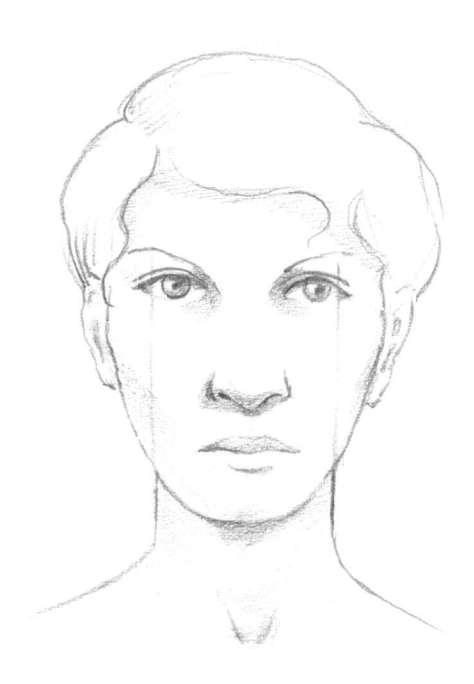

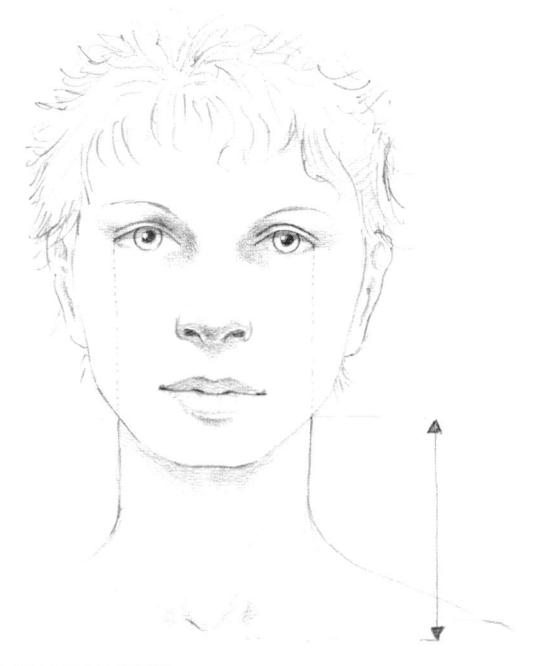

FIG. 65. PESCOÇO FINO.

FIG. 66. PESCOÇO LONGO.

Pescoço curto

O pescoço curto é aquele que é mais largo que longo. É muito fácil confundir o pescoço grosso com o curto e vice-versa, porque ambos têm proporções semelhantes. A diferença está no eixo vertical (c). O pescoço curto tem uma largura padrão, portanto os eixos estão em linha com os cantos externos dos olhos, mas o comprimento não é o padrão, ao contrário do pescoço grosso.

Ombros retos

Ombros retos são caracterizados por uma linha quase horizontal e formam um ângulo quase reto com o braço, que se localiza bem acima da junção das clavículas. Estas inclinam-se em forma de *V*. Ternos masculinos contêm enchimento nos ombros para levantá-los e dar-lhes um aspecto mais reto, porque ombros retos são considerados um atributo masculino.

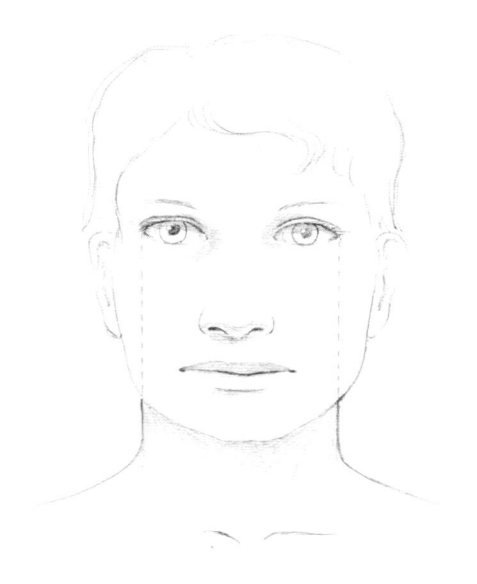

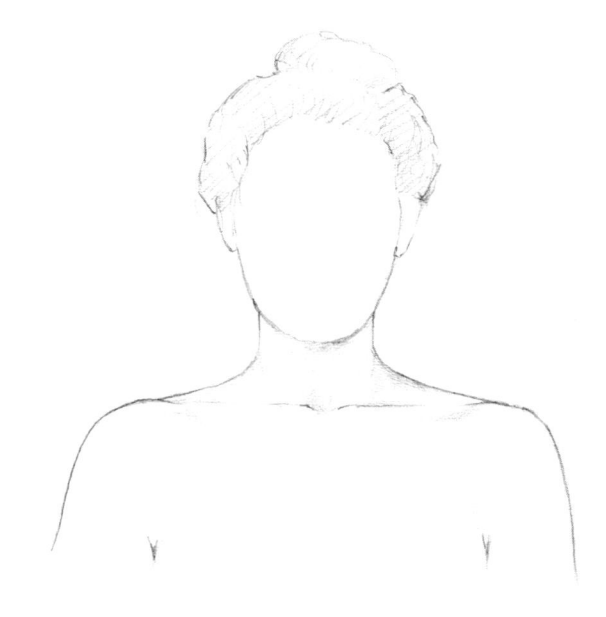

FIG. 67. PESCOÇO CURTO.

FIG. 68. OMBROS RETOS.

Ombros redondos

As extremidades dos ombros redondos ficam no mesmo eixo que a junção das clavículas, que são retas, sem inclinação. O ombro forma uma acentuada curva com o braço. Embora o ombro redondo seja considerado o mais feminino, é curioso que a moda recente e a dos anos 1940 tragam muitas roupas femininas com enchimento nos ombros. Compare isso com a moda dos séculos XVIII e XIX, quando as mulheres mantinham seus ombros à mostra, e com as roupas usadas pelas mulheres nas pinturas dos antigos mestres, desde a renascença.

Ombros triangulares

As extremidades dos ombros triangulares também ficam no mesmo eixo que a junção das clavículas, que também são retas. No entanto, o ombro não forma uma curva com o braço, mas um ângulo.

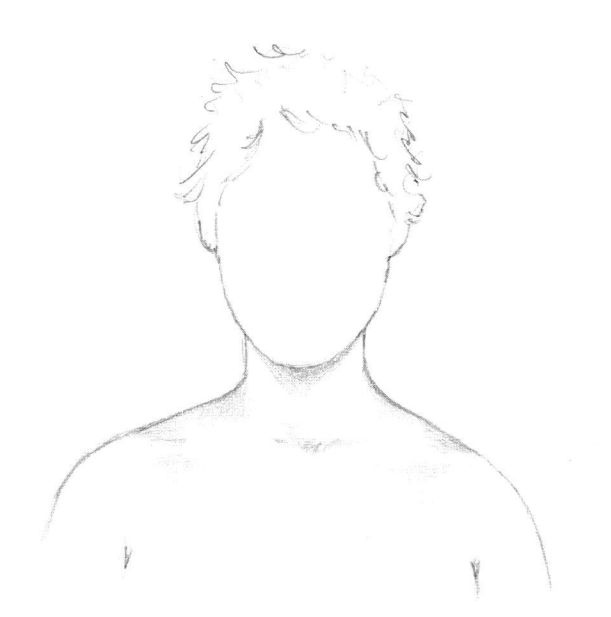

FIG. 69. OMBROS REDONDOS.

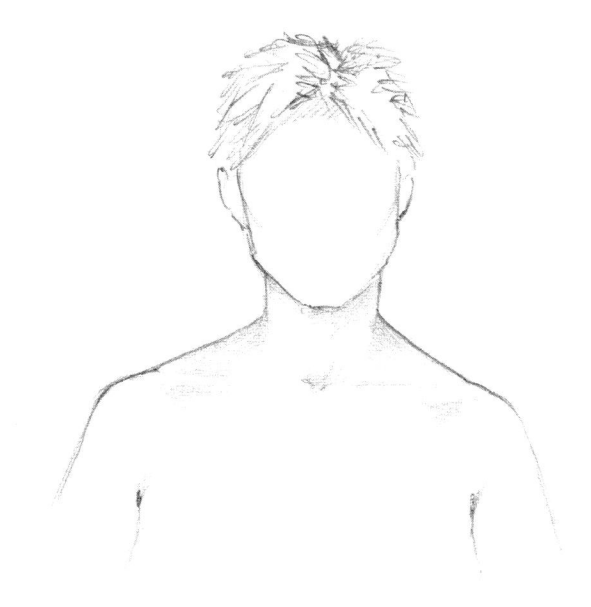

FIG. 70. OMBROS TRIANGULARES.

Ombros largos e ombros estreitos

Também há ombros largos e ombros estreitos, ou pequenos. Todos os desenhos anteriores foram feitos com as proporções normais, portanto a largura de cada ombro, do centro do pescoço até a extremidade, é igual ao comprimento do rosto. Ombros estreitos são menores que a altura do rosto, e ombros largos são maiores.

Assim como é importante que o visagista saiba reconhecer rapidamente o formato do rosto de uma pessoa, também precisa saber reconhecer o formato da cabeça e do pescoço. E o único modo de treinar essa habilidade é pela observação de pessoas.

Para identificar o formato da nuca e do crânio é preciso observar a pessoa de perfil e o cabelo deve estar preso para cima ou ser curto. Não é fácil encontrar fotografias de pessoas assim.

Para identificar o tipo de pescoço e ombros, observe as pessoas de frente, mas é necessário que estejam descobertos também.

Portanto, um dos melhores lugares para fazer esse tipo de observação é na praia ou na piscina, onde as mulheres geralmente prendem seus cabelos e os ombros estão à mostra.

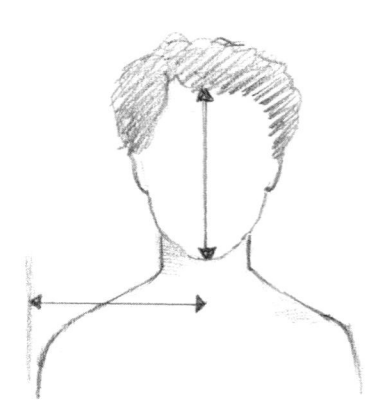

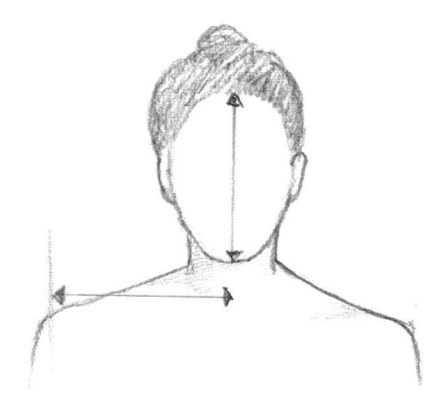

FIG. 71. OMBROS ESTREITOS E OMBROS LARGOS.

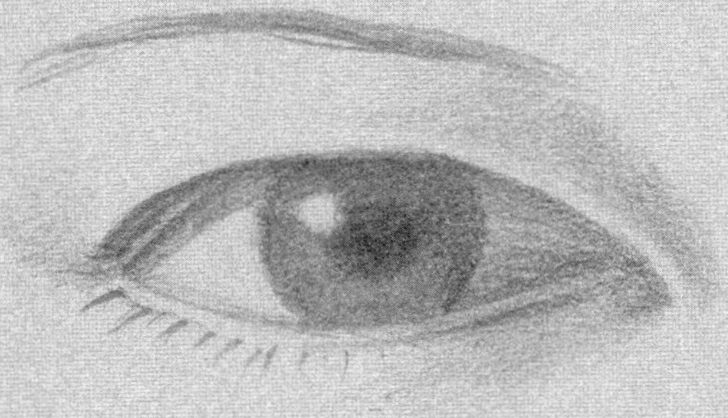

AS PARTES DO ROSTO

Deve ser cada vez mais evidente que são os formatos do rosto e das partes que mais diferenciam as pessoas entre si, e não as proporções. Neste capítulo, os formatos das partes é que serão investigados. Você já conhece as estruturas dos olhos, do nariz, da boca e do queixo, mostradas no capítulo "A geometria e a anatomia da cabeça". Agora verá que, dentro dessas estruturas básicas, há diversas formas, incluindo as das sobrancelhas.

FORMATOS DE OLHOS

O olho pode ser comparado ao formato básico de um triângulo, com uma base reta e os dois lados iguais a 45°. Veja, na figura 72, que o arco superior dos olhos tem seu ponto mais alto no ápice do triângulo. Esse é o formato padrão.

É importante lembrar que os dois olhos de uma pessoa nunca são iguais; um pode ser maior que o outro, mais levantado ou mais inclinado. No entanto, ambos têm o mesmo formato geral.

Há quatro formatos básicos: redondos e abertos, amendoados (levantados), caídos e cerrados. O formato do olho asiático é diferente do ocidental, mas também pode ser amendoado, caído, aberto ou cerrado. Outra coisa que se deve observar é se os olhos são grandes ou pequenos, salientes ou fundos e separados ou próximos.

O que determina o formato do olho é o tipo de curvatura da abertura do olho em si e o tipo de curvatura das pálpebras superiores. Uma abertura maior revela mais da íris e do branco do olho, por exemplo. No entanto, há pouca variação no tamanho da íris.

Olhos amendoados (levantados)

Veja que o triângulo é levantado na parte externa dos olhos amendoados, portanto a base é inclinada para cima, e o canto externo é mais longo que o interno. Este tipo de olho dá a impressão de altivez ou arrogância.

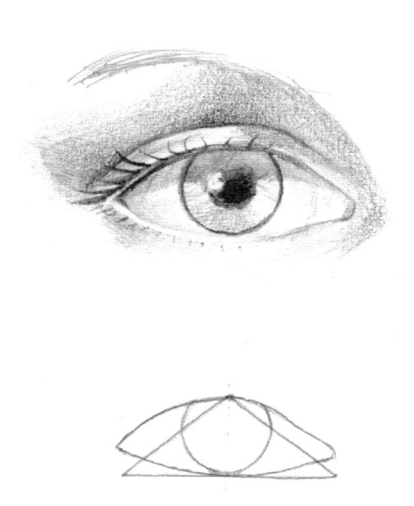

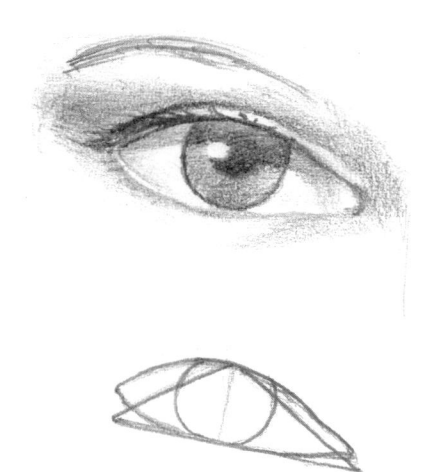

FIG. 72. OLHO COM FORMATO PADRÃO.

FIG. 73. OLHO AMENDOADO.

Olhos caídos

O triângulo dos olhos caídos é rebaixado na região externa, portanto a linha de base é inclinada para baixo. O canto externo é um pouco mais longo que o interno. Este tipo de olho sempre parece carregar certa tristeza ou preocupação.

Olhos redondos e abertos

O olho redondo tem o arco superior com uma curva bem definida e a pálpebra arredondada. A base do olho também é arredondada. O triângulo é mais alto que o padrão. Isso dá a impressão de que o olho é grande. A expressão que transmite é de atenção e inocência.

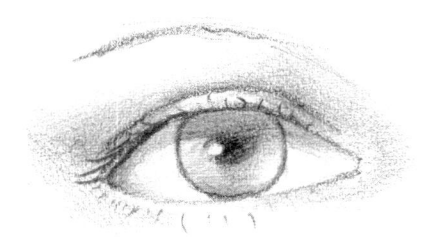

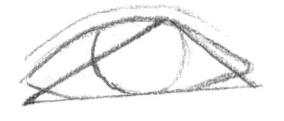

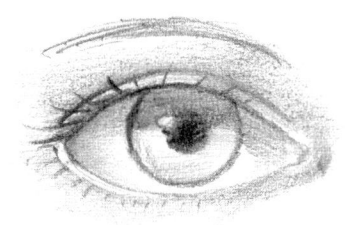

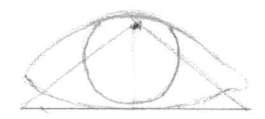

FIG. 74. OLHO CAÍDO.

FIG. 75. OLHO REDONDO E ABERTO.

Olhos cerrados

A principal característica do olho cerrado é que o triângulo é mais baixo, o que dá a impressão de que o olho é pequeno. Portanto, a pálpebra superior quase não tem arco. Este tipo de olho não é necessariamente inexpressivo, mas nunca chama muito a atenção.

Olhos asiáticos

O olho asiático difere do olho ocidental na parte interna da pálpebra superior, que quase não é visível e que dá a impressão de que foi "puxada" para a extremidade externa.

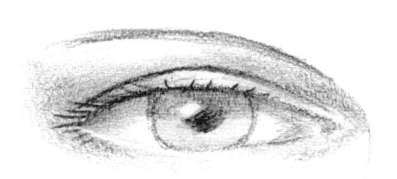

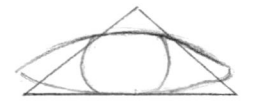

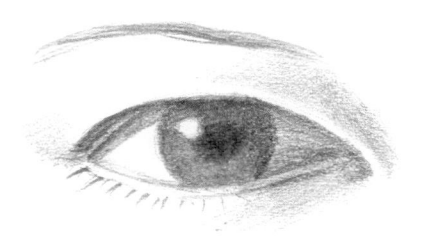

FIG. 76. OLHO CERRADO.

FIG. 77. OLHO ASIÁTICO.

Olhos grandes e olhos pequenos

O olho grande domina as atenções em detrimento das outras partes do rosto, ao contrário do olho pequeno, porque a proporção da largura do olho em relação ao nariz e ao espaço entre o olho e o nariz é maior que o padrão. A proporção do olho pequeno, ao contrário, é menor.

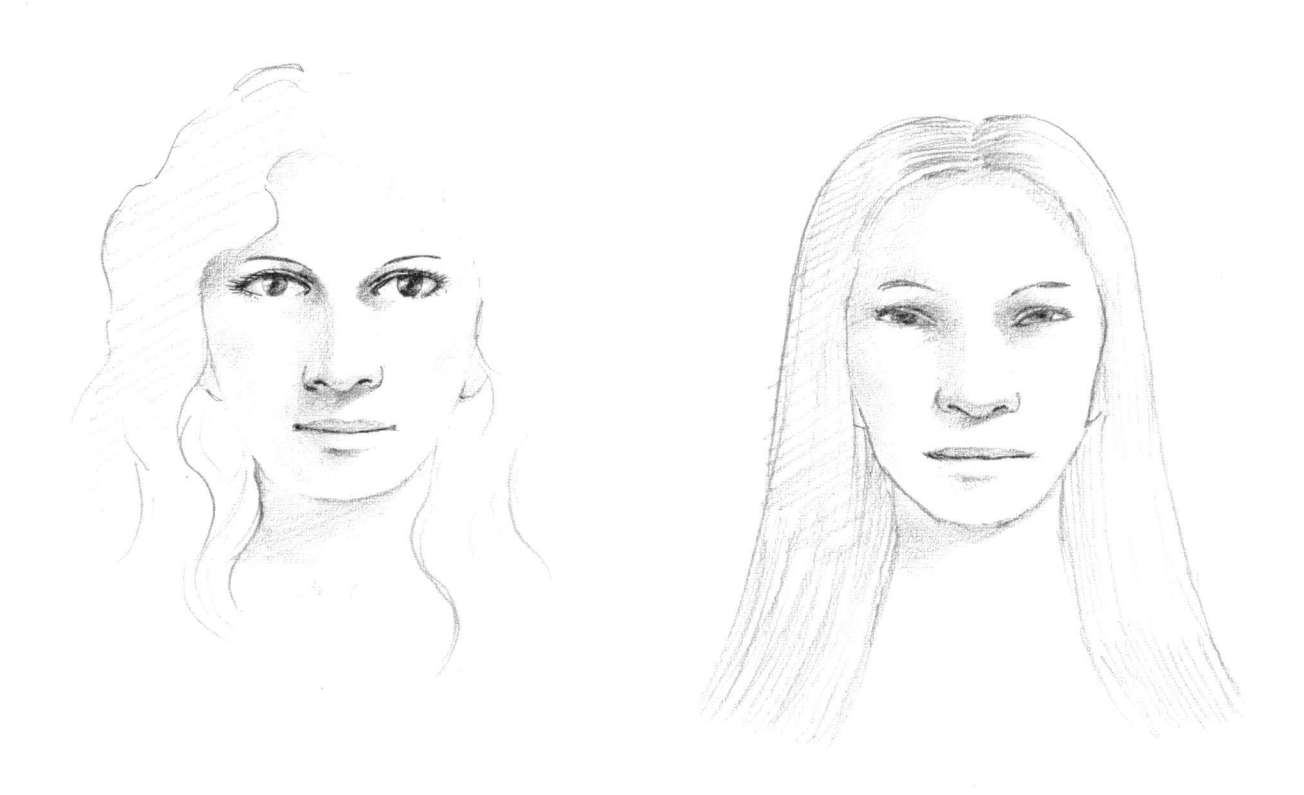

FIG. 78. OLHOS GRANDES E OLHOS PEQUENOS.

Olhos separados e olhos próximos

Normalmente, a distância entre os olhos é igual à largura de um olho. Quando essa distância é maior, os olhos são considerados separados; quando essa distância é menor, eles são considerados próximos.

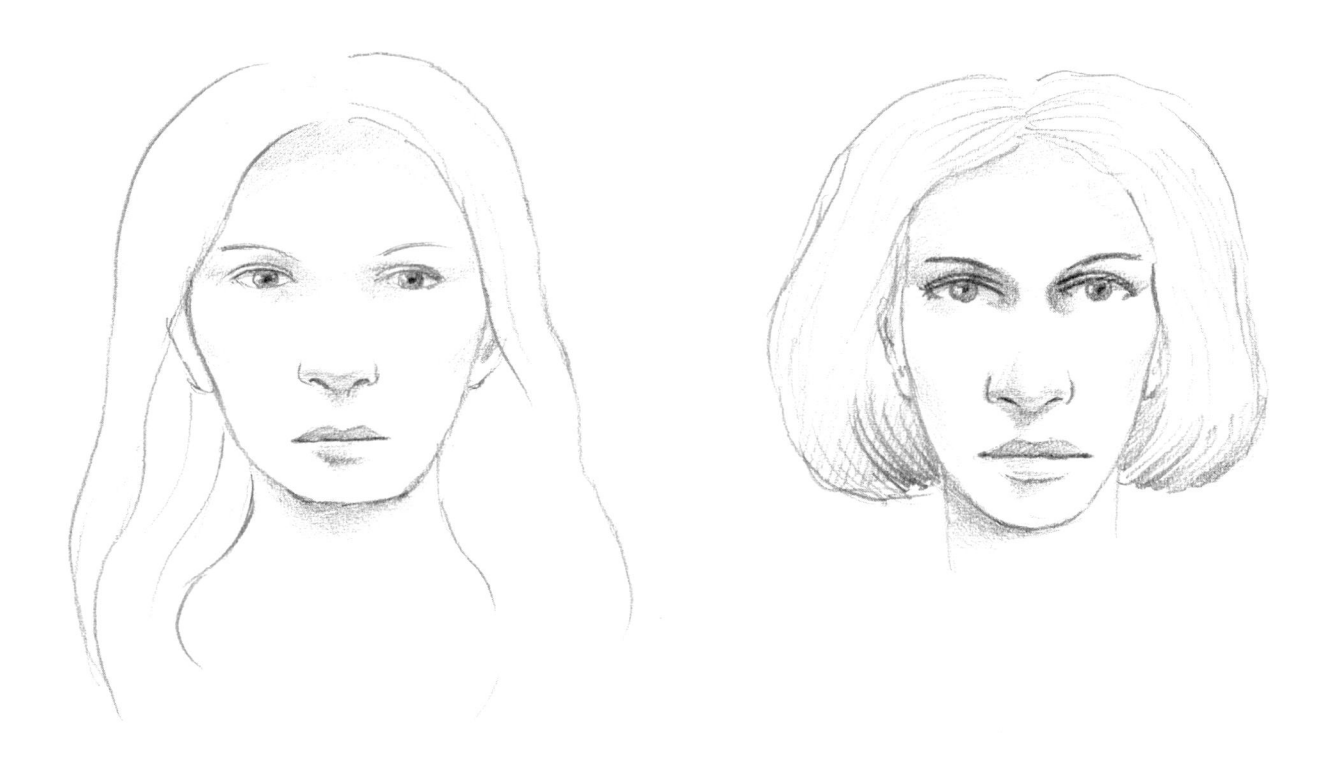

FIG. 79. OLHOS SEPARADOS E OLHOS PRÓXIMOS.

Olhos salientes e olhos fundos

Para ver se o olho é padrão, saliente ou fundo, é preciso olhar para a pessoa de perfil. Normalmente, o olho situa-se diretamente acima da parte externa da narina. Se o olho estiver mais para dentro do nariz, então é saliente. Se, ao contrário, estiver mais para dentro do rosto, é fundo. Tudo isso é determinado pelo ângulo do nariz e pela projeção da testa.

Geralmente, pessoas com olhos salientes têm nariz mais reto e achatado e pouca projeção na testa, ao contrário das pessoas com olhos fundos, que têm a testa bem projetada e nariz alto e com um ângulo acentuado.

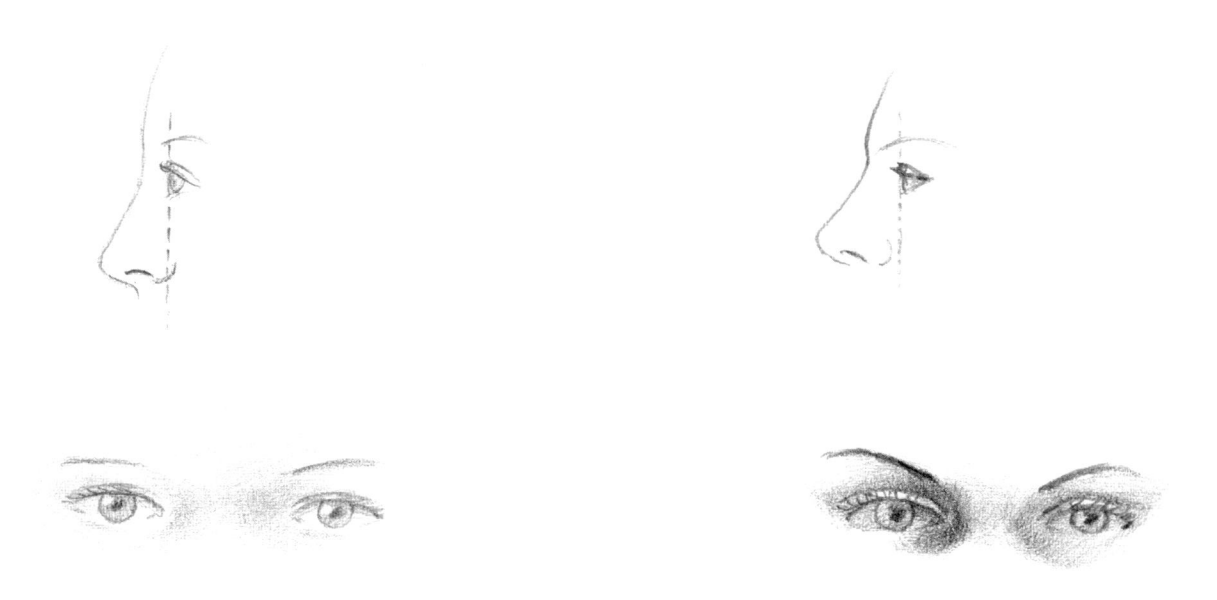

FIG. 80. OLHOS SALIENTES E OLHOS FUNDOS.

FORMATOS DE SOBRANCELHAS

O formato da sobrancelha é definido pelo formato do osso frontal. Ela pode ser reta, curta, longa, caída ou levantada. Uma pessoa que tem olhos amendoados geralmente tem sobrancelhas levantadas, assim como quem tem olhos caídos em geral tem sobrancelhas caídas também.

Outro aspecto a considerar é a grossura das sobrancelhas, porque podem conter pouco ou muito pelo.

Sobrancelhas levantadas

É considerado ideal ter as sobrancelhas levantadas e o espaço entre a extremidade externa da sobrancelha e o olho do tamanho da íris. A extremidade interna da sobrancelha fica abaixo da extremidade externa. A sobrancelha curva-se perto da extremidade externa.

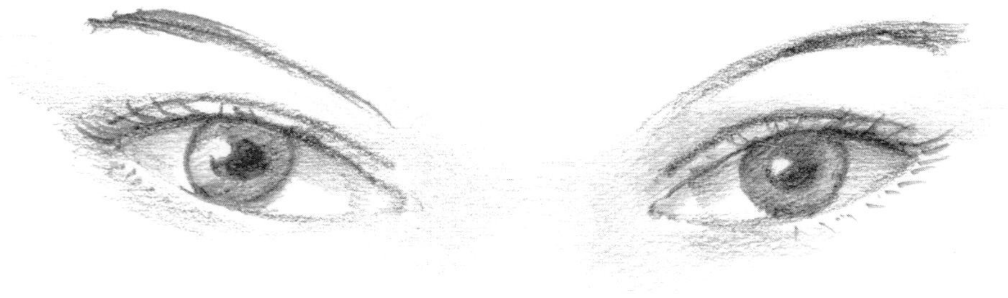

FIG. 81. SOBRANCELHAS LEVANTADAS.

Sobrancelhas retas

As sobrancelhas retas têm pouca ou nenhuma curvatura, o que diminui todo o espaço entre a sobrancelha e o olho.

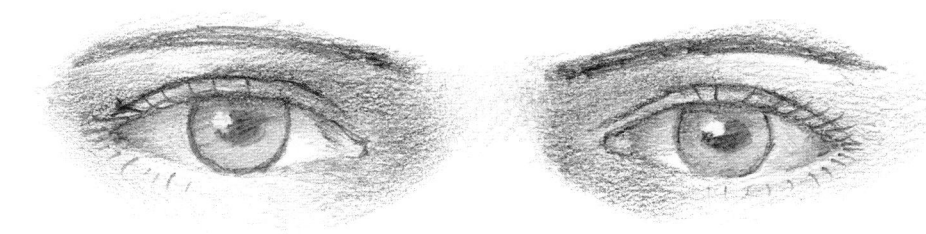

FIG. 82. SOBRANCELHAS RETAS.

Sobrancelhas caídas

As sobrancelhas caídas também diminuem o espaço entre o olho e a sobrancelha na parte externa, mas o aumentam na parte interna. Criam uma expressão de tristeza, preocupação ou, às vezes, de surpresa.

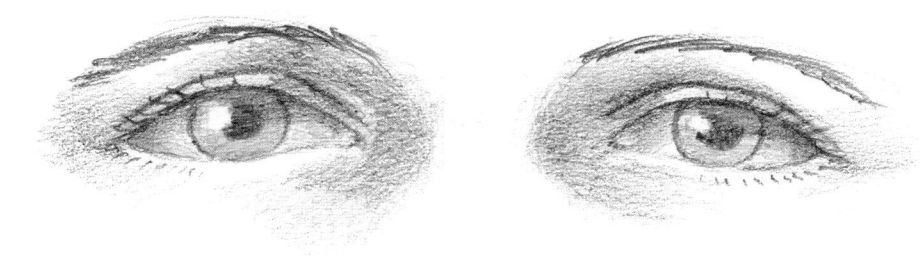

FIG. 83. SOBRANCELHAS CAÍDAS.

Sobrancelhas curtas

As sobrancelhas curtas são levemente curvas, simétricas e centralizadas sobre o olho, mas não se projetam além dos cantos do olho.

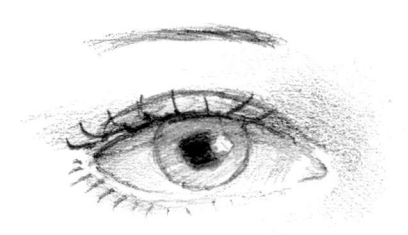

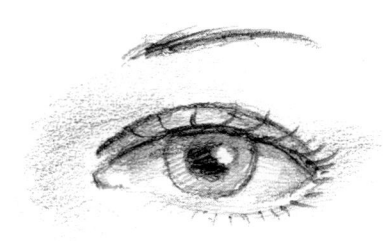

FIG. 84. SOBRANCELHAS CURTAS.

Sobrancelhas longas

As sobrancelhas longas quase se encontram um pouco acima dos olhos, o que pode dar a impressão de que a pessoa está franzindo a testa – quando as sobrancelhas são retas – ou de um olhar ameaçador – quando as sobrancelhas são levantadas.

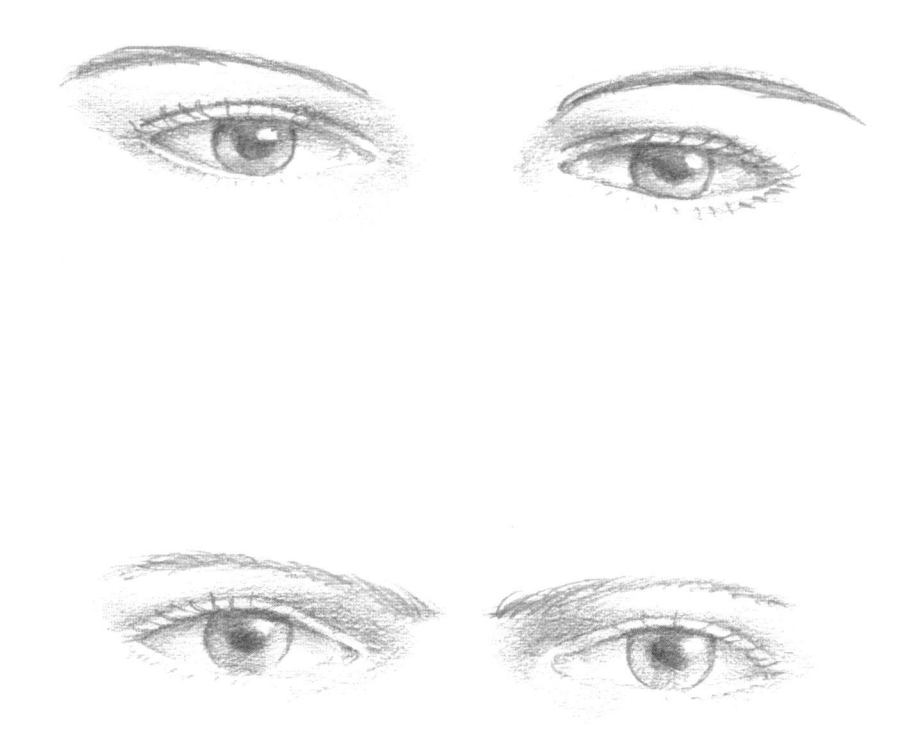

FIG. 85. SOBRANCELHAS LONGAS.

FORMATOS DE NARIZ

O nariz é a parte do rosto que apresenta as maiores variações. Para ver que tipo de nariz uma pessoa tem é preciso olhá-lo de frente e de perfil e comparar a largura com a altura.

Nariz padrão

Olhando de frente, compare a distância entre as duas laterais do nariz com a distância entre o canto interno do olho e a base do nariz. Normalmente, a base do nariz é um pouco menor.

Olhando o nariz de perfil, é preciso imaginar um triângulo envolvendo-o. Normalmente esse triângulo tem um ângulo, na ponta do nariz, de aproximadamente 60°. A base desse triângulo (a largura) será um pouco menor que a distância entre o olho e a base do nariz (o comprimento) e será do mesmo tamanho da largura do nariz, visto de frente. Perceba, na figura, que a área sobre o lábio superior se junta ao nariz (A) um pouco atrás da metade da base do triângulo e que a ponta do nariz cabe dentro do triângulo.

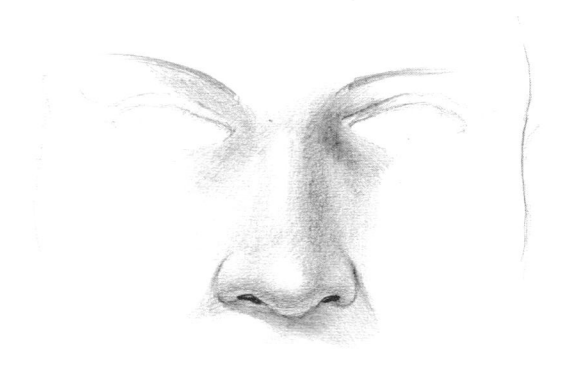

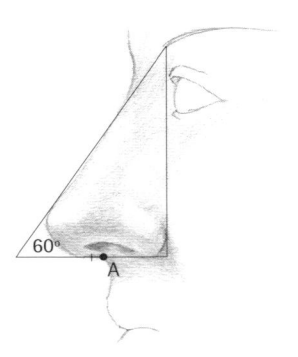

FIG. 86. NARIZ PADRÃO, VISTO DE FRENTE.

FIG. 87. NARIZ PADRÃO, VISTO DE PERFIL.

Nariz curto

O nariz curto é aquele que, visto de frente, apresenta o comprimento, comparado com a largura, menor que o padrão. No entanto, a proporção da largura do nariz, comparada com o tamanho do olho, é normal.

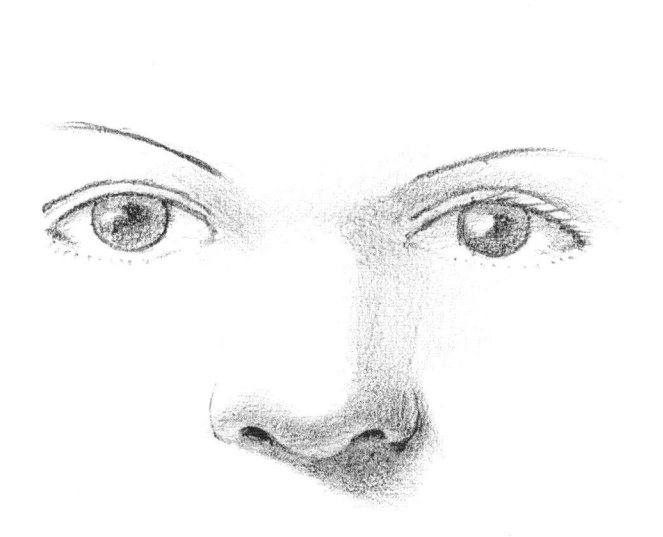

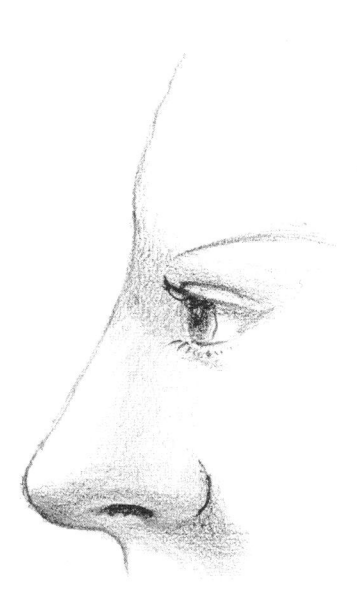

FIG. 88. NARIZ CURTO.

Nariz largo

O nariz largo é parecido com o curto, mas a medida que se apresenta fora do padrão é a da largura do nariz. Comparada ao comprimento do nariz e ao tamanho do olho, ela é maior que o padrão. O comprimento do nariz é o padrão. Outra característica do nariz largo são as narinas grandes.

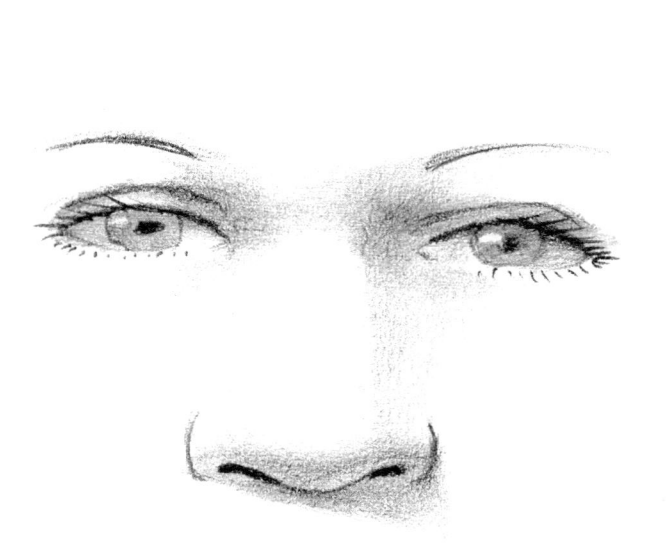

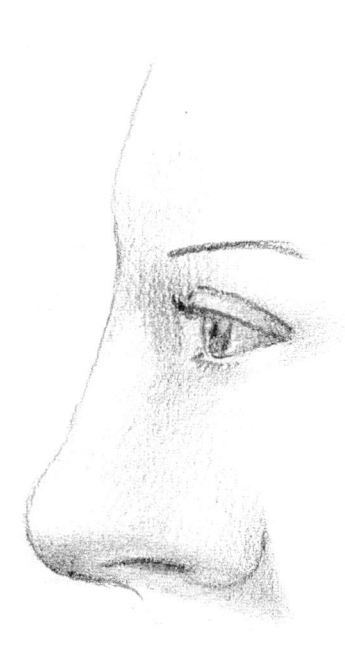

FIG. 89. NARIZ LARGO.

Nariz longo

O nariz longo é o oposto do curto. Comparando o comprimento do nariz com a largura do nariz e a do olho, percebe-se que é maior que o padrão. No entanto, a largura do nariz, comparada ao tamanho do olho, é normal.

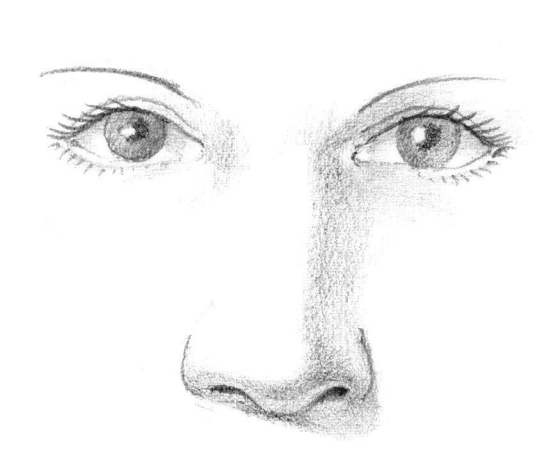

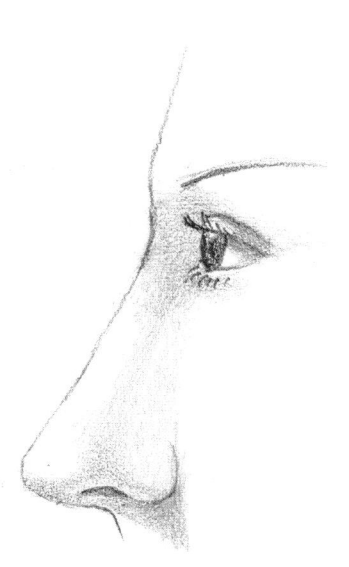

FIG. 90. NARIZ LONGO.

Nariz fino

O nariz fino é parecido com o longo, mas, se se comparar seu comprimento com a largura e com o tamanho do olho, percebe-se que é a largura do nariz que é menor que o padrão. Nas mulheres dá um ar de delicadeza e é valorizado.

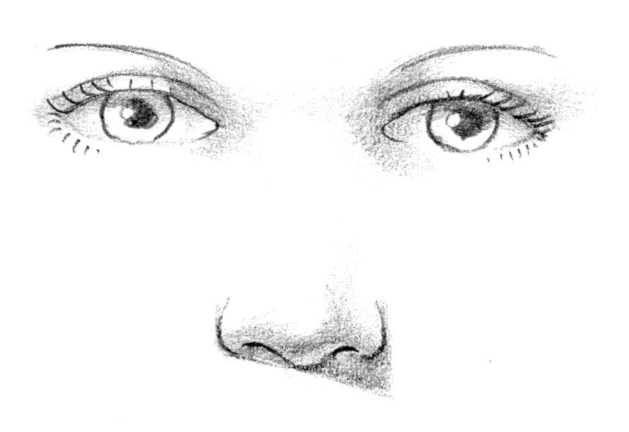

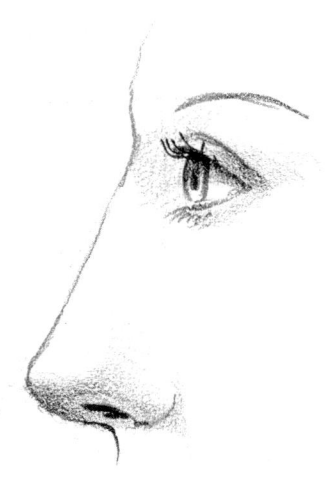

FIG. 91. NARIZ FINO.

Nariz pontudo

Visto de perfil, o nariz é considerado pontudo se sua ponta não é suavemente arredondada.

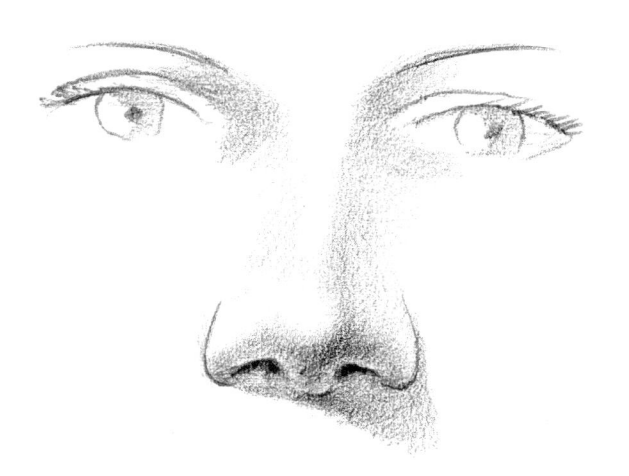

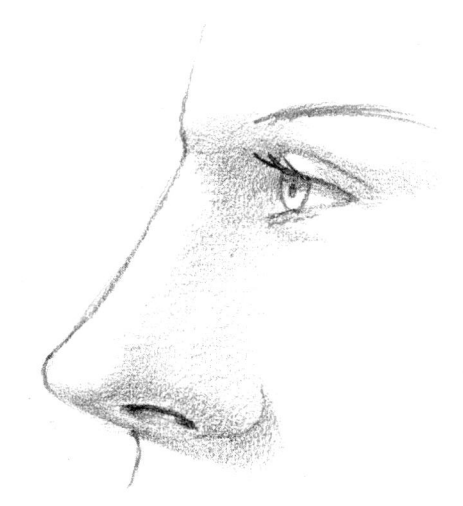

FIG. 92. NARIZ PONTUDO.

Nariz pronunciado

O nariz pronunciado é aquele que se projeta mais que o padrão. Perceba, na figura, que a área sobre a boca está mais para trás do que o normal e que o ângulo na ponta do nariz é menor que 60°. Um nariz pronunciado não é necessariamente um nariz grande. Geralmente, a largura da base do triângulo do nariz, comparada ao comprimento do nariz, é maior que o padrão. Esse tamanho também é maior que a largura do nariz, visto de frente.

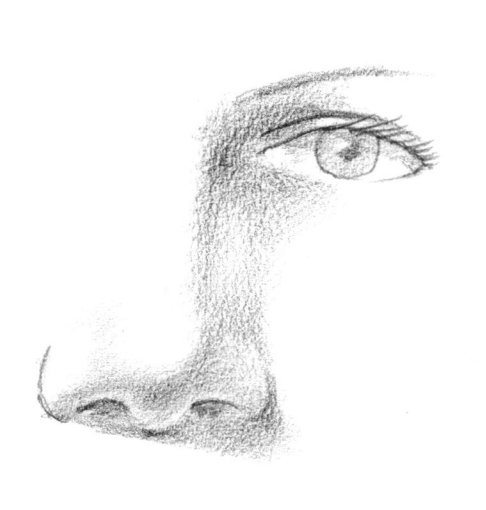

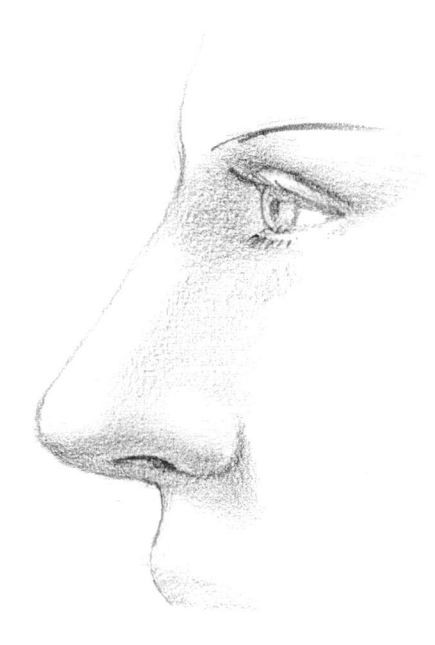

FIG. 93. NARIZ PRONUNCIADO.

Nariz chato

Ao contrário do nariz pronunciado, a ponta do nariz chato está mais perto da face. O ângulo na ponta também é maior que 60°, e a largura do nariz, comparada ao comprimento, é menor.

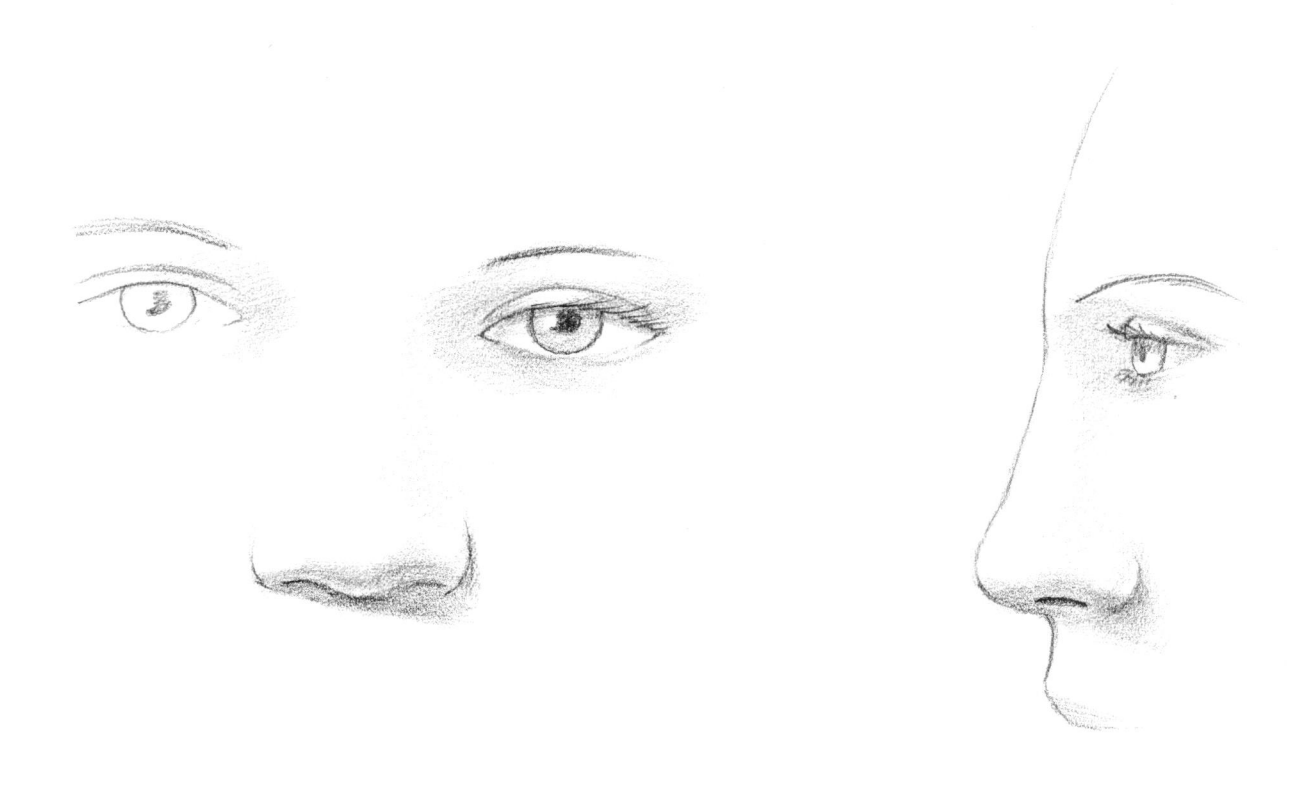

FIG. 94. NARIZ CHATO.

Nariz grande

Para ser considerado grande, o nariz precisa ser pronunciado e largo. Seu comprimento é frequentemente maior também, comparado ao tamanho da testa e à distância entre o nariz e o queixo. Visto de frente, geralmente ocupa uma área maior que um terço do rosto.

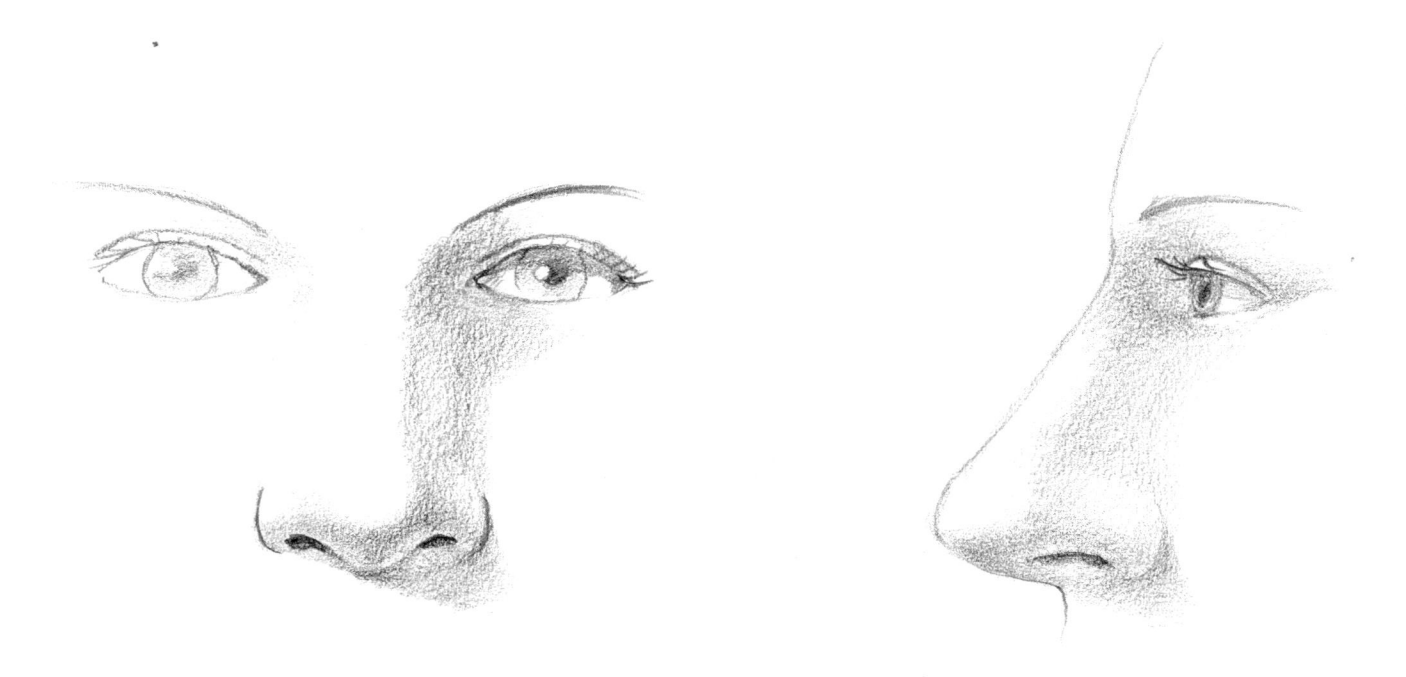

FIG. 95. NARIZ GRANDE.

Nariz pequeno

O nariz pequeno é fino e curto e, geralmente, chato também, mas não necessariamente. Ocupa menos que um terço da face, visto de frente.

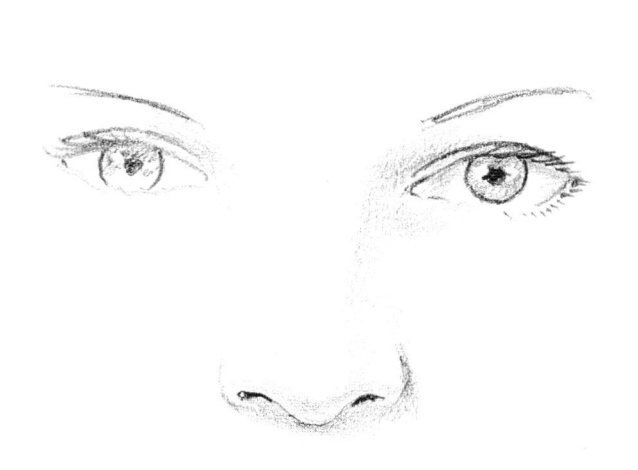

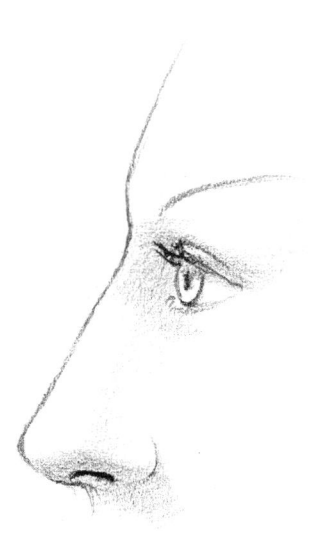

FIG. 96. NARIZ PEQUENO.

Nariz arrebitado

A ponta do nariz arrebitado é elevada. Isso é percebido melhor olhando-o de perfil. O nariz não é reto, mas sua ponta se curva para cima e para fora do triângulo.

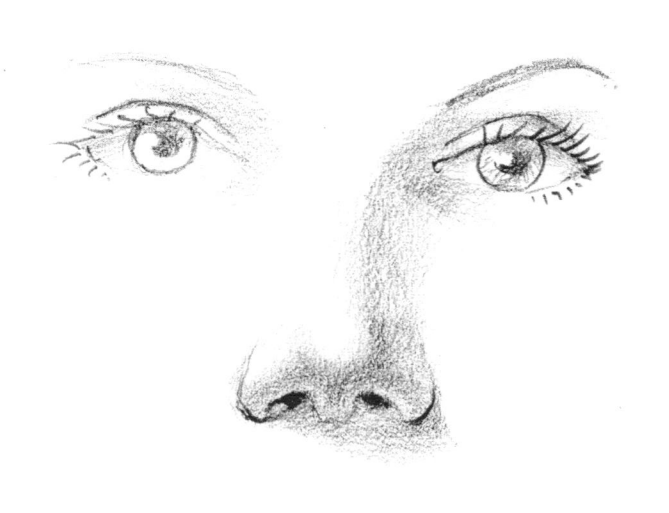

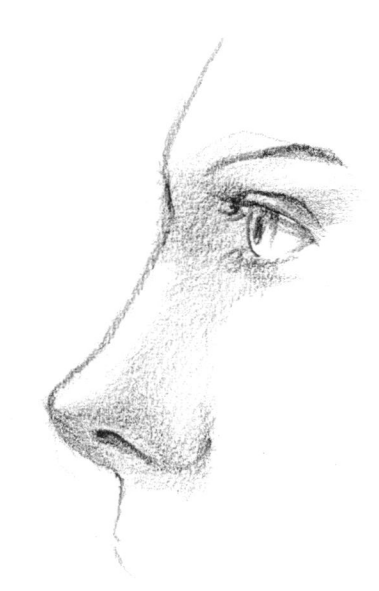

FIG. 97. NARIZ ARREBITADO.

Nariz redondo

Olhando de perfil, percebe-se que a ponta do nariz redondo é mais arredondada que o padrão e um pouco saliente. De frente, parece haver uma bola na sua ponta, e as laterais das narinas são menores.

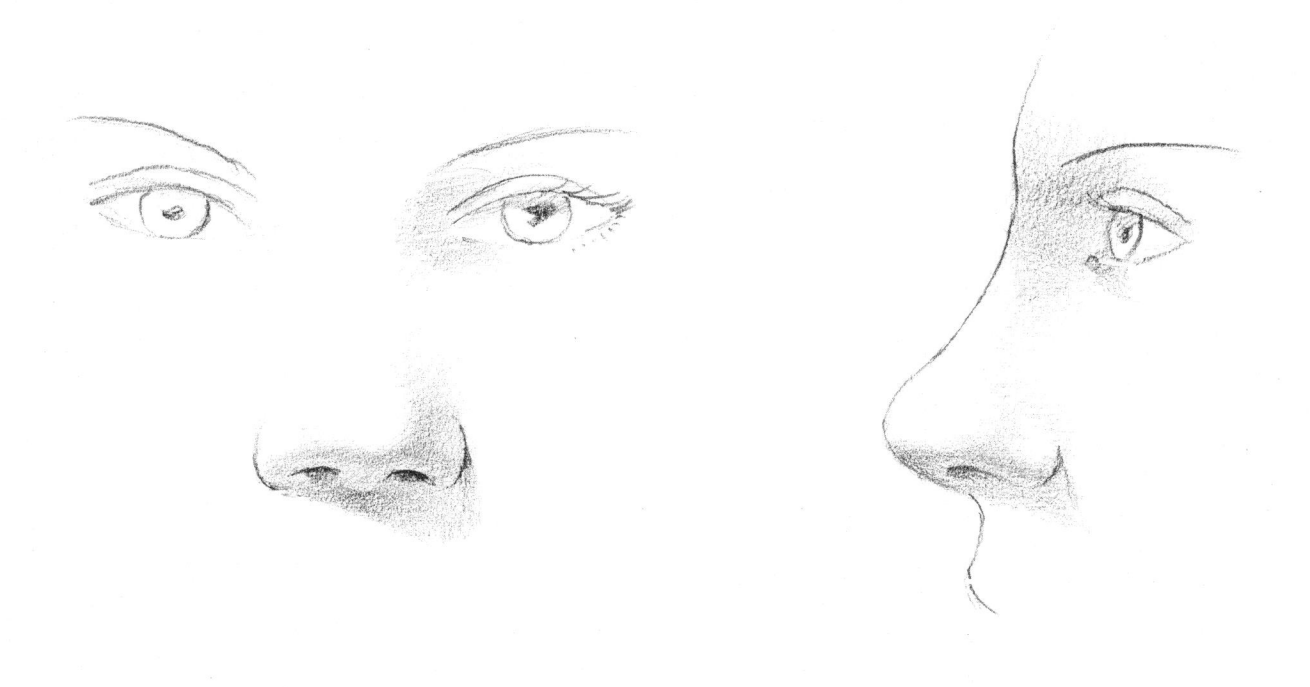

FIG. 98. NARIZ REDONDO.

Nariz caído

O nariz caído é aquele que tem sua ponta caída. Visto de frente, percebe-se que está mais abaixo das narinas do que o padrão. Visto de perfil, a ponta é situada na base do triângulo. A linha do nariz não é reta, mas se curva para dentro.

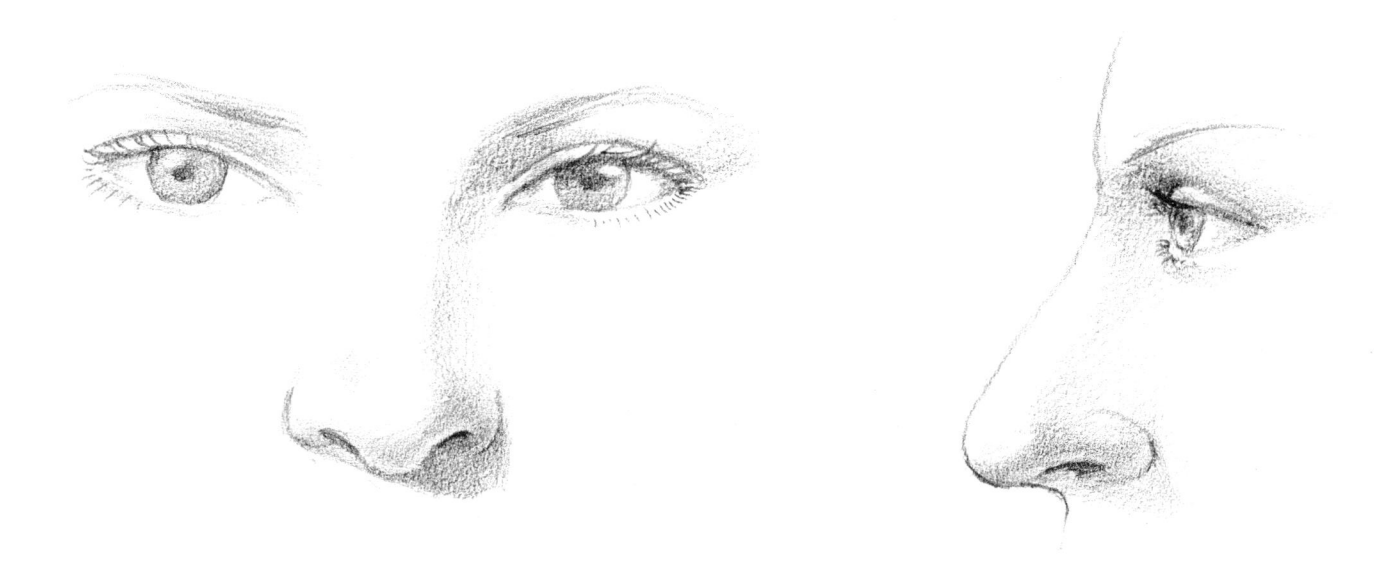

FIG. 99. NARIZ CAÍDO.

Nariz adunco

O nariz adunco é ainda mais caído que o tipo anterior. Sua ponta fica abaixo da base do triângulo, visto de perfil, e curva-se para baixo. O nariz adunco também se curva para dentro.

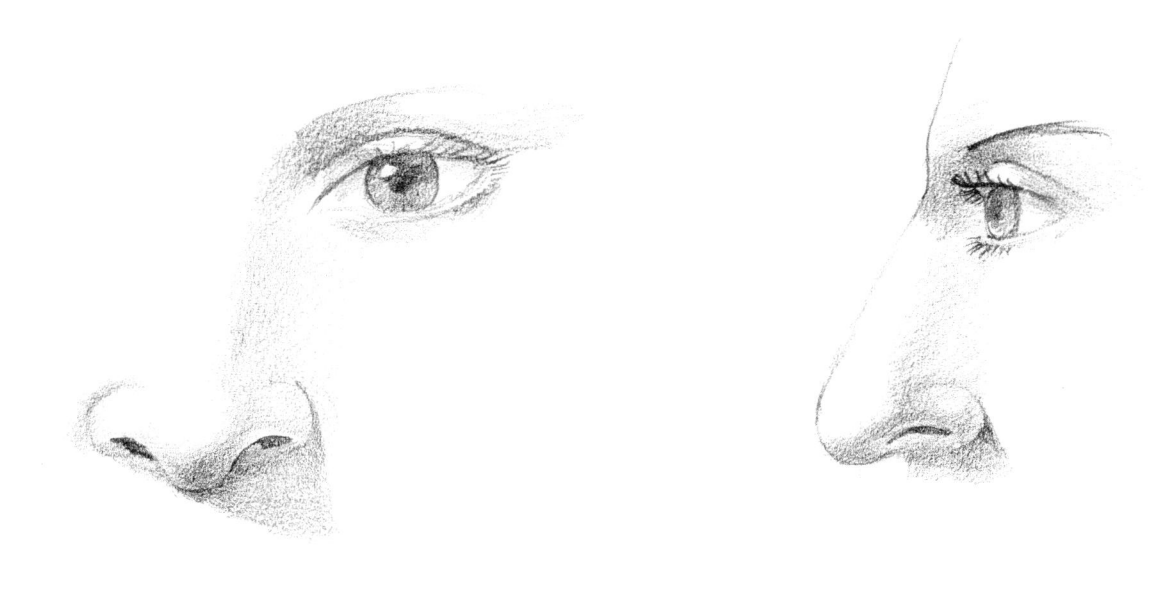

FIG. 100. NARIZ ADUNCO.

Nariz com osso nasal saltado

Finalmente, há o nariz com o osso nasal saltado. Visto de perfil, o nariz é reto, mas tem uma elevação no meio. Visto de frente, o osso às vezes também aparece nas laterais do nariz.

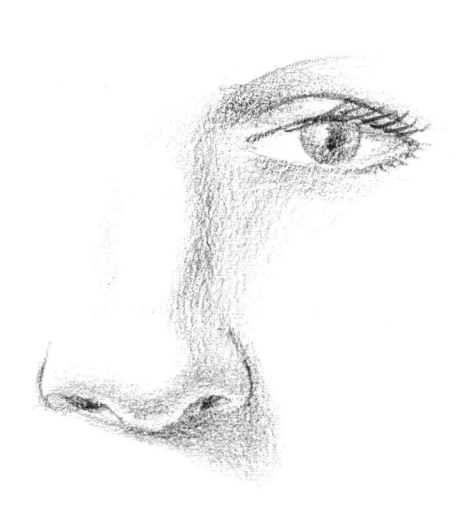

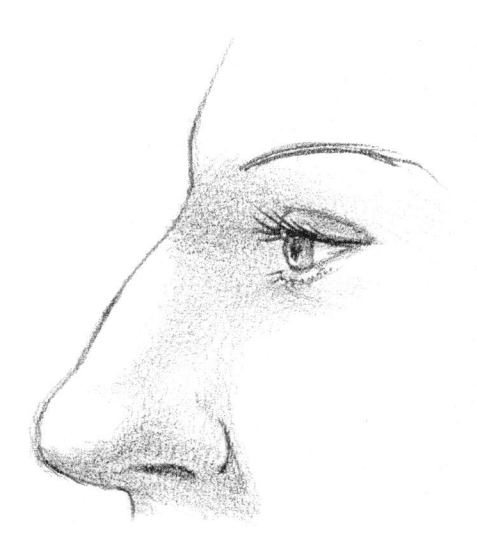

FIG. 101. NARIZ COM OSSO SALTADO.

FORMATOS DE BOCA

A boca e os olhos são as partes mais expressivas do rosto. Os cantos da boca são os pontos que transmitem expressão.

Boca padrão

A boca padrão tem os lábios superior e inferior da mesma grossura, e a altura da boca corresponde a dois quintos de sua largura. A linha central é basicamente reta. Os cantos da boca ficam na mesma linha vertical (eixo) da parte interna das íris dos olhos. O bico no alto do lábio superior é definido, mas não excessivamente pronunciado. Alguns lábios não são muito definidos nesse ponto, mas quase arredondados.

Boca grossa

A boca grossa é aquela que tem lábios grossos. Sua largura é normal, mas a altura dos lábios corresponde a mais que dois quintos da largura da boca. Observe que o lábio inferior pode ser o mais grosso ou ambos podem ser mais grossos que o padrão. No entanto, dificilmente o lábio superior será mais grosso que o inferior. É uma boca muito sensual. Brigitte Bardot ficou célebre por ter este formato de boca.

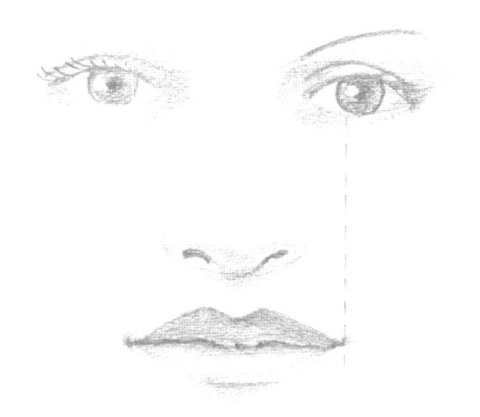

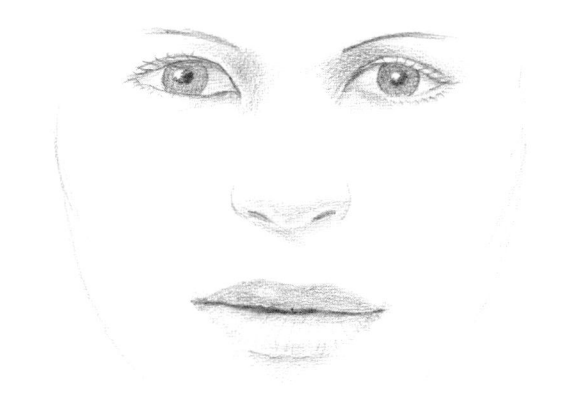

FIG. 102. BOCA PADRÃO.

FIG. 103. BOCA GROSSA.

Boca fina

A boca fina é aquela que tem lábios finos, portanto a altura da boca corresponde a menos que dois quintos de sua largura. Ambos os lábios poderão ser finos ou somente o lábio superior. Muitos homens têm bocas finas, e é normal que os lábios se afinem com a idade tanto nos homens quanto nas mulheres. A boca fina pode dar um ar de severidade à pessoa.

Boca pequena

A boca pequena é menos larga que o padrão. Os lábios podem ser normais, finos ou largos, mas os cantos da boca estarão num eixo vertical entre a íris e o canto interno do olho.

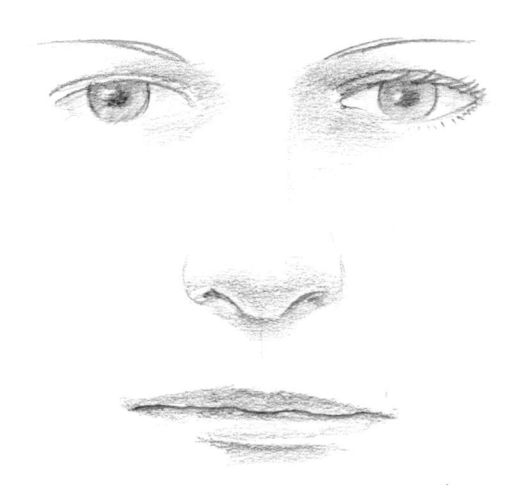

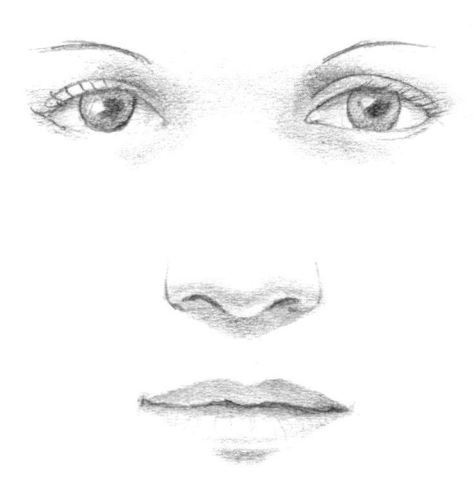

FIG. 104. BOCA FINA.

FIG. 105. BOCA PEQUENA.

Boca larga

A boca larga também pode ter lábios normais, finos ou largos. O que muda é que os cantos da boca ficam num eixo próximo às pupilas do olho.

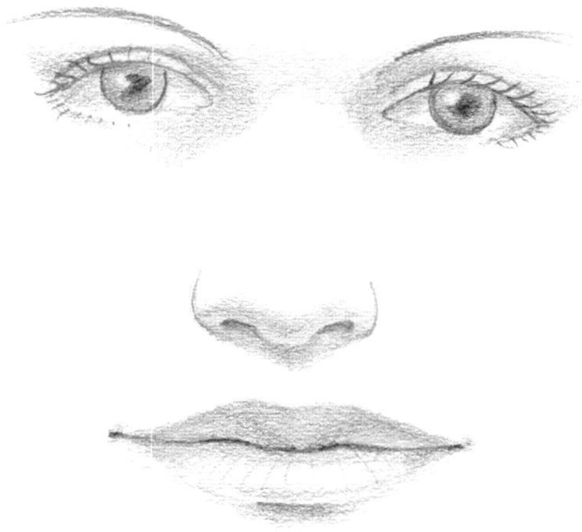

Boca cupido

A boca cupido é geralmente pequena e tem lábios grossos. O lábio superior forma um bico muito pronunciado no alto e no centro.

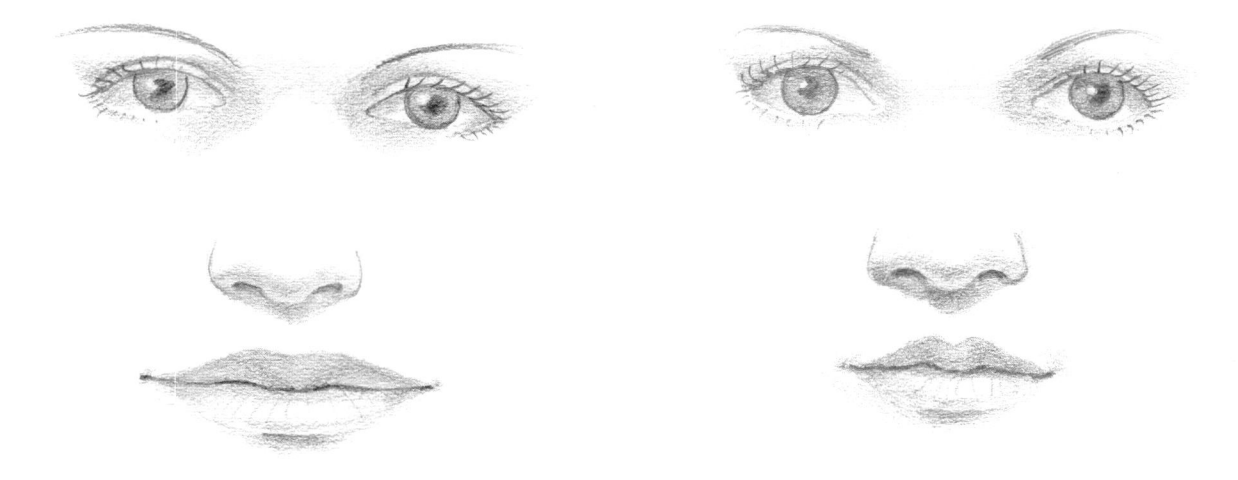

FIG. 106. BOCA LARGA.

FIG. 107. BOCA CUPIDO.

Boca curva

Algumas mulheres têm lábios superiores que formam um arco, sem bico. Ela é sensual quando os lábios são grossos. A atriz Angelina Jolie é um exemplo de pessoa com lábios grossos e boca curva.

Boca caída

Há ainda a boca que tem os cantos caídos, portanto a linha central da boca forma um arco caído. Este formato dá um ar de tristeza ou de desgosto.

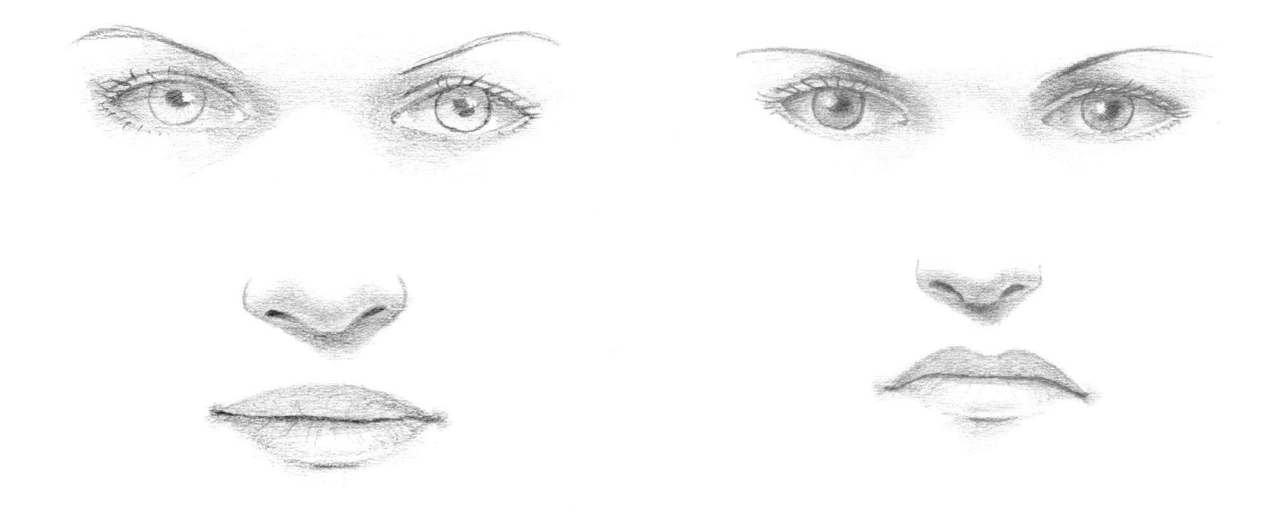

FIG. 108. BOCA CURVA.

FIG. 109. BOCA CAÍDA.

FORMATOS DE QUEIXO

O formato do queixo está muito ligado ao do rosto como um todo, mas há variações importantes. Algumas delas podem ser vistas olhando-se para o rosto de frente, mas outras somente se se olhar para o perfil.

Queixo padrão

Olhando-se para o perfil, percebe-se que normalmente há uma leve inclinação na parte inferior do rosto. O lábio superior projeta-se um pouco mais que o lábio inferior, e este, um pouco mais que o queixo.

Queixo pronunciado

Pessoas com o queixo pronunciado têm pouca inclinação na parte inferior do rosto, comparado ao padrão. Há casos em que o queixo se projeta mais que a boca, o que se chama de queixo prognata. Geralmente é visto em pessoas com rostos quadrados, triangulares ou em hexágono com queixo reto e é associado à força, à persistência e à teimosia. Nas histórias em quadrinhos, os personagens de Dick Tracy e Popeye são exemplos clássicos com queixo pronunciado.

FIG. 110. QUEIXO PADRÃO.

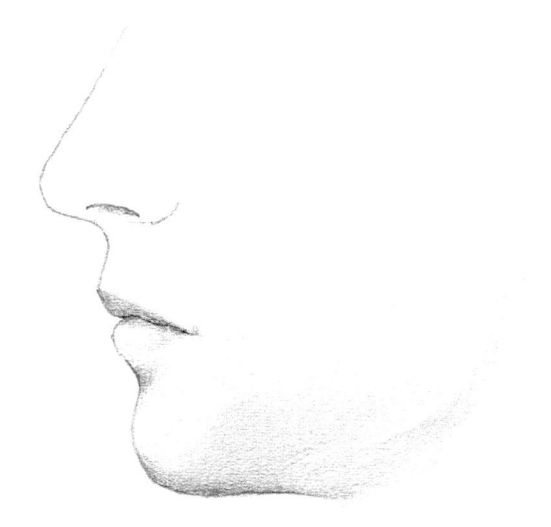

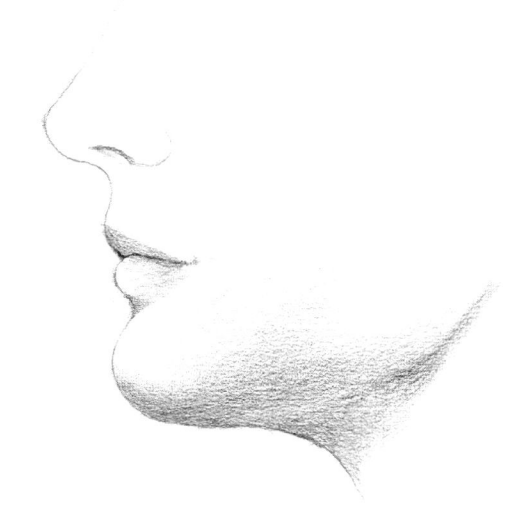

FIG. 111. QUEIXO PRONUNCIADO.

Queixo retraído

Olhando-se para o perfil de um rosto com queixo retraído, percebe-se que o queixo fica num eixo vertical mais próximo do canto da boca. Geralmente é encontrado em rostos ovais, redondos, triangulares invertidos ou em forma de losango com queixo em ponta e é associado à fragilidade. A namorada de Popeye, Olívia Palito, é um exemplo de personagem com queixo retraído.

Queixo pontudo

O queixo pontudo é bem definido e, visto de perfil, forma uma ponta, mas não é necessariamente pronunciado. É o tipo de queixo que se vê em rostos triangulares invertidos e em formato de losango (com a ponta no queixo).

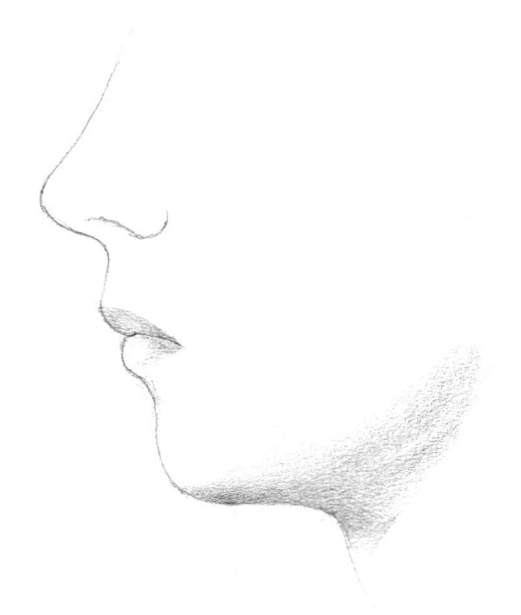

FIG. 112. QUEIXO RETRAÍDO.

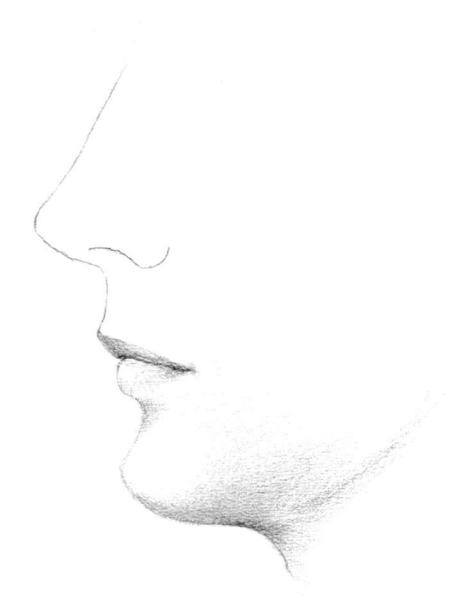

FIG. 113. QUEIXO PONTUDO.

Queixo redondo

O queixo redondo também é bem definido, mas, visto de perfil, é arredondado.

Queixo reto

O queixo reto pode ser encontrado em rostos quadrados, triangulares e nos dois tipos de hexágono. Visto de frente, percebe-se uma linha reta na base do queixo; visto de perfil, pode ser quadrado em vez de arredondado. Às vezes o queixo reto é repartido no centro, como acontece com Kirk e Michael Douglas.

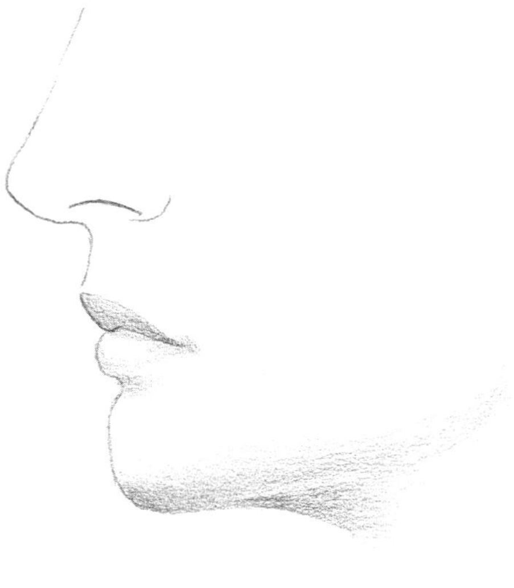

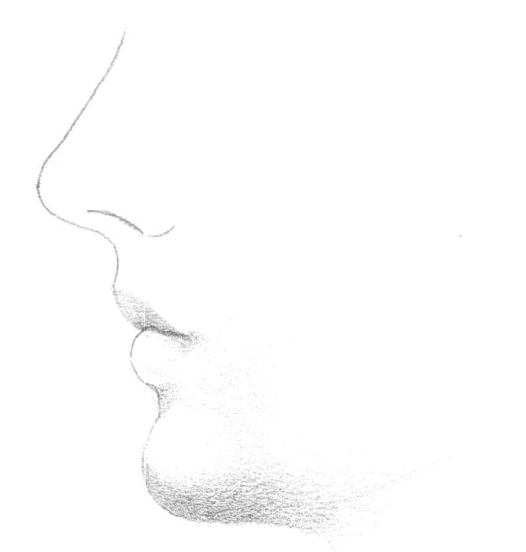

FIG. 114. QUEIXO REDONDO.

FIG. 115. QUEIXO RETO.

Para treinar a identificação dos formatos das partes do rosto, selecione diversas fotografias de pessoas com muitas diferenças entre si. Deve haver fotografias de pessoas de frente e de perfil. Identifique os diferentes tipos de sobrancelhas, olhos, narizes, bocas e queixos. O próprio ato de selecionar exercita a observação, porque você terá de identificar os tipos diferentes enquanto faz a seleção.

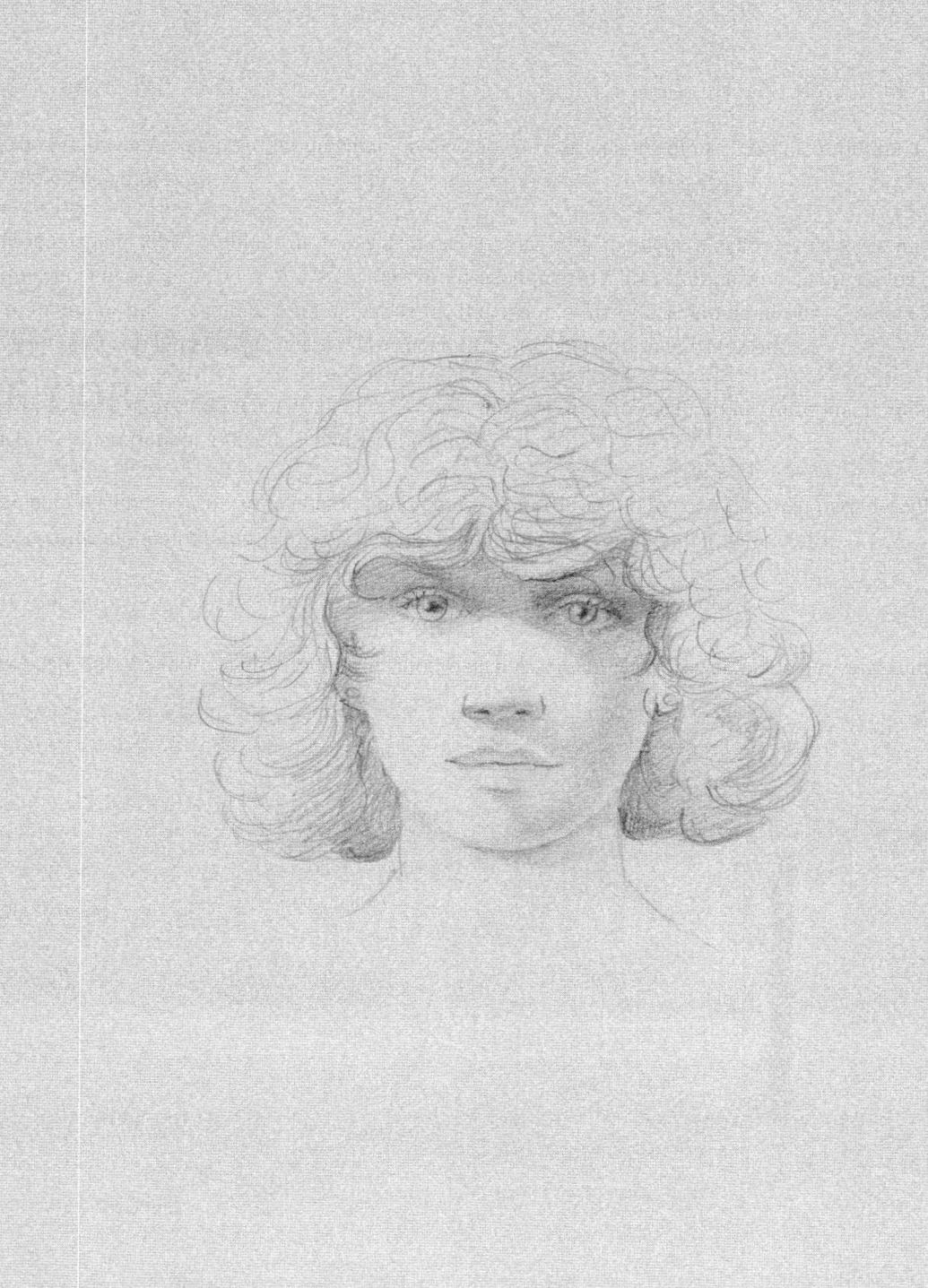

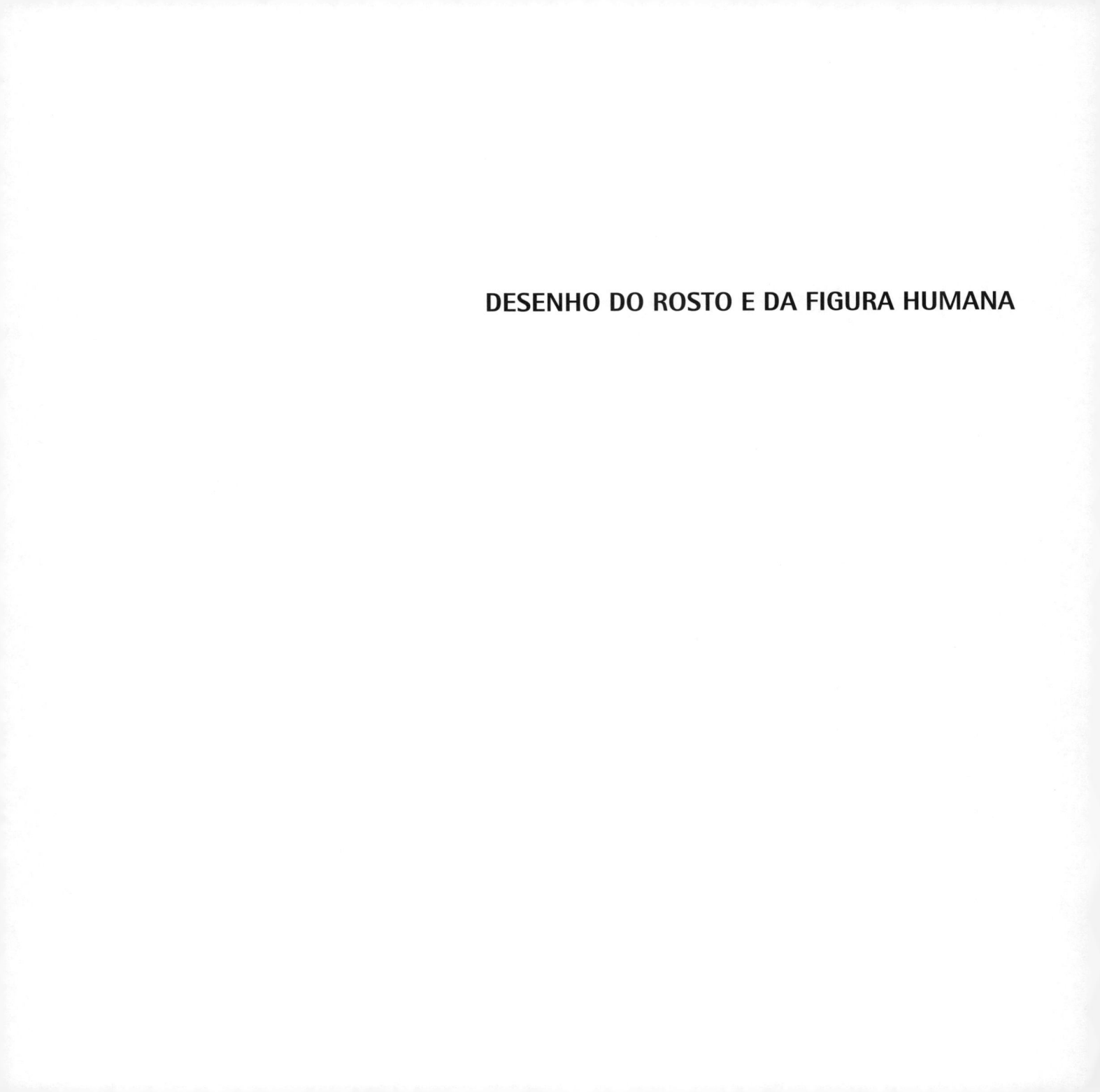

DESENHO DO ROSTO E DA FIGURA HUMANA

DESENHO DO ROSTO, USANDO AS PROPORÇÕES E OS EIXOS VERTICAIS E HORIZONTAIS[27]

É muito útil ao visagista saber desenhar o rosto, porque isso lhe permite experimentar, no desenho, opções de maquilagem e cabelo. No processo criativo, isso se chama *criar modelos*, uma das mais importantes etapas no desenvolvimento de uma ideia.

No entanto, a maioria das pessoas pensa que é muito difícil desenhar a figura humana, ou que isso depende de dom, então se intimida e nem tenta. Mas, quando se sabe como proceder, desenhar o rosto e o corpo humanos linearmente, ou seja, sem a luz e a sombra, não é mais difícil que desenhar qualquer outra coisa. O processo é o mesmo. Na realidade, é até mais fácil do que desenhar uma natureza morta, porque as proporções do rosto são conhecidas. Fazer um retrato, porém, é mais difícil.

Para ser visagista não é necessário ser um grande desenhista. Basta saber desenhar os diversos formatos de rosto e a parte superior do corpo, de frente e de perfil; então, concentre-se somente nessas duas posições.[28]

O *processo* de observação é sempre o mesmo: a comparação de tamanhos, pontos e espaços – um processo analógico. O que atrapalha muito no desenho da figura humana são os símbolos muito fortes, que todas as pessoas carregam em suas mentes e que representam o rosto e o corpo humanos. Esses símbolos atrapalham a observação concreta. Quem não se lembra de ter desenhado algo parecido com a figura 116?

Cada vez que alguém se propõe desenhar um rosto, ou o corpo humano, esses símbolos invadem a mente, em especial quando se pensa no *significado* daquilo que está desenhando. A tendência é cair na representação simbólica.

---

[27] Ver o capítulo "Perpectiva, espaços e eixos".
[28] Se quiser aprofundar-se no desenho da figura humana, ver Philip Hallawell, *À mão livre 1: a linguagem do desenho*, cit.

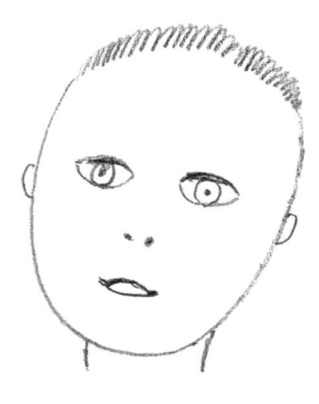

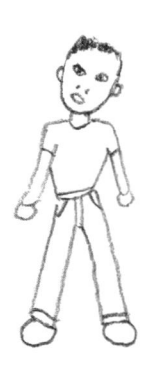

FIG. 116. DESENHOS SIMBÓLICOS DE UM ROSTO E DE UM CORPO.

Consegue-se fugir do desenho simbólico quando ele é construído a partir de um ponto central. Isso se aplica *a qualquer tipo de desenho*. No desenho do rosto, inicie-o com um esboço leve do nariz ou de um dos olhos. Muitos grandes artistas sempre desenham um dos olhos primeiro, mas perceba que o nariz é mais central e oferece mais pontos de comparação. No entanto, se se sentir mais à vontade começando pelo olho, não há problema.

Se for desenhar o corpo inteiro, inicie pelo desenho da cabeça, mesmo se for apenas um esboço muito leve do contorno.

Desenhando dessa forma, torna-se difícil aplicar um conceito simbólico ao desenho, porque ele é construído a partir de comparações. Você vai se surpreender com a rapidez com que domina o desenho da figura humana porque, como descobrirá, certas proporções são constantes e facilitam o desenho.

DESENHO DAS PARTES DO ROSTO

A primeira coisa que é preciso entender é como desenhar as partes do rosto – o olho, o nariz e a boca – *linearmente* e observando-os de frente e de perfil. No entanto, varie o valor da linha e *não contorne tudo*, senão o desenho ficará duro. Sempre inicie o desenho pela parte central daquilo que está observando. É bom lembrar que os desenhos e os processos de desenhar apresentados neste capítulo são esquemáticos. Para obter um desenho mais criativo e artístico seria preciso partir da observação. Contudo, o processo do desenho de observação é facilitado quando se começa pelo centro e os princípios da expressão linear[29] continuam aplicáveis.

Desenho do nariz, de frente

1. Escolha um tamanho para a base do nariz, mas lembre-se de que é sempre mais difícil fazer um desenho pequeno.

2. Desenhe as laterais das narinas.

3. O centro do nariz localiza-se um pouco abaixo da linha da base do nariz. Desenhe cada narina do centro para fora.

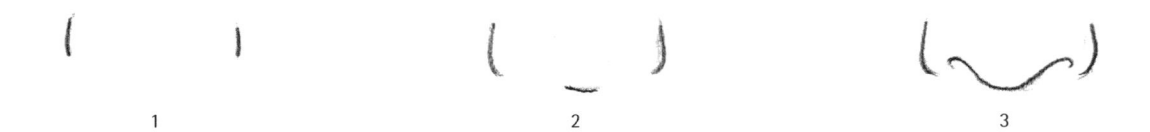

FIG. 117. PROCESSO DE DESENHAR O NARIZ DE FRENTE, PASSO A PASSO.

---

[29] Ver o capítulo "Coordenação motora".

Desenho do nariz, de perfil

1. Desenhe um triângulo, com linhas leves de 30°, 60° e 90°.

2. Dentro da ponta externa do triângulo, desenhe a ponta do nariz, traçando um pequeno arco.

3. Desenhe outro arco, dentro do ângulo reto, para representar a lateral da narina.

4. Desenhe a narina. Note que a narina e sua lateral formam um ponto de interrogação deitado.

5. No ápice do triângulo localiza-se a sobrancelha. Um pouco abaixo desse ponto (na altura dos olhos) o nariz se curva para fora, onde se forma o início da testa.

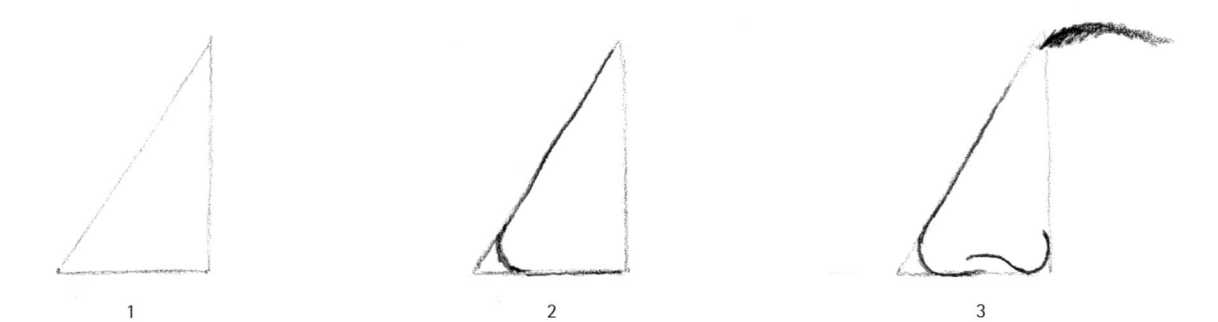

FIG. 118. PROCESSO DE DESENHAR O NARIZ DE PERFIL, PASSO A PASSO.

Desenho da boca, de frente

1. Desenhe a linha central da boca, que é basicamente horizontal mas levemente ondulada para baixo no meio.

2. Um pouco acima do meio da linha central, desenhe um pequeno arco deitado e, depois, ligue as pontas da linha central (os cantos da boca) com o arco, para formar o lábio superior.

3. Represente o lábio inferior por uma linha levemente arqueada abaixo do meio da linha central. Note que não há necessidade de desenhar o lábio inferior completamente. Aliás, isso o deixa duro.

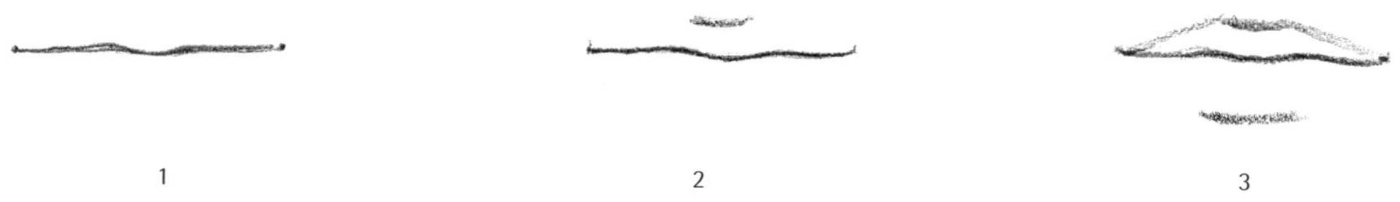

1   2   3

FIG. 119. PROCESSO DE DESENHAR A BOCA DE FRENTE, PASSO A PASSO.

Desenho da boca, de perfil

1. Desenhe uma linha horizontal, levemente ondulada numa das pontas, para representar a linha central da boca.

2. O lábio superior é representado por uma linha que se curva para fora e para cima da ponta da linha horizontal.

3. O lábio inferior também se curva para fora, mas não tanto quanto o lábio superior, e para baixo da mesma ponta. O desenho dos dois lábios se parece com um pássaro voando de lado.

4. Desenhe a linha superior dos lábios, mas não desenhe a inferior. Note que o traço é mais leve que o da linha do centro da boca.

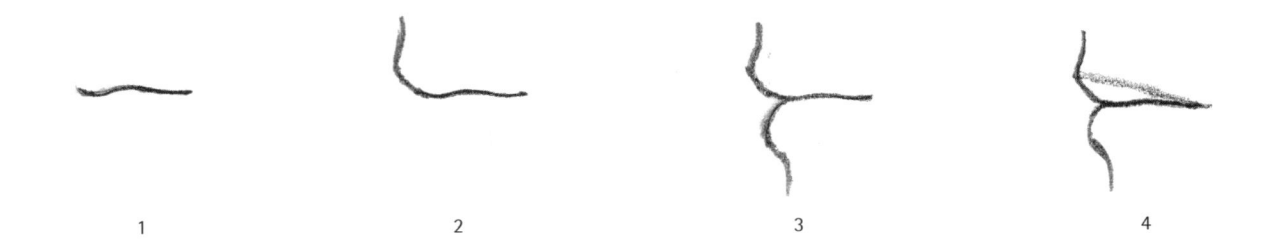

FIG. 120. PROCESSO DE DESENHAR A BOCA DE PERFIL, PASSO A PASSO.

Desenho do olho, de frente

1. Desenhe um arco para representar a parte de cima do olho.

2. O arco que representa a parte de baixo geralmente só é insinuado por um traço inacabado.

3. A íris é representada por um círculo, sem a parte superior, que não aparece normalmente. Não é exatamente uma meia-lua, mas um pouco maior. Ocupa metade da área entre os dois arcos, ou seja, se se dividir o olho em quatro partes, as áreas brancas ocupam uma parte cada e o olho duas partes no centro.

4. A pálpebra é representada por uma linha curva, um pouco acima do olho.

5. A sobrancelha e a pálpebra inferior formam um *C* em volta do olho. A linha superior do olho é sempre mais escura que a inferior. Note como são desenhados os cílios e a grossura das pálpebras.

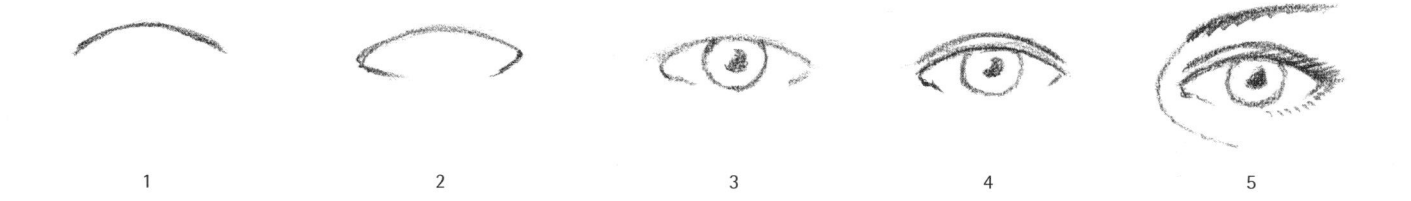

FIG. 121. PROCESSO DE DESENHAR O OLHO DE FRENTE, PASSO A PASSO.

Desenho do olho, de perfil

1. Desenhe um *A* deitado.

2. Desenhe a linha interna do *A* levemente curva e quase na sua base. Isso representa a curvatura do olho.

3. Escureça levemente o centro da curvatura do olho, para representar a pupila.

4. Desenhe a pálpebra superior, representada por uma linha arqueada, um pouco acima do olho.

Observe que os desenhos foram feitos com um mínimo possível de linhas e que os traços são bastante variados em intensidade, ora mais claros, ora mais escuros. Pratique o desenho das partes do rosto antes de passar para o desenho do rosto inteiro.

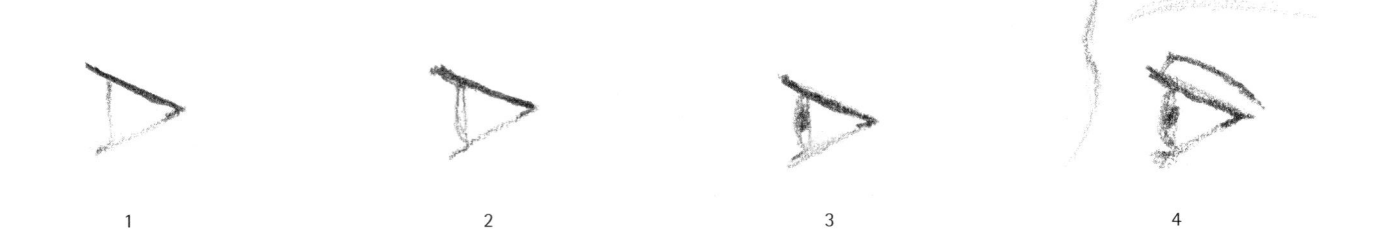

FIG. 122. PROCESSO DE DESENHAR O OLHO DE PERFIL, PASSO A PASSO.

DESENHO DO ROSTO

Para juntar as partes dentro da cabeça é preciso conhecer as proporções básicas do rosto e da cabeça. Cada pessoa tem proporções diferentes, mas são bastante próximas das proporções básicas. É bom notar que o nariz, as orelhas e o queixo das pessoas crescem durante toda a vida; portanto, crianças têm nariz, orelhas e queixo proporcionalmente pequenos, enquanto nas pessoas idosas essas partes são proporcionalmente grandes.

O desenho fica mais fácil se for começado num ponto central. O nariz oferece mais oportunidades de comparações que qualquer outro ponto.

Proporções do rosto

Há, basicamente, três medidas que se repetem em várias partes do rosto: a medida da base do nariz, a da altura do nariz e a da distância entre o olho e o queixo.

- O tamanho da base do nariz (x) é:

    1. um pouco menor que o espaço entre a base do nariz e o olho;

    2. um pouco maior que a largura do olho.

- O tamanho da altura do nariz (y) é:

    1. igual ao tamanho da distância entre a base do nariz e o queixo;

    2. igual à altura da testa (até as raízes do cabelo);

    3. igual ao tamanho entre o centro e a lateral do rosto, na parte mais larga;

    4. igual ao tamanho das orelhas.

- A distância entre os olhos e o queixo (z) é:

    1. igual à distância entre os olhos e o topo da cabeça. Portanto, os olhos estão situados no meio da cabeça;

2. igual à distância entre a ponta do nariz e a base da orelha;

3. igual à distância entre a frente da orelha e a parte de trás do crânio.

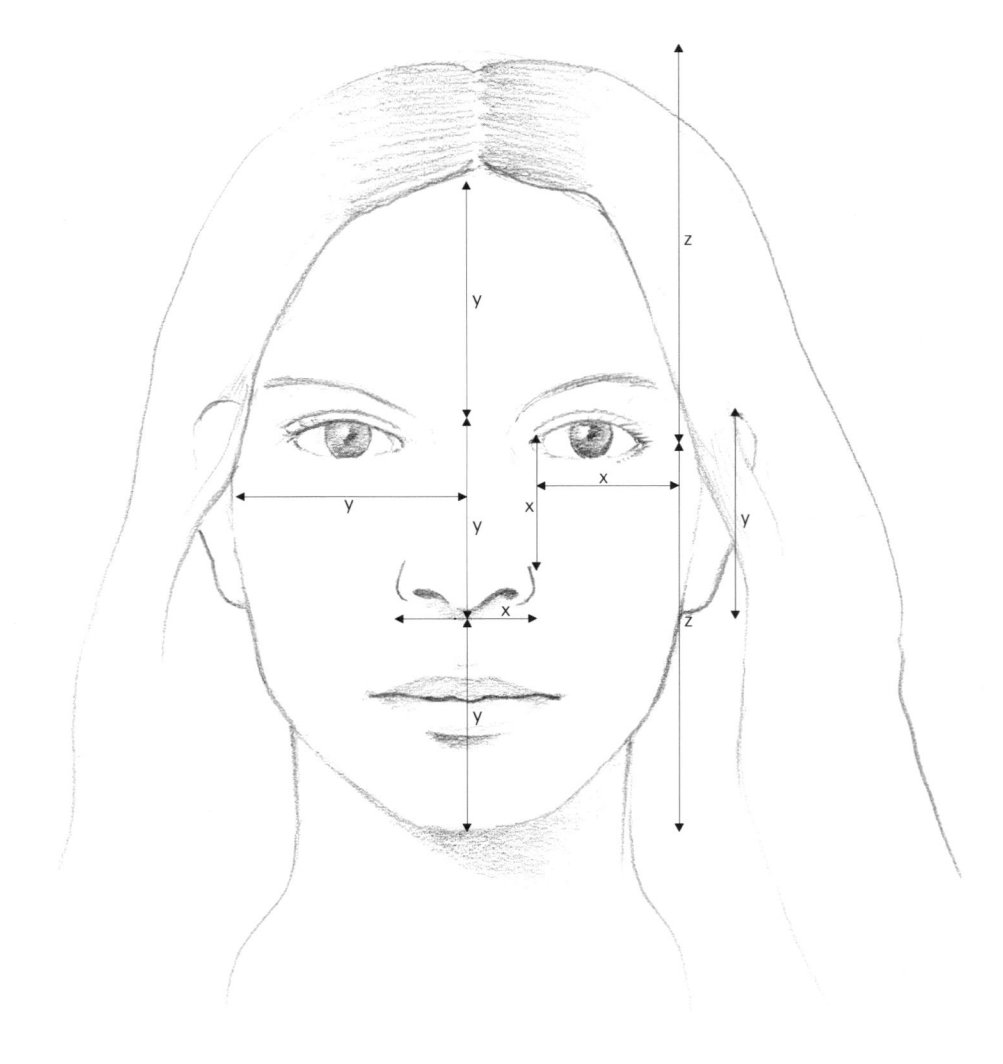

FIG. 123. DESENHO DO ROSTO COM AS PROPORÇÕES.

Desenho do rosto, de frente

Agora que você sabe desenhar as partes do rosto e conhece suas proporções, pode desenhá-lo por inteiro.

1. Como sempre, inicie o desenho pelo centro, o nariz. Desenhe o nariz de frente.

2. Localize o olho. O canto interno do olho (a bolsa lacrimal) situa-se, geralmente, acima da parte externa da narina, mas um pouco para dentro. Para localizar o canto interno do olho, desenhe um eixo vertical do canto externo da narina para cima. Essa linha será um pouco maior que o tamanho da base do nariz. Desenhe o olho.

3. Para localizar a sobrancelha, desenhe um C fechado em volta do olho. Automaticamente terá definido a altura do nariz.

4. O próximo passo é localizar a testa, o queixo e a largura do rosto. Desenhe o contorno do rosto, que pode ter um formato oval, redondo ou quadrado. De início, para facilitar o desenho, faça um rosto oval.

5. Localiza-se a boca da seguinte forma: nos homens, a dois terços da distância entre o nariz e o queixo, acima deste; nas mulheres, um pouco acima da metade do espaço entre o nariz e o queixo. A largura da boca é definida traçando dois eixos verticais das íris.

6. As orelhas estão situadas um pouco abaixo das sobrancelhas e, portanto, um pouco abaixo do nariz, porque são do mesmo tamanho do nariz.

7. Localize o topo da cabeça e desenhe o cabelo, com traços que somente indiquem sua forma.

8. A lateral do pescoço está alinhada com o canto externo do olho, portanto a largura do pescoço é igual à distância entre os cantos externos dos dois olhos.

1. DESENHE O NARIZ.

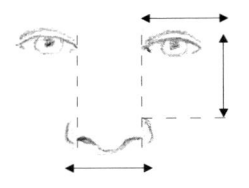

2. DESENHE OS OLHOS. O EIXO DOS OLHOS É UM POUCO PARA DENTRO DO NARIZ; PORTANTO A LARGURA DO NARIZ É UM POUCO MAIOR QUE A DOS OLHOS. O ESPAÇO ENTRE OS OLHOS É IGUAL AO TAMANHO DOS OLHOS, E O ESPAÇO ENTRE OS OLHOS E O NARIZ É MAIOR QUE A LARGURA DO NARIZ.

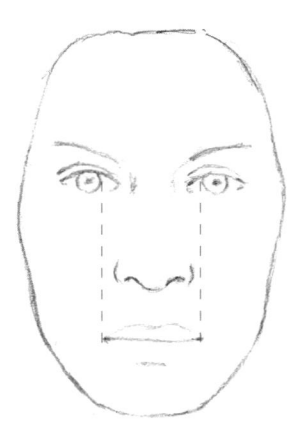

5. DESENHE A BOCA. ELA DEVE SER FEITA UM POUCO ACIMA DA METADE DA DISTÂNCIA ENTRE O NARIZ E O QUEIXO E ALINHADA COM A PARTE INTERNA DA ÍRIS.

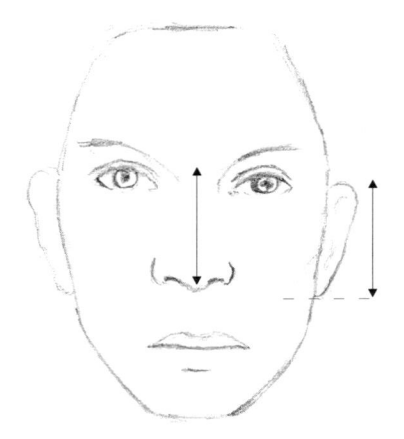

6. DESENHE AS ORELHAS, QUE TÊM O TAMANHO DA ALTURA DO NARIZ. O LÓBULO FICA UM POUCO ABAIXO DA BASE DO NARIZ.

FIG. 124. DESENHO DO ROSTO DE FRENTE, PASSO A PASSO.

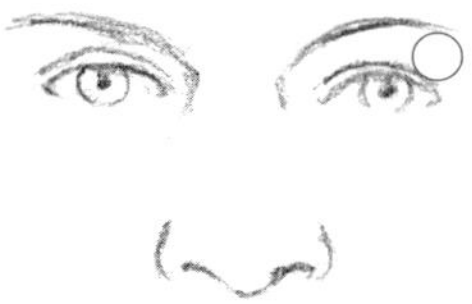

O ROSTO

3. DESENHE AS SOBRANCELHAS. A DISTÂNCIA ENTRE A SOBRANCELHA E O OLHO É O TAMANHO DA ÍRIS, E HÁ UMA FORMA DE "C" AO REDOR DO OLHO ESQUERDO.

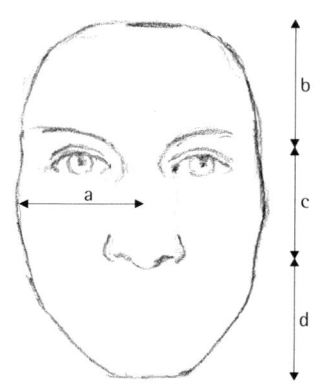

4. LOCALIZE A TESTA, O QUEIXO E A LARGURA DO ROSTO. VEJA QUE A, B, C E D SÃO TODOS DO MESMO TAMANHO.

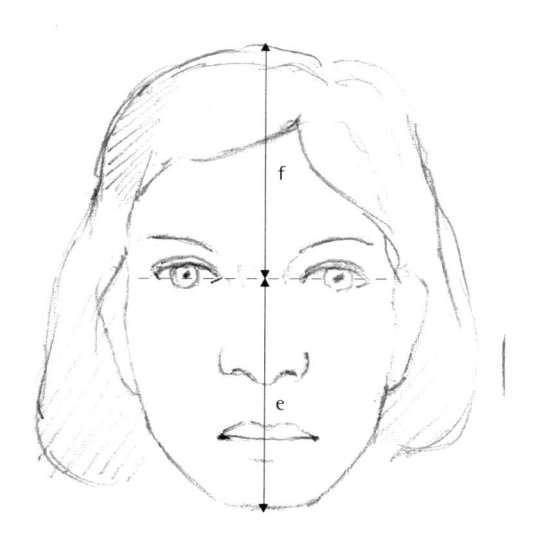

7. COMPLETE A CABEÇA COM O CABELO. OS OLHOS FICAM NA METADE DA CABEÇA; PORTANTO, E E F SÃO DO MESMO TAMANHO.

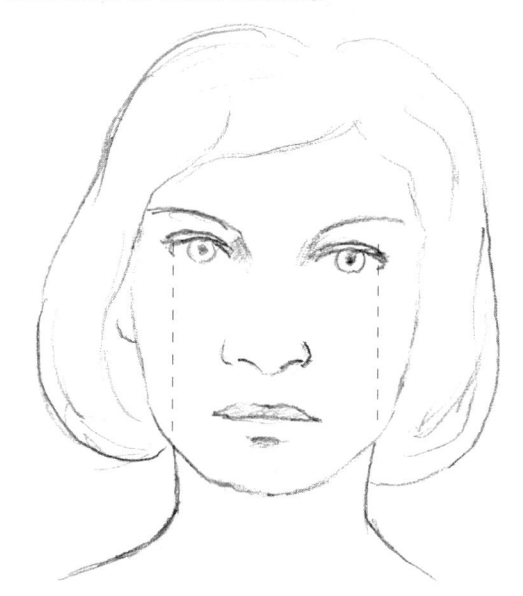

8. DESENHE O PESCOÇO, QUE FICA NOS EIXOS DOS CANTOS EXTERNOS DOS OLHOS.

Veja que, para desenhar o rosto, só se precisa de poucas linhas. As linhas do lábio inferior, das laterais do nariz e da parte de baixo dos olhos são apenas indicadas.

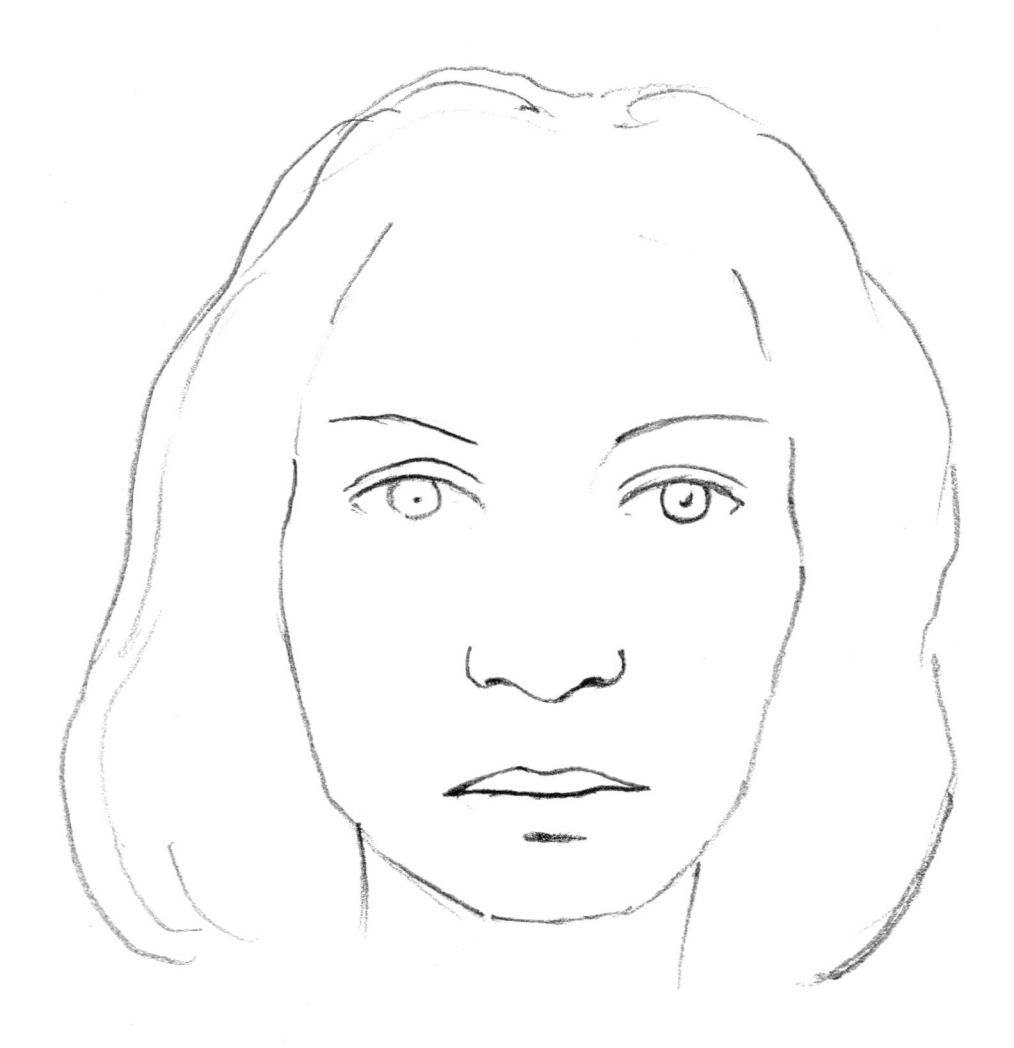

FIG. 125. DESENHO DO ROSTO USANDO POUCAS LINHAS.

Desenho do rosto, de perfil

1. Inicie novamente pelo nariz, desenhando primeiro um triângulo.

2. Desenhe o nariz.

3. Localize e desenhe o olho, que fica na linha vertical do triângulo do nariz. A distância entre a base do nariz e o olho é quase igual ao tamanho da base do triângulo. A sobrancelha situa-se no ápice do triângulo.

4. Agora já se tem a altura do nariz, então desenhe a testa. Lembre-se de que a distância entre a base do nariz e a sobrancelha é igual à distância entre a base do nariz e o queixo e ao tamanho da testa (frequentemente, o cabelo cobre parte da testa, especialmente nas mulheres, dificultando o estabelecimento dessa proporção).

5. Desenhe o queixo.

6. Nos homens, a boca localiza-se a dois terços da distância entre o queixo e o nariz; nas mulheres, localiza-se um pouco acima da metade dessa distância. Desenhe primeiro a parte central da boca e, depois, a parte de cima do lábio, que começa aproximadamente no meio da base do nariz, ou um pouco para trás, curvando um pouco para fora, formando o bico do lábio superior. Há uma pequena curva para dentro, abaixo da boca, antes da curva do queixo. Lembre-se de que o lábio superior se projeta para fora mais que o lábio inferior, e que este se projeta mais para fora que o queixo. Essa é a parte mais difícil do desenho.

7. Para completar a testa, observe que há uma curva na altura dos olhos que projeta a testa para fora. Nos homens, essa curva é acentuada, enquanto nas mulheres é suave. Os olhos estão posicionados no meio da cabeça, então se sabe a altura da cabeça. Como se sabe que a distância entre a orelha e a ponta do nariz corresponde ao tamanho de metade da cabeça, e também se sabe onde a orelha fica em relação às sobrancelhas e ao nariz, pode-se desenhá-la. Seu formato, visto de perfil, é parecido com a parte superior de um ponto de interrogação. Agora já dá para desenhar a cabeça.

Veja que a cabeça cabe dentro de um quadrado. A nuca está posicionada na altura da base do nariz, e o pescoço não é vertical.

Depois, desenhe o próprio rosto, usando um espelho para se observar de frente.

Desenhe rostos de fotografias, sempre de frente ou de perfil, mas não se preocupe com a luz e a sombra.

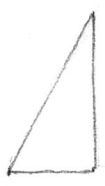

1. DESENHE UM TRIÂNGULO DE 30°, 60° E 90°.

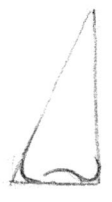

2. DESENHE A BASE DO NARIZ. A NARINA PARECE UM PONTO DE INTERROGAÇÃO DEITADO.

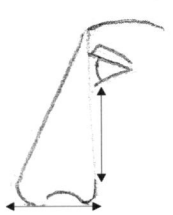

3. DESENHE A SOBRANCELHA, QUE FICA NO ÁPICE DO TRIÂNGULO, E O OLHO. A DISTÂNCIA DO OLHO AO NARIZ É UM POUCO MAIOR QUE O TAMANHO DA BASE DO NARIZ. O OLHO PARECE UM *A* DEITADO.

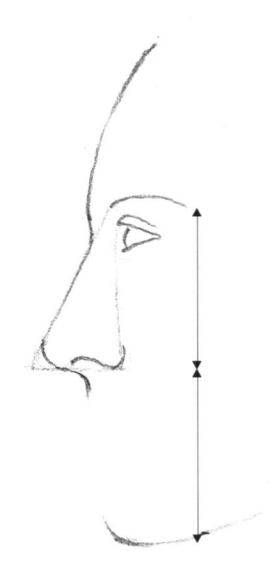

5. DESENHE O QUEIXO. A ALTURA DO NARIZ É IGUAL À DISTÂNCIA DO NARIZ AO QUEIXO.

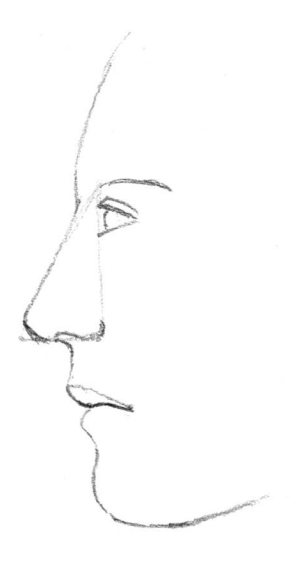

6. DESENHE A BOCA, QUE PARECE UM PÁSSARO VOANDO. ELA FICA UM POUCO ACIMA DA METADE DA DISTÂNCIA ENTRE O NARIZ E O QUEIXO.

FIG. 126. DESENHO DO ROSTO DE PERFIL, PASSO A PASSO.

O ROSTO

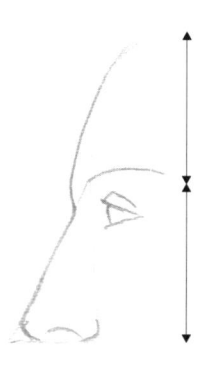

4. DESENHE A TESTA.
O TAMANHO DA TESTA
É IGUAL À ALTURA DO NARIZ.

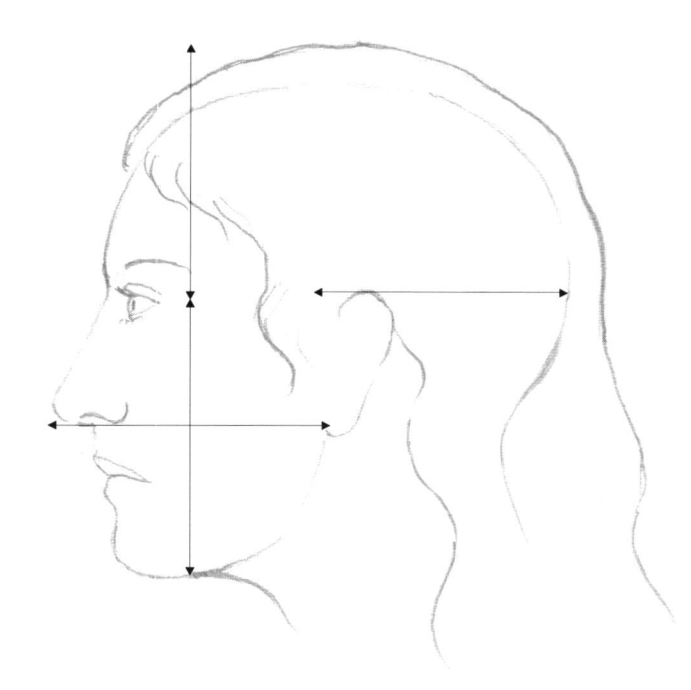

7. DESENHE A ORELHA E
COMPLETE A CABEÇA. O OLHO
FICA NA METADE DA ALTURA
DA CABEÇA. A LARGURA E A
ALTURA DA CABEÇA SÃO
QUASE IGUAIS, E A ORELHA
FICA NO MEIO DA CABEÇA.

Desenho do corpo humano

Embora seja bom ter uma noção das proporções de todo o corpo, para o visagista somente a parte superior é objeto do seu trabalho.

Proporções do corpo

Algumas proporções do corpo são mais interessantes do que úteis. Por exemplo, é interessante saber que o tamanho do corpo equivale a sete cabeças e meia, mas raramente se usa esse conhecimento no desenho da figura humana, porque o uso dos eixos verticais e horizontais dá uma melhor compreensão do movimento do corpo e até dos tamanhos das partes. No entanto, outras proporções são usadas sempre.

O tamanho do rosto (*a*) é igual a muitos outros tamanhos:

1. é igual à distância entre o meio do pescoço e o ombro;
2. é igual ao tamanho do braço interno;
3. é igual ao tamanho do antebraço interno;
4. é igual à distância entre a axila e a cintura;
5. é igual à distância entre o polegar e o dedo médio quando a mão está completamente estendida.

O tamanho do braço externo (*b*) equivale a uma cabeça e um terço.

A largura do braço (*c*) é igual à distância entre a ponta do nariz e o queixo. É claro que um campeão de boxe terá um braço muito mais grosso e que algumas mulheres são muito mais magras, mas em geral essa proporção é aplicável.

Também é importante ter uma noção do tamanho da mão e do pé. A mão é um pouco menor que o rosto, enquanto o pé é um pouco maior que a cabeça. Sim, é grande mesmo. A tendência é menosprezar o tamanho do pé porque, inconscientemente, pensa-se que ele não é importante, portanto é pequeno. No entanto, o pé é o equivalente a um sexto do corpo inteiro!

O ROSTO

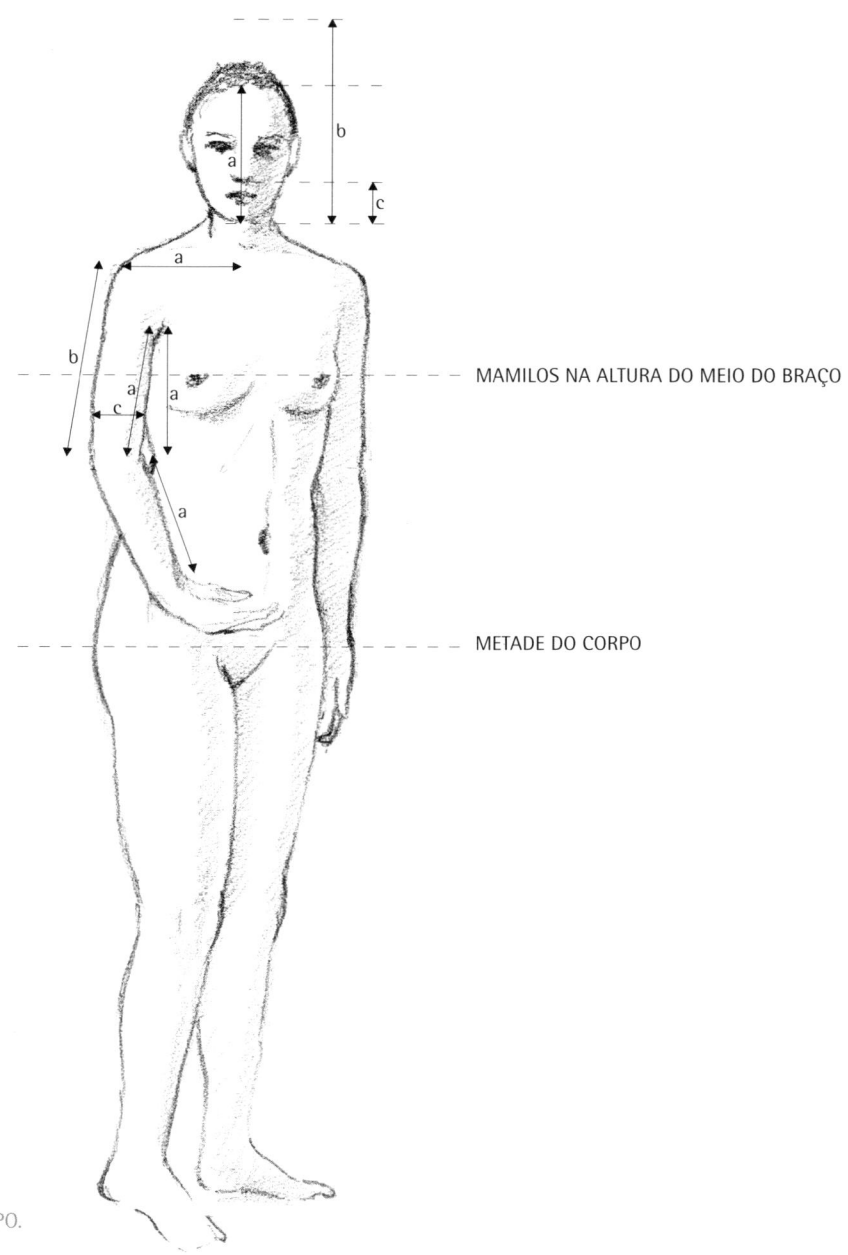

MAMILOS NA ALTURA DO MEIO DO BRAÇO

METADE DO CORPO

FIG. 127. DESENHO DAS PROPORÇÕES DO CORPO.

O púbis fica no meio do corpo e na mesma linha dos pulsos. As pernas, portanto, têm quase o mesmo tamanho da parte superior do corpo. A parte da perna abaixo do joelho é praticamente igual, em tamanho, à parte acima do joelho.

Por último, os mamilos estão na altura da metade do braço (a parte superior). Isso se aplica tanto aos homens quanto às mulheres.

Desenho da parte superior do corpo

1. Desenhe o rosto, representando-o por uma oval cuja largura seja dois terços da altura, o pescoço e indique o cabelo.

2. Determine a largura dos ombros (terão o dobro da altura do rosto). Desenhe os ombros, lembrando-se de que se curvam para baixo.

3. Desenhe a parte externa de um dos braços (do tamanho da cabeça mais um terço).

4. Determine a grossura do braço (do tamanho da ponta do nariz até o queixo, ou seja, um terço da altura do rosto) e desenhe a parte interna do braço (igual à altura do rosto) e a axila.

5. Repita esse processo para desenhar o outro braço e a axila.

6. Desenhe o torso do corpo até a cintura (o tamanho entre a axila e a cintura é igual à altura do rosto).

7. Desenhe os mamilos (na altura do meio do braço) e os peitos.

O ROSTO

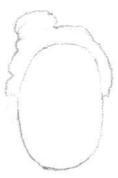

1. DESENHE A CABEÇA, REPRESENTANDO O ROSTO COM UMA OVAL E ADICIONANDO O CABELO. A LARGURA DO ROSTO É IGUAL A DOIS TERÇOS DA ALTURA.

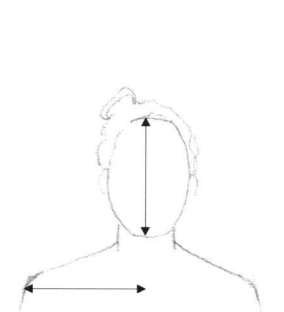

2. DESENHE OS OMBROS. A ALTURA DO ROSTO É IGUAL À DISTÂNCIA ENTRE O CENTRO DO PESCOÇO E O LIMITE DO OMBRO.

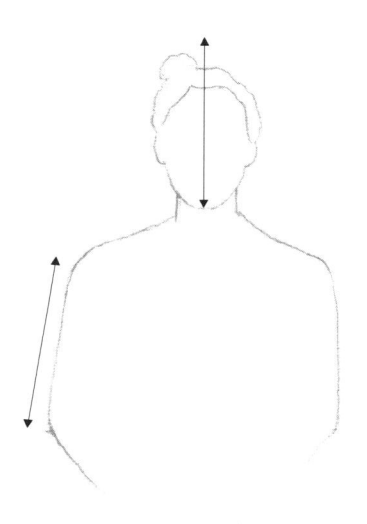

3. DESENHE OS BRAÇOS SUPERIORES. O COMPRIMENTO É IGUAL A UMA CABEÇA MAIS UM TERÇO.

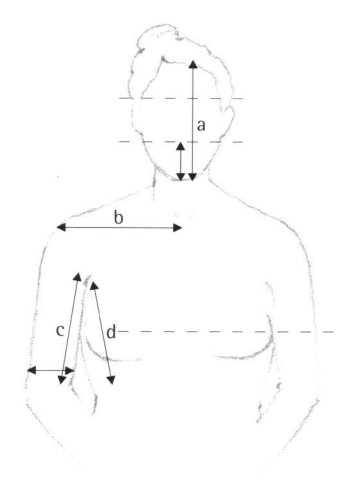

4. COMPLETE A PARTE SUPERIOR. A LARGURA DO BRAÇO É IGUAL A UM TERÇO DO ROSTO (A DISTÂNCIA ENTRE A PONTA DO NARIZ E O QUEIXO). O COMPRIMENTO DA PARTE INTERNA DO BRAÇO E A DISTÂNCIA ENTRE A AXILA E A CINTURA SÃO IGUAIS À ALTURA DO ROSTO ($A = B = C = D$). OS MAMILOS SE LOCALIZAM NUM EIXO QUE PASSA PELO MEIO DO BRAÇO SUPERIOR.

FIG. 128. DESENHO DA PARTE SUPERIOR DO CORPO, PASSO A PASSO.

TERCEIRA PARTE
LUZ E COR

TERCEIRA PARTE
LUZ E COR

A LUZ E A COR NO VISAGISMO

No visagismo, os dois fundamentos mais importantes são luz e cor. Na realidade, a cor faz parte da luz, porque as ondas de luz vibram em três faixas energéticas – vermelha, verde e azul – e isso é a cor. Portanto, é preciso saber como funciona a luz e como percebemos volume antes de falar em cor.

Grande parte das técnicas de maquilagem baseia-se em conservar, aumentar ou diminuir o volume das partes diversas do rosto e direcionar o olho de quem vê a pessoa para as áreas que se deseja destacar. Usam-se produtos como pó, *blush*, brilho, rímel e delineador para criar os efeitos desejados. O principal recurso do visagista é a manipulação da luz, usando tons de cor.

Para fazer bom uso desses recursos, ele precisa saber quando um tom mais claro aumenta o volume e quando o diminui e, inversamente, quando um tom mais escuro aumenta ou diminui o volume. Também precisa saber se deve usar um tom claro ou escuro para destacar algo. O que ele faz é muito parecido com o que um pintor de retratos faz: ambos pintam o rosto. A diferença é que o visagista pinta sobre um rosto que já contém volume e cor, sobre o qual a luz atua fisicamente. O artista trabalha sobre um plano bidimensional e cria a luz dentro da imagem.

Se você observar a evolução da pintura, perceberá que, antes da renascença (século XV), os artistas não dominavam o volume, porque não sabiam como a luz funcionava. Isso mostra que não basta ter boa percepção. Também é preciso ter conhecimento da física ótica, a parte da ciência desenvolvida pelos árabes durante o século XII, que só veio ao conhecimento do Ocidente no século XV e que permitiu a grandes mestres da renascença revolucionar a arte. Os mais importantes nesse aspecto foram Paolo Uccello, por seu trabalho de planos, Leonardo da Vinci, por sua descoberta do *esfumado*,[30] Rafael e Michelangelo, por seu trabalho com a figura humana.

---

[30] Esfumado: técnica usada na pintura para criar passagens de tons esfumados.

A LUZ

COMO FUNCIONA A LUZ

A luz emitida, de qualquer origem, viaja em ondas de partículas de energia. Quando se olha para um objeto, o que se vê é a luz refletida do objeto para os olhos. O preto é a ausência de luz; portanto, quando há luz, é impossível "ver" o preto. Muitas vezes, acredita-se estar vendo o preto, quando, de fato, o que se vê é uma área muito escura de sombra.

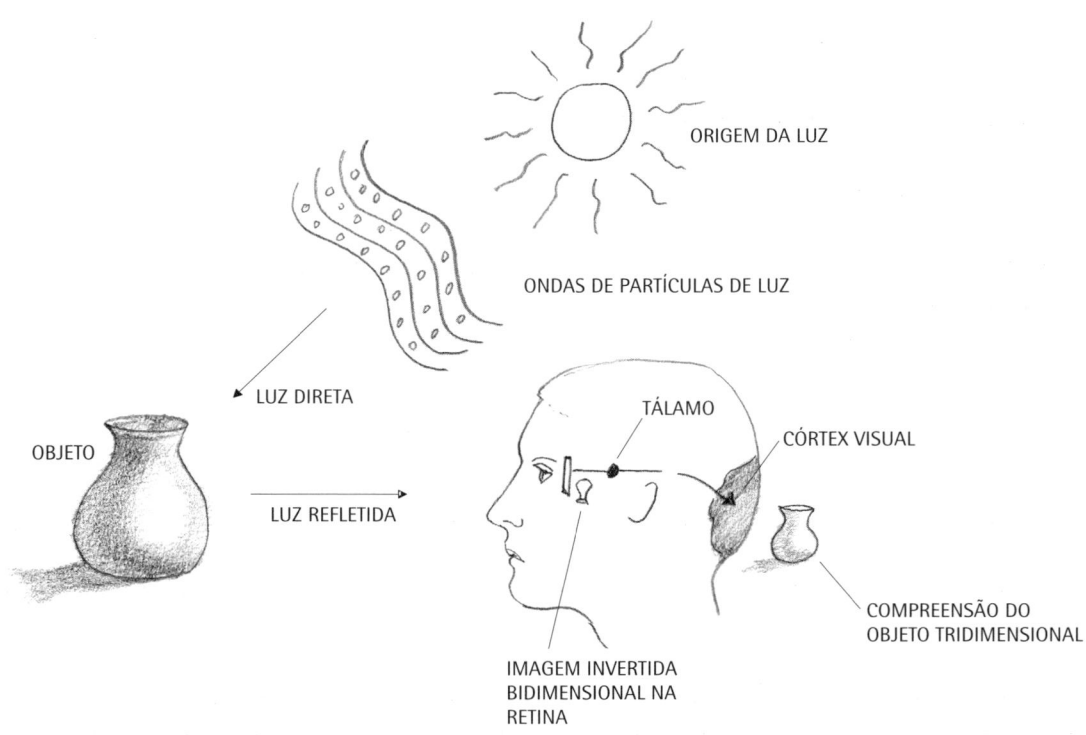

FIG. 129. ILUSTRAÇÃO DE FUNCIONAMENTO DA LUZ.

Observe um cilindro fosco e de cor clara, iluminado lateralmente, para entender como funciona a luz e siga as explicações. Assim poderá ver aquilo que está sendo descrito e desenhá-lo.

Não se preocupe em fazer um desenho muito bem-feito, porque é difícil e requer muita prática. No entanto, quando se desenha, a compreensão e a percepção são melhores, e é isso que é importante dominar.

Veja, em primeiro lugar, se o fundo (espaço negativo) é mais claro ou mais escuro que o cilindro. O tipo de fundo influi na percepção da luz, da sombra e do volume. Isso pode ser verificado se se colocar um objeto contra um fundo claro e, em seguida, contra um fundo escuro, mantendo a mesma luz. Comece desenhando o cilindro contra um fundo escuro.

A LUZ COM UM FUNDO ESCURO

O cilindro deve ser de material fosco, nunca brilhante, como porcelana, senão você poderá confundir a luz refletida com o brilho da peça. Deve ser iluminado lateralmente por luz natural (por exemplo, colocando-o ao lado de uma janela), ou por uma lâmpada direcionada lateralmente.

Sente-se de modo que veja a luz iluminando um lado do cilindro, nunca de frente ou de costas para a luz, porque, quando a luz está à sua frente, você não vê sombras e, quando está atrás, você não vê a luz. Em ambos os casos o cilindro tem uma aparência chapada, sem volume. Para que tenhamos percepção de volume, é preciso ver luz e sombra no objeto observado.

- Sequência:

1. Desenhe a forma do cilindro com linhas leves.

2. Estabeleça o tom do fundo (espaço negativo) eliminando as linhas, que, na realidade, não existem.

3. Com um tom uniforme, desenhe toda a sombra, que é a parte que não recebe luz diretamente. Deixe sem trabalhar, em branco, a parte iluminada, incluindo a superfície da mesa.

A luz que atinge o cilindro é refletida para todos os lados, assim como a luz que atinge outros objetos à sua volta, como paredes, chão, etc. Essa luz refletida é bem menos intensa que a luz direta, mas também ilumina os objetos.

Portanto, sempre haverá uma luz refletida vindo na direção contrária da luz direta. Essa luz refletida ilumina parcialmente o lado com sombra.

Luzes refletidas agem sobre o objeto de todas as direções, mas só se percebe a ação dessas luzes na sombra. A luz refletida que vem em oposição à luz direta é a mais intensa, enquanto a luz refletida vinda a 90° da luz direta é a mais fraca. Se se imaginar que a esfera é feita de várias facetas e que a luz está vindo da direita, a faceta A recebe a luz direta mais intensa, enquanto as facetas B e C recebem progressivamente menos luz direta.

As facetas D, E, F, G, H e I não recebem luz direta nenhuma, no entanto recebem luz refletida. Enquanto a faceta I recebe bastante luz refletida, a faceta D não recebe quase nada.

Agora, olhe para o cilindro e confirme isso olhando para o cilindro fosco que você escolheu para desenhar. Quando o foco de luz é colocado à direita do cilindro, seu lado esquerdo é mais iluminado que o centro.

4. Então, o passo seguinte no desenho é escurecer a parte central num *dégradé*.

5. Ainda existe outra sombra: a projetada pelo cilindro na mesa. Escureça a área ocupada por essa sombra uniformemente.

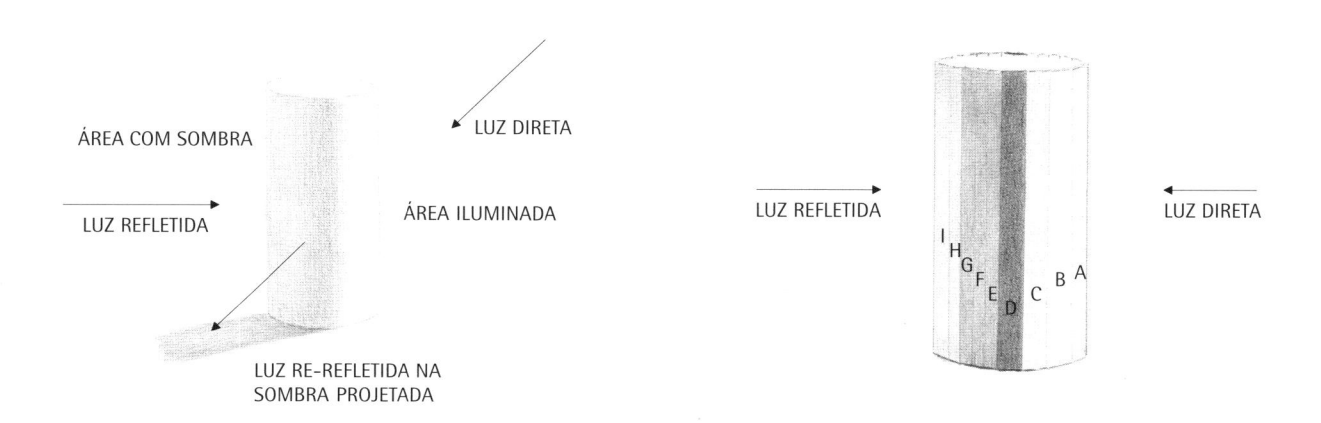

FIG. 130. COMO A LUZ AGE SOBRE O CILINDRO.

FIG. 131. CILINDRO FACETADO.

6. Finalmente, é preciso escurecer as bordas da sombra projetada, porque o centro da sombra recebe luz "re-refletida" do cilindro. Escureça a borda mais próxima um pouco mais que a borda mais distante. O contraste maior entre a borda da sombra mais próxima e a mesa criará o efeito da perspectiva tonal.[31]

O desenho está pronto, com um aspecto tridimensional, sem linhas aparentes.

A LUZ COM UM FUNDO CLARO

Agora, mude de um fundo escuro para um fundo claro. A luz está vindo da mesma direção, mas, por causa do fundo diferente, até o cilindro tem um aspecto diferente.

- Sequência:

1. Faça o esboço com linhas muito leves.

2. Estabeleça um fundo claro, embora um pouco mais escuro que a área da esfera que recebe luz direta.

3. Estabeleça a área com sombra com um tom uniforme, mais escuro que o fundo.

4. Escureça a parte central para criar a luz refletida, com um tom em *dégradé*. Quando o fundo é claro, a borda do cilindro na área com sombra é um pouco mais escura que a luz refletida.

5. Escureça a área da sombra projetada.

6. Escureça as bordas da sombra projetada para criar a luz "re-refletida".

Comparando os dois desenhos terminados, percebemos uma grande diferença entre eles, embora o objeto desenhado seja o mesmo e a luz seja igual.

A luz age assim sobre qualquer coisa tridimensional. Em todas as coisas com volume você pode perceber a luz refletida: numa dobra de tecido, em cada músculo de um corpo, sobre cada ondulação de uma folha ou até em coisas

---

[31] Sobre perspectiva tonal, ver o capítulo "Perspectiva, espaços e eixos".

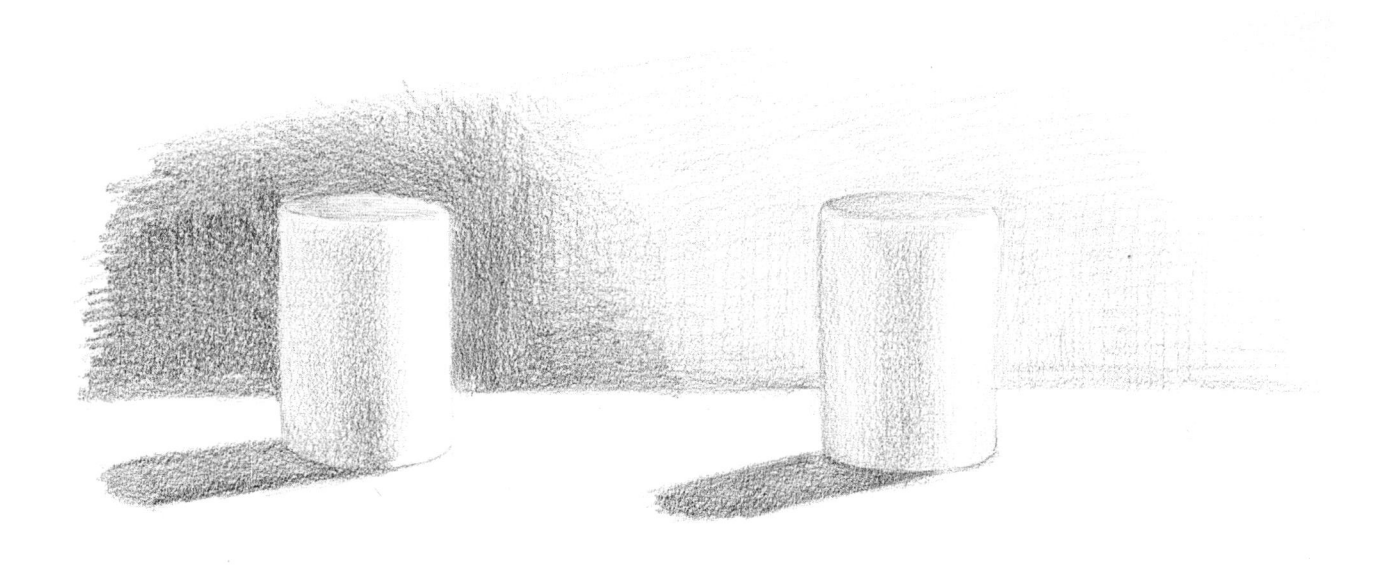

FIG. 132. DESENHO DE DOIS CILINDROS, UM COM FUNDO ESCURO E OUTRO COM FUNDO CLARO.

minúsculas como rugas. *A luz refletida estará sempre presente*, mas frequentemente será difícil vê-la, especialmente se for muito sutil. *É preciso procurá-la para poder vê-la.*

O que atrapalha a observação da luz é um raciocínio falso, aparentemente lógico: quanto mais longe uma área sombreada estiver da luz, mais escura será. Realmente, é preciso raciocinar logicamente antes de observar, mas raciocinar corretamente!

Antes de observar a sombra, pergunte-se de onde vem a luz e, portanto, de onde deve estar vindo a luz refletida. Daí procure a luz refletida onde a lógica diz que ela deveria estar e, provavelmente, perceberá até as luzes refletidas mais sutis.

Perceba que isso envolve o pensamento lógico e ativa o lado esquerdo do cérebro. No entanto, quando observa a luz de fato, você usa o pensamento do lado direito do cérebro. Se você não usar um sistema para organizar esse tipo de pensamento divergente, logo cansará e não conseguirá completar o desenho. Os processos explicados acima fazem justamente isso e são usados pelos maiores artistas desde a renascença.

A luz age sobre qualquer forma da mesma maneira. Veja onde está a luz refletida nos desenhos abaixo, de uma esfera, de um cone e de uma pirâmide. Lembre-se das formas geométricas das partes do rosto que são formadas por essas figuras geométricas.

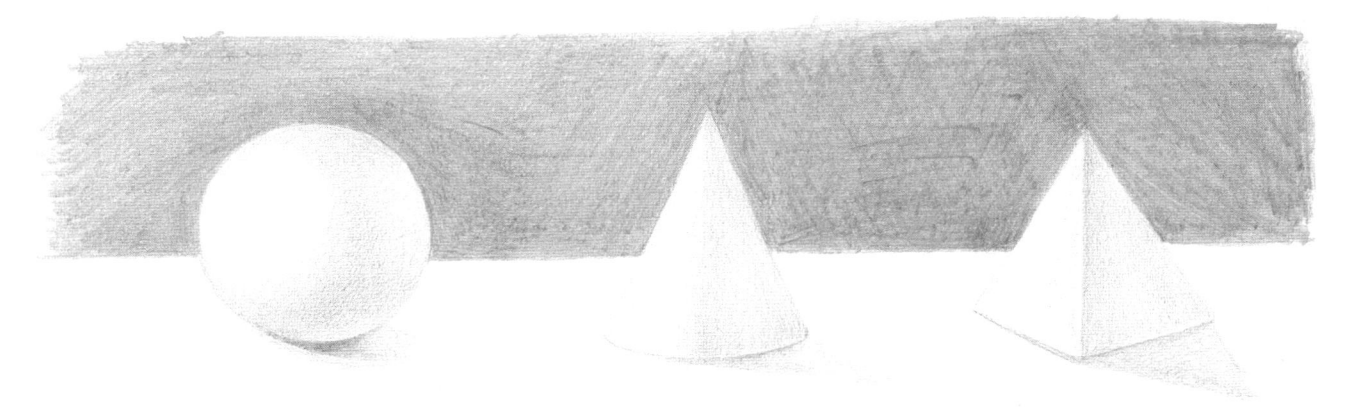

FIG. 133. DESENHO DE ESFERA, CONE E PIRÂMIDE EM BAIXO CONTRASTE.

Agora, veja que a percepção do volume aumenta quando se trabalha com mais contraste.

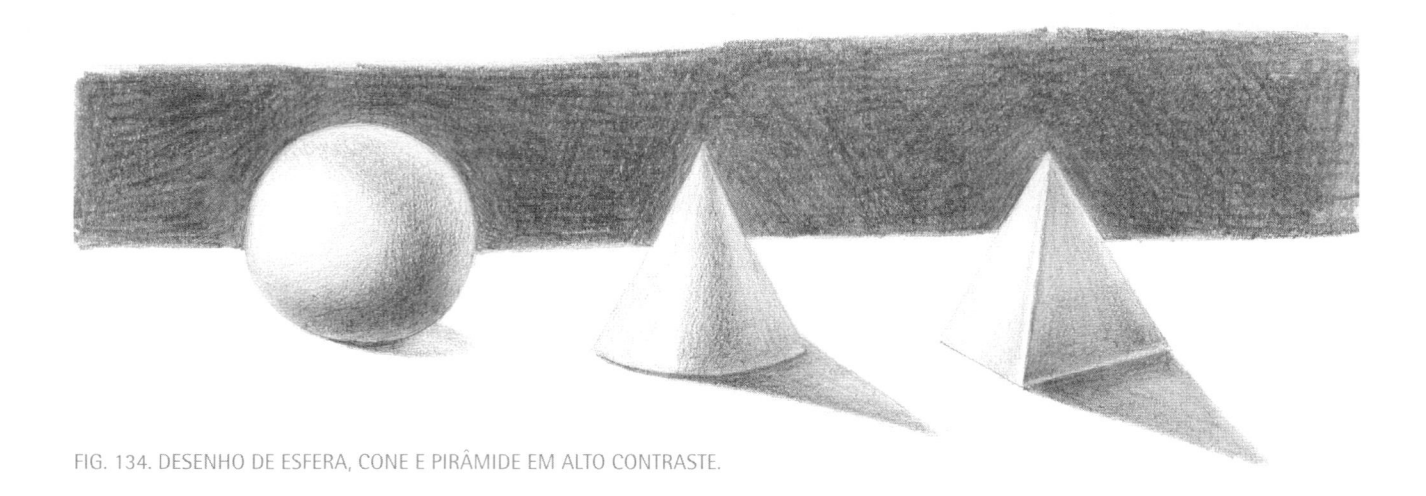

FIG. 134. DESENHO DE ESFERA, CONE E PIRÂMIDE EM ALTO CONTRASTE.

Portanto, o mesmo acontece no rosto. Compare os desenhos abaixo. Perceba que a forma e as proporções de cada nariz são iguais, mas que onde há mais contraste parece haver mais volume.

A não ser que a luz esteja totalmente frontal, há sempre uma luz refletida na parte de baixo do nariz, porque é refletida pela área sobre a boca, e sempre há sombra imediatamente abaixo da ponta do nariz. Veja que a ponta do nariz com mais contraste entre essa sombra e a luz refletida é a que parece ser mais pronunciada.

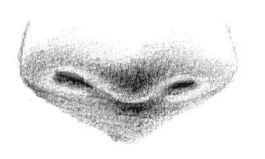

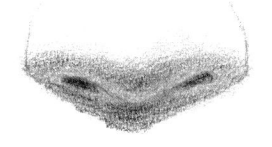

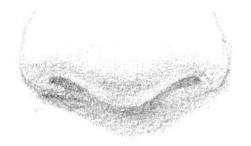

FIG. 135. DESENHOS DE NARIZ, COM CONTRASTES DIFERENTES.

Lembre-se de que há duas maneiras para aumentar o contraste: escurecendo mais a parte escura ou clareando a parte clara. Portanto, se desejar criar mais volume num nariz quando estiver maquilando uma pessoa, por exemplo, você poderá escurecer onde sempre haverá sombra (imediatamente abaixo da ponta) ou clarear onde sempre haverá luz refletida (na parte de baixo do nariz).

O brilho na ponta do nariz também faz com que pareça mais projetado, e essa é uma das razões por que geralmente se coloca pó no nariz de pessoas que serão filmadas embaixo de luzes fortes, para que os brilhos provocados pelas luzes no rosto sejam minimizados. A outra razão é que os brilhos chamam a atenção do espectador, e não é o nariz que deve ser o ponto focal dele!

ACENTUANDO E DIMINUINDO A LUZ REFLETIDA, O VOLUME E OS PLANOS, USANDO CORES CLARAS (BRANCOS)

Em todas as áreas do rosto é possível criar mais volume ou diminuí-lo usando claros.

Quando se clareia a luz direta, dando mais brilho, ou a luz refletida, a área parece ter mais projeção. Também há como usar ambos os artifícios:

- se clarear as pálpebras, o olho fica mais evidente;
- se clarear as maçãs do rosto, elas levantam;
- se clarear a testa, ela se projeta mais;
- se clarear o queixo, ele se projeta mais;
- se clarear a área embaixo do queixo, ele também se projeta mais;
- brilho nos lábios ou pó claro nas áreas ao redor da boca a projeta e dá mais volume, especialmente se o batom é de cor escura.

No entanto, se sua intenção é diminuir o volume de algo, clareie onde haverá mais sombra. Por exemplo:

- clarear embaixo das maçãs do rosto;
- clarear as áreas mais escuras ao redor dos olhos;
- se o olho for saliente, não realçar as áreas naturalmente mais escuras, como os cílios;
- clarear as sobrancelhas tem o efeito de diminuir a percepção da testa;
- usar um batom com tom parecido com o da pele diminui o tamanho percebido da boca.

LUZ E COR

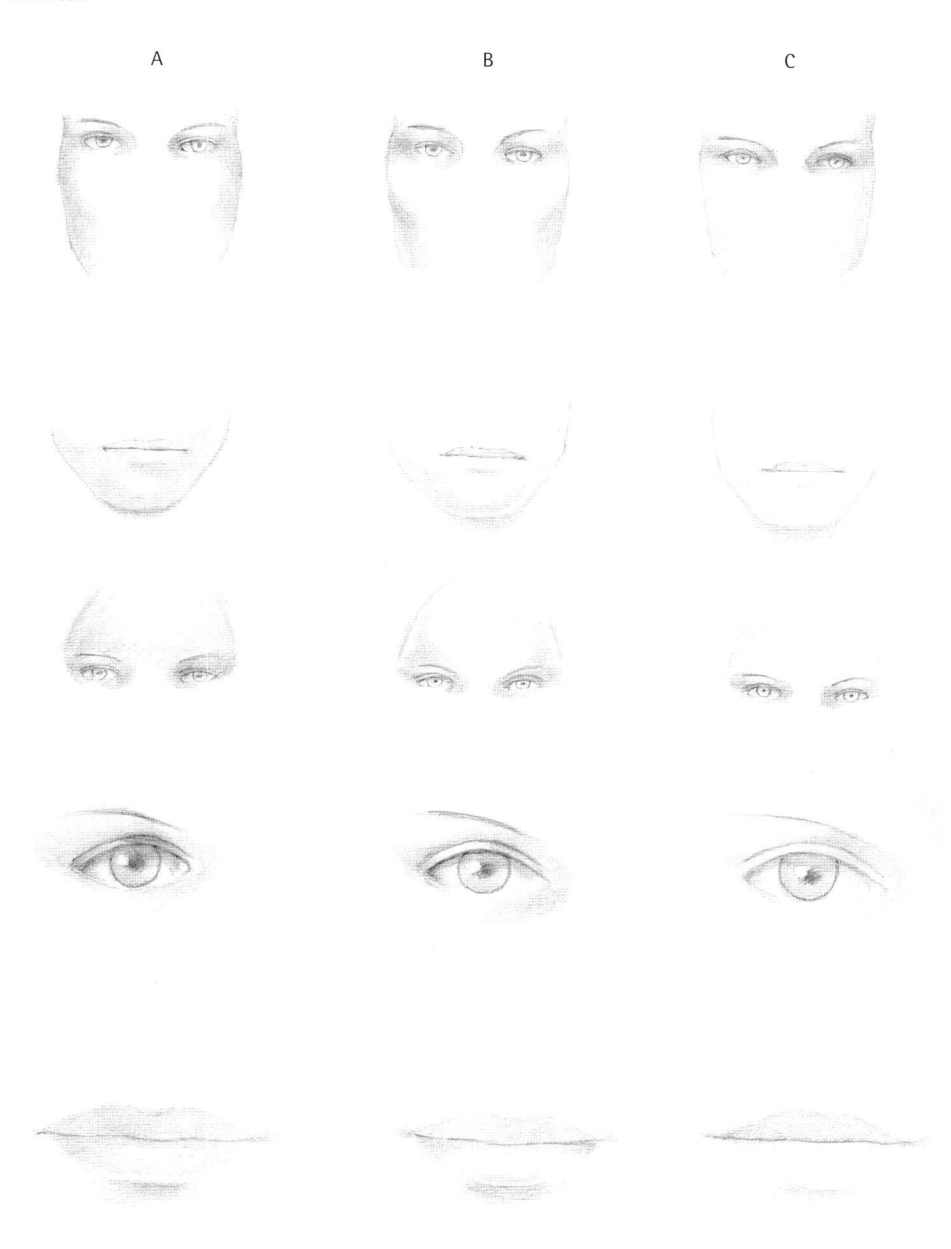

| A | B | C |

FIG. 136. DESENHOS COMPARATIVOS DA MAÇÃ DO ROSTO, QUEIXO, TESTA, OLHOS E BOCA, COM A UTILIZAÇÃO DE CLAROS.

A. OS DESENHOS NESTA COLUNA MOSTRAM PARTES DO ROSTO SEM REALCE OU DIMINUIÇÃO DO VOLUME.

B. NESTA COLUNA, OS DESENHOS MOSTRAM COMO REALÇAR A PERCEPÇÃO DO VOLUME, USANDO CLAROS. AS MAÇÃS DO ROSTO FORAM CLAREADAS, ASSIM COMO EMBAIXO DO QUEIXO, AS LATERAIS E A FRONTE DA TESTA, AS PÁLPEBRAS E AO REDOR DOS OLHOS, NA PARTE EXTERIOR. O LÁBIO INFERIOR GANHOU BRILHO AO SER CLAREADO.

C. NESTA COLUNA, OS DESENHOS MOSTRAM COMO DIMINUIR A PERCEPÇÃO DO VOLUME, USANDO CLAROS. A ÁREA EMBAIXO DAS MAÇÃS DO ROSTO FOI CLAREADA, ASSIM COMO TODO O QUEIXO E TODA A TESTA, MAS SEM DAR BRILHO AO QUEIXO E À FRONTE. HOUVE CLAREAMENTO AO REDOR DOS OLHOS, NA PARTE INTERNA, E NO LÁBIO INFERIOR, QUE NÃO GANHOU BRILHO.

AUMENTANDO E DIMINUINDO A LUZ REFLETIDA, O VOLUME E OS PLANOS, USANDO CORES ESCURAS (SOMBRAS)

Também há como aumentar ou diminuir o volume usando tons mais escuros, escurecendo as áreas de sombra ou as áreas de luz refletida e de brilho. Isso pode ser feito em qualquer parte do rosto.

Em primeiro lugar, diminui-se o volume quando se escurece o brilho natural na testa, nas maçãs do rosto ou no nariz. Se escurecer planos mais profundos, eles retrocedem, como, por exemplo:

- escurecendo a área abaixo das maçãs do rosto, as maçãs são levantadas;
- escurecendo ao redor dos olhos, os olhos se aprofundam.

Também haverá mais volume quando se escurecer a sombra entre a luz e a luz refletida. Por exemplo:

- escurecendo a ponta do queixo, para projetar mais o queixo;
- escurecendo os cílios com máscara escura e os olhos com delineador, para evidenciar os olhos;
- escurecendo as sobrancelhas, para projetar mais a testa;
- usando batom escuro ou delineando a boca.

LUZ E COR

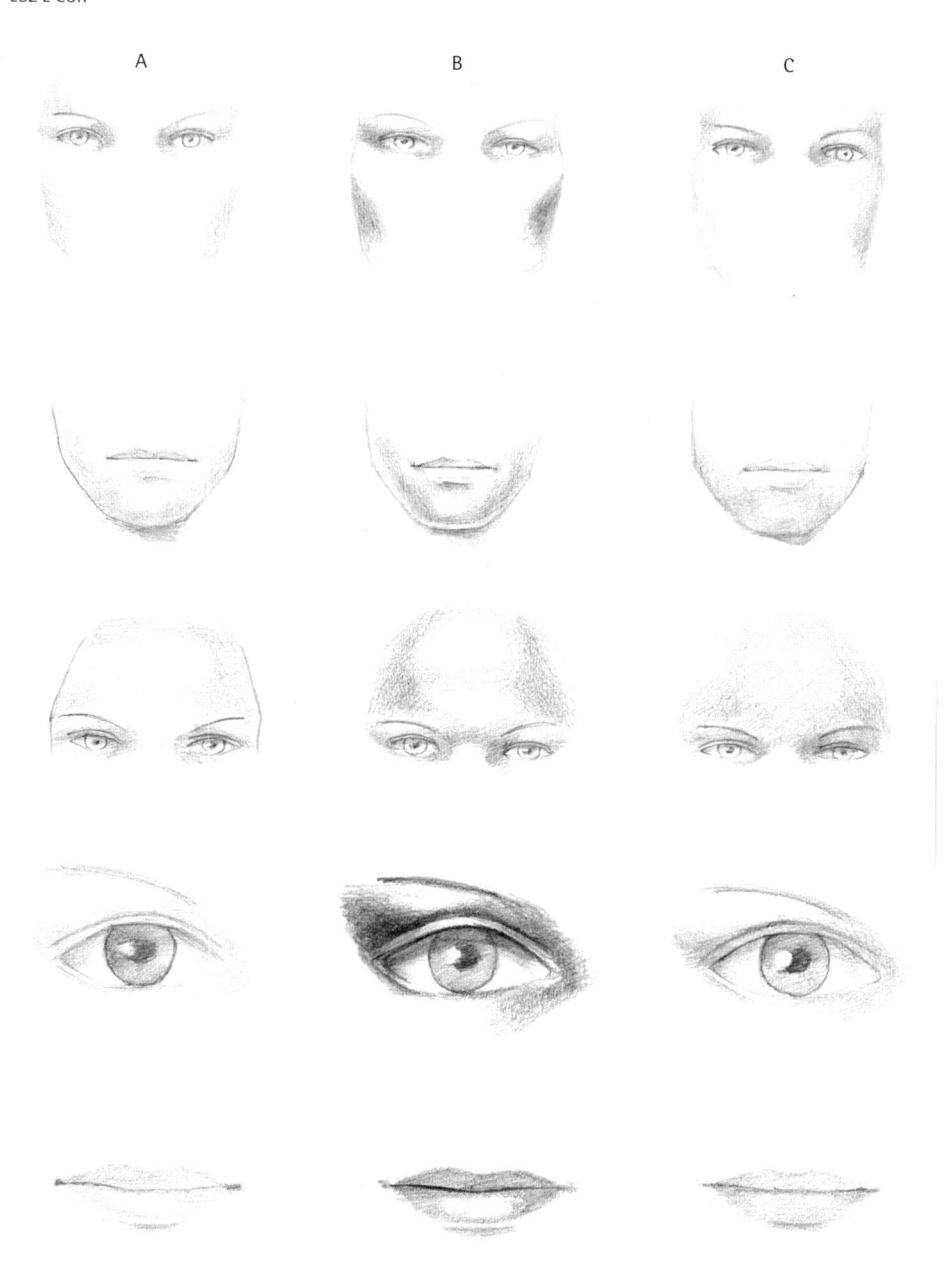

FIG. 137. DESENHOS COMPARATIVOS DA MAÇÃ DO ROSTO, QUEIXO, TESTA, OLHOS E BOCA, COM A UTILIZAÇÃO DE ESCUROS.

A. OS DESENHOS DESTA COLUNA MOSTRAM PARTES DO ROSTO SEM REALCE OU DIMINUIÇÃO DO VOLUME.

B. NESTA COLUNA, OS DESENHOS MOSTRAM COMO AUMENTAR A PERCEPÇÃO DO VOLUME USANDO ESCUROS. A ÁREA EMBAIXO DAS MAÇÃS DO ROSTO FOI ESCURECIDA, ASSIM COMO A ÁREA AO REDOR DO QUEIXO, AS LATERAIS DA TESTA, A ÁREA AO REDOR DOS OLHOS E A COR DOS LÁBIOS.

C. NESTA COLUNA, OS DESENHOS MOSTRAM COMO DIMINUIR A PERCEPÇÃO DO VOLUME USANDO ESCUROS. AS MAÇÃS DO ROSTO FORAM ESCURECIDAS, ASSIM COMO TODO O QUEIXO, TODA A TESTA, AS PÁLPEBRAS E O LÁBIO INFERIOR, CUJO BRILHO FOI ELIMINADO.

TEORIA DA COR

A cor é um dos elementos mais importantes da imagem. A característica principal da pintura é a construção das formas pela cor. No visagismo trabalha-se com a imagem do rosto, portanto é essencial saber como a cor funciona e como usá-la para conseguir os diversos efeitos de maquilagem. É preciso lembrar que a pele de uma pessoa já é pigmentada, então é necessário saber como as cores da maquilagem reagem com a cor da pele. Também é muito importante conhecer as propriedades da cor e saber que impressão transmitem.

Em primeiro lugar, é preciso ter um conhecimento básico do funcionamento da cor e como ela é percebida, da teoria da cor e de como os pigmentos reagem entre si. Não cabe aqui uma explicação muito profunda do funcionamento da luz e de todas as suas características, porque é um assunto muito complexo, portanto limitei-me a dar um entendimento básico.[32]

LUZ E COR

A luz branca é composta de ondas que vibram em frequências diversas, cada uma correspondendo a uma das cores do arco-íris. A frequência de cada onda é obtida dividindo a velocidade da luz que é constante (cerca de 300 mil quilômetros por segundo) pelo comprimento dela. Isaac Newton[33] descobriu que o olho só consegue ver as ondas dentro de um espectro que vai de 400 a 700 milimícrons e que essas ondas correspondem às cores que vemos. Portanto, os comprimentos visíveis são muito pequenos, variando de 400 milimícrons (mµ), para o violeta, até 700 mµ, para o vermelho.

A ausência da luz, portanto, é o preto. O espectro vai do vermelho (infravermelho), a onda mais larga, passando pelo verde e termina no azul-violeta, a onda mais curta. Na realidade *não vemos* cor, mas nosso cérebro registra uma *sensação* de cor quando capta as ondas de luz.

---

[32] Se desejar conhecer mais sobre luz e cor, ver Israel Pedrosa, *Da cor à cor inexistente* (Brasília: UnB, 1989).
[33] Isaac Newton (1642-1727), físico inglês.

COMO SE PERCEBE A COR

Quando a luz incide sobre um objeto, iluminando-o e, portanto, dando condições para sua visualização, somente as ondas que correspondem às cores do objeto são refletidas. As outras são absorvidas numa reação química. Segundo a teoria tricromática, desenvolvida pelos trabalhos de Thomas Young[34] e, posteriormente, de Ludwig Ferdinand von Helmholtz,[35] o olho humano capta as ondas de luz vermelha, laranja, amarela, verde, azul e violeta em três categorias de fibrilas nervosas na retina do olho. A primeira fibrila capta principalmente a luz vermelha, a segunda a luz verde e a terceira a luz violeta. A luz refletida por um objeto estimula as fibrilas de maneira que temos a sensação da cor do objeto.

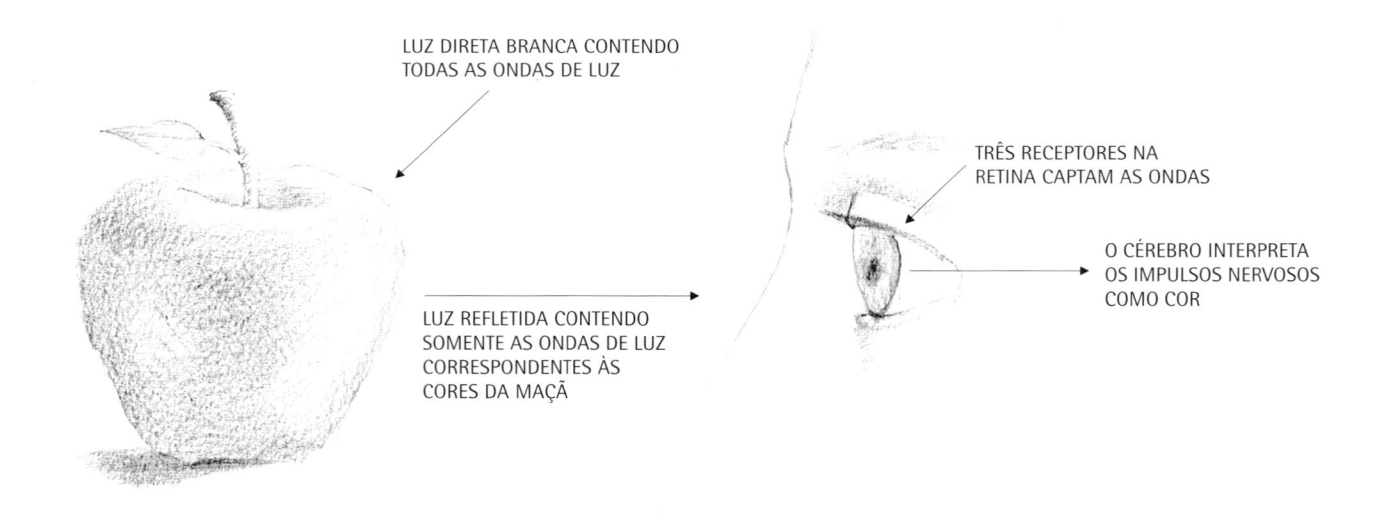

FIG. 138. COMO A COR É PERCEBIDA.

---

[34] Thomas Young (1783-1829), fisiologista do Royal Institute of London.
[35] Ludwig Ferdinand von Helmholtz (1821-1894), físico e fisiologista alemão.

COR ENERGIA E COR PIGMENTO

Ao falar da teoria da cor é importante fazer uma distinção entre *cor* e *pigmento*. Cor é energia e vibra em três faixas de frequência: vermelho, verde e azul. Na mídia eletrônica, por exemplo, a cor é energia, e as cores são obtidas segundo o padrão RGB (*red-green-blue*, que significa vermelho-verde-azul), porque não há pigmento nem matéria. O pigmento é o material químico que tinge uma superfície com certa cor, mas não é a cor em si.

Pigmentos, quando misturados, reagem de acordo com um padrão chamado teoria da cor. No entanto, nem todas as tintas misturam-se como se espera, segundo a teoria da cor. Isso depende muito da qualidade do pigmento, do material químico utilizado e do processo de aplicação das tintas. Por exemplo, quando a cerâmica é queimada, os pigmentos são alterados. No visagismo, quando o cabelo é tingido, a cor natural do cabelo mistura-se com os pigmentos aplicados e influi na cor obtida. A cor da pele também altera a cor da maquilagem. Portanto, a cor de uma base antes de ser aplicada à pele é diferente de sua cor na pele.

Aqui, quando nos referimos a cor, fica subentendido que se trata de pigmento colorido e não de cor energia. Mas lembre-se de que, quando tinturas são misturadas, o resultado pode ser diferente do que a teoria indica ou do que é obtido na pintura artística. Portanto, é preciso aliar a teoria à prática.

MISTURA DE PIGMENTOS

Os pigmentos são classificados em duas categorias: acromáticos e cromáticos. O branco, o preto e os cinzas – produzidos pela mistura do preto e do branco – são acromáticos porque não contêm cor. Todos os outros pigmentos são cromáticos (contêm cor). Portanto, o pigmento branco é o oposto da cor branca – não contém cor alguma, enquanto a luz contém todas as cores.

Todos os outros pigmentos são cromáticos e classificados em três categorias: primários, secundários e terciários. No visagismo até o preto é obtido com pigmentos cromáticos (veja a seguir o que é o preto cromático) e raramente é usado o branco puro.

TRIÂNGULO DA COR

Na figura 139, adiante, você pode ver o que é chamado de *triângulo da cor*. É muito útil para ajudar a lembrar como se misturam pigmentos.

CORES PRIMÁRIAS

Os pigmentos primários são os que não podem ser obtidos pela mistura de outros pigmentos. São considerados pigmentos puros. Existem três: amarelo-cádmio ou cromo, ciano e magenta (o vermelho-cádmio contém um pouco de amarelo). O ciano é um azul mais puro que o azul-ultramar, mas este é encontrado com mais facilidade e pode substituir o ciano. Com esses três pigmentos você pode produzir qualquer outra cor por meio de misturas e, utilizando o branco para clarear, pode obter qualquer tom. Portanto, a totalidade da cor está presente nos três pigmentos primários.

Misturando-os, obtém-se uma cor preta, mas diferente do preto-marfim, porque é um *preto cromático*. Para se conseguir o preto cromático, os pigmentos precisam ser puros, o que se chama *saturados*.

CORES SECUNDÁRIAS

Uma cor secundária é obtida quando dois pigmentos primários são misturados. As secundárias puras são obtidas com pigmentos primários saturados.

- Amarelo-cádmio + magenta = laranja-cádmio. Nem sempre o magenta que se usa é de boa qualidade; se não for, essa mistura produzirá um marrom. Por isso, recomenda-se usar o vermelho-cádmio e o amarelo-cádmio-escuro, ou amarelo-cromo, para obter o laranja.

- Magenta + ciano (ou azul-ultramar) = roxo.

- Ciano (ou azul-ultramar) + amarelo-cádmio-claro = verde-esmeralda.

COR COMPLEMENTAR

Antes de falar nas cores terciárias é preciso explicar o que é *cor complementar*. A parte complementar de qualquer coisa é a parte que falta para completar o todo.

Na cor, o todo é compreendido pelas cores primárias. Portanto, quando uma delas estiver presente, por exemplo o amarelo, para completar a totalidade de cores será necessário ter as outras duas (azul e magenta). No entanto, duas primárias formam uma secundária; nesse caso azul e magenta formam roxo, então a cor secundária (roxo), que é produzida pela mistura de dois pigmentos primários (azul e magenta), é a cor complementar da terceira cor primária (amarelo). Em outras palavras, uma cor primária é complementada pela cor secundária oposta no triângulo de cores. Na realidade, essas cores se complementam. O roxo complementa o amarelo, e o amarelo complementa o roxo.

- Roxo e amarelo se complementam (roxo = azul + magenta).

- Laranja e azul se complementam (laranja = amarelo + magenta).

- Verde e magenta se complementam (verde = amarelo + azul).

CORES TERCIÁRIAS

As cores terciárias são obtidas misturando-se pigmentos de cores complementares ou misturando-se dois pigmentos secundários. São variações do preto cromático (cinzas cromáticos) porque nessas misturas as três primárias são sempre usadas.

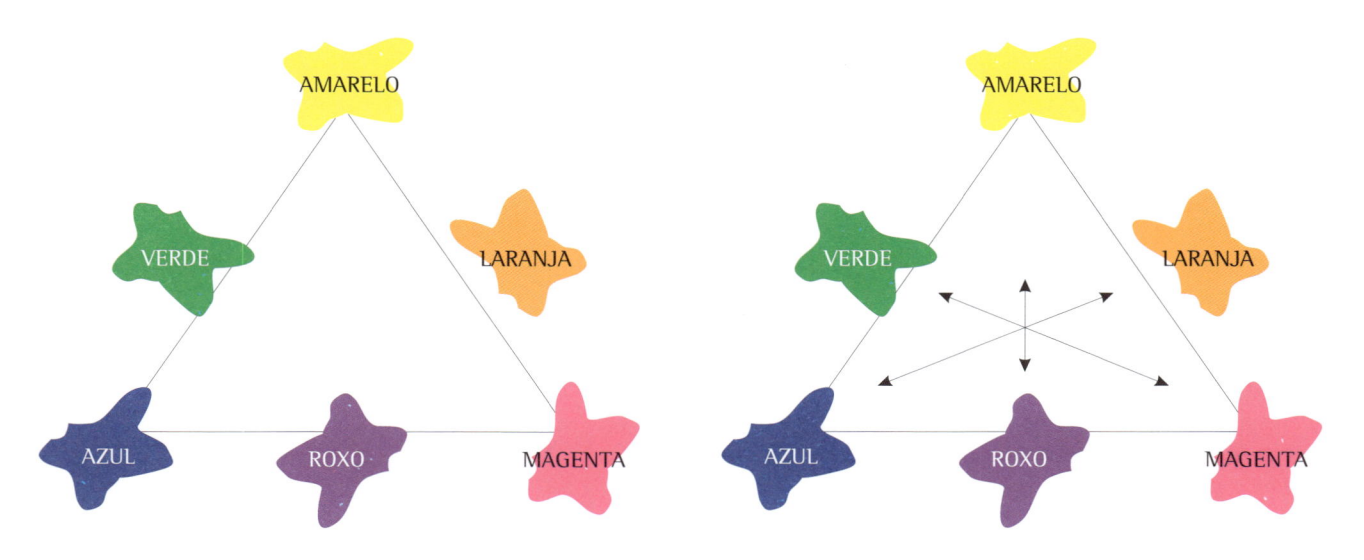

FIG. 139. TRIÂNGULO DA COR.

FIG. 140. TRIÂNGULO DA COR MOSTRANDO COR COMPLEMENTAR.

Basicamente obtêm-se seis cores terciárias pelas seguintes misturas:

- azul + laranja
- amarelo + roxo
- magenta + verde
- roxo + verde
- laranja + verde (terra-de-siena-natural)
- laranja + roxo (terra-de-siena-queimado)

Note que as duas últimas misturas produzem marrons, que também são cinzas cromáticos, com predominância do vermelho ou do amarelo.

Há uma enorme gama de cores terciárias, obtidas variando-se a quantidade de cada cor nas misturas, ou adicionando-se um pouco de branco, que revela os tons de cinza. São cores muito bonitas e de extrema importância para conseguir harmonia de cor.

MARRONS

As cores marrons são especialmente importantes no visagismo, porque toda pele e todo cabelo são basicamente marrons. Há uma grande variedade de marrons, que podem ser frios ou quentes e escuros ou claros, dependendo das cores que os formam. Mas há quatro marrons básicos: terra-de-siena-queimado, terra-de-siena-natural, terra-de-sombra e bege.

Terra-de-siena-queimado

O terra-de-siena-queimado é a cor base dos marrons-avermelhados porque é composto de roxo e laranja, duas cores que contêm vermelho. É o marrom mais quente e corresponde ao tipo outono nas peles brancas e ao *spike* nas peles negras.[36] As peles brancas contêm mais laranja e branco, enquanto as peles negras contêm mais roxo. Também é a cor básica de cabelos ruivos.

Terra-de-siena-natural

O terra-de-siena-natural é a cor base dos marrons-amarelados porque é composto de laranja e verde, duas cores que contêm amarelo. Também é um marrom quente e corresponde ao tipo primavera nas peles brancas e ao calipso nas peles negras. Cabelos castanhos-claros são basicamente dessa cor.

Terra-de-sombra

O terra-de-sombra pode ser frio ou quente, dependendo de sua composição. É formado por terra-de-siena-queimado e verde e é um marrom-escuro, que corresponde ao tipo *jazz* nas peles negras. Se o azul for adicionado, será obtida uma cor muito mais fria e bastante escura, um preto com fundo marrom, a cor da pele do tipo *blues*. Essa é também a cor básica dos cabelos escuros.

Se o branco for adicionado, será obtido um cinza entre o frio e o quente, a cor da pele do tipo nilo. Peles do tipo inverno também têm um fundo dessa cor, que é um verde-acinzentado, mas o roxo também pode ser percebido nos tons das sombras.

Tons de bege

O bege também é um tipo de marrom frio, mas é conseguido misturando-se amarelo, roxo e branco. Quanto mais roxo contiver, mais acinzentado e frio será o bege, e essa é a cor de fundo do cabelo loiro-claro. Contendo mais amarelo, aproxima-se do terra-de-siena-natural e da cor da pele do tipo saara. Quando o roxo é mais avermelhado, o bege fica com um tom rosado que corresponde à pele do tipo verão. No entanto, o verde também está presente nas sombras das peles muito claras.

CRIANDO OS CINZAS CROMÁTICOS

A melhor maneira de entender e perceber a diferença entre os diversos cinzas cromáticos é criando-os com tinta.

---

[36] Para saber mais sobre os diversos tipos cromáticos, ver o capítulo "Tipos cromáticos".

Usando somente as cores primárias – azul, amarelo e magenta – em aquarela ou ecoline e papel do tipo *canson*, faça as misturas para:

1. obter as cores secundárias;

2. obter as cores terciárias;

3. obter os diversos tipos de marrom.

Observe como as cores primárias e secundárias se chocam e como as terciárias combinam com todas as cores e entre si. Observe também que as cores terciárias são muito escuras quando as misturas são feitas com cores saturadas, e obtém-se cinza de vários tons quando as misturas são feitas diluídas com água.

Se preferir, poderá obter essas cores usando pastel seco, tinta a óleo ou tinta acrílica. Em vez de diluir a tinta para clarear os cinzas, use branco. Lembre-se de que só obterá essas cores se usar pigmentos de boa qualidade. Tintas escolares contêm pigmentos de baixa qualidade, mas as estudantis, embora não resistam à luz e ao tempo, produzem boas misturas. Portanto, todas as marcas de pastel servem, embora as de menos qualidade sejam mais difíceis de esfumar, assim como as melhores marcas de tintas nacionais e as linhas secundárias dos grandes fabricantes estrangeiros.[37]

---

[37] Para mais informações sobre materiais, consulte Philip Hallawell, *À mão livre 2: técnicas de desenho*, cit.

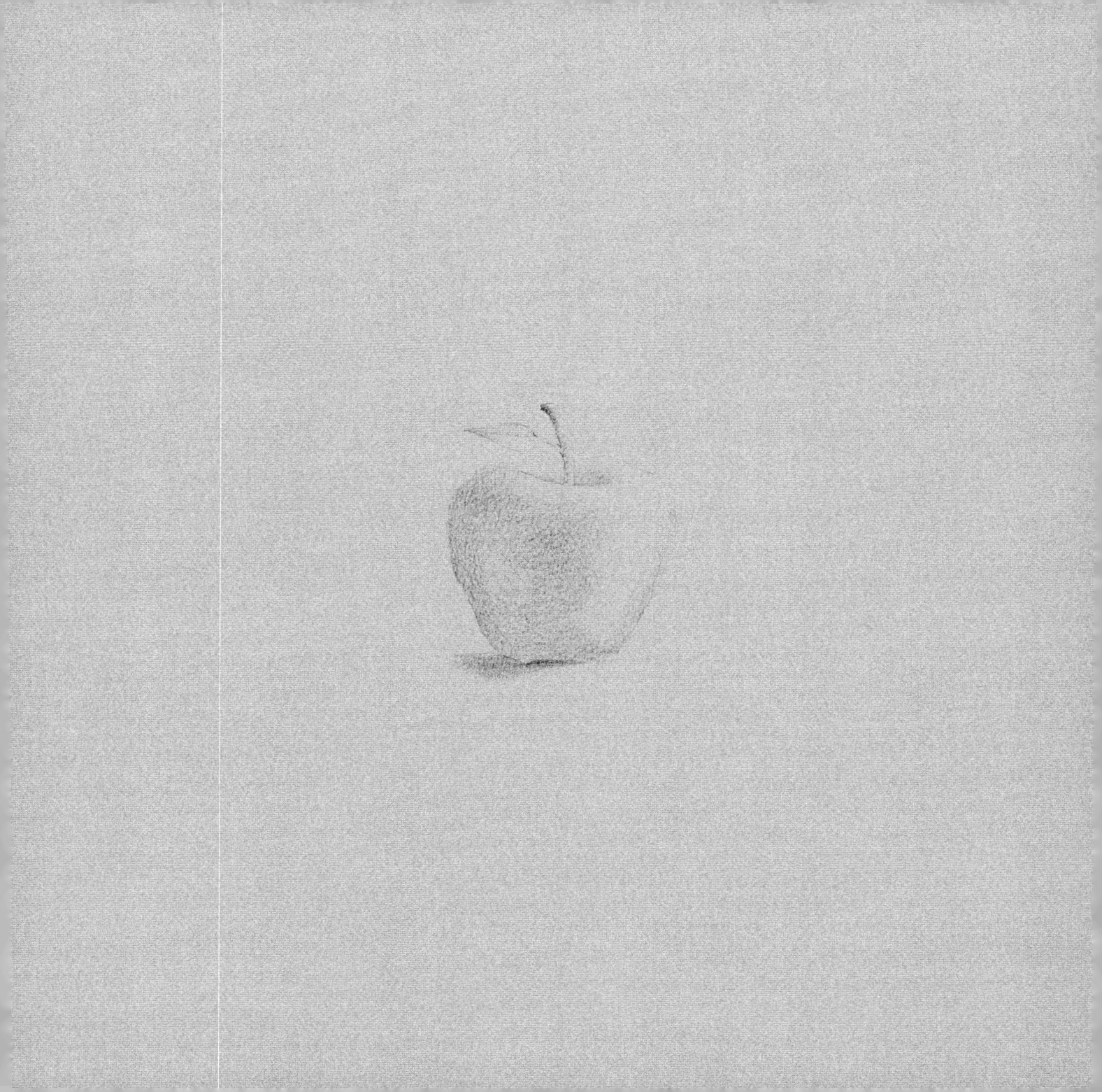

O USO DA COR

Quando se fala em cor, tudo é *relativo*, ou seja, o modo pelo qual percebemos uma cor depende das relações dela com outras cores ao seu redor e com o tom do fundo. Por exemplo, um batom vermelho tem uma aparência completamente diferente numa pele clara e numa pele negra, embora seja o mesmo batom. O mesmo se aplica às tinturas e a outras cores usadas na maquilagem.

Neste capítulo, o enfoque será no uso da cor: como as cores reagem entre si, como se chocam, como se combinam e como é possível obter harmonias de cor. Primeiro é preciso saber sobre os *contrastes* de cor, isto é, como as cores reagem e se chocam.

CONTRASTES DE CORES

Cores primárias e secundárias criam contrastes entre si. Isso quer dizer que, quando uma é colocada ao lado da outra, há uma vibração. Pense em como nos vestimos. Imagine alguém usando uma blusa laranja e uma calça roxa e outra usando a mesma blusa e uma calça preta. Provavelmente concluiríamos que a combinação da primeira é colorida demais, porque o contraste é excessivo. O resultado é uma falta de harmonia de cor.

O contraste de cor ocorre somente entre cores primárias e secundárias, o que gera uma vibração visual. Quando o choque é muito grande, ou quando ocorrem choques sucessivos, sem intervalo, percebe-se uma desarmonia de cor. No entanto, os contrastes bem controlados dão vida e vibrações harmônicas a uma imagem.

- Alto-contraste: entre uma cor primária e a cor secundária oposta (exemplo: magenta e verde).

- Alto-contraste: entre duas cores secundárias (exemplo: laranja e roxo).

- Médio contraste: entre duas cores primárias (exemplo: amarelo e azul).

- Leve contraste: entre uma cor primária e uma secundária vizinha (exemplo: amarelo e laranja).

O contraste entre o verde e o amarelo é uma exceção, assemelhando-se ao contraste entre duas primárias, porque o verde age quase como uma cor primária. Em termos de cor energia, o verde é a cor primária, e não o amarelo.

Quando uma ou as duas cores contrastantes são clareadas ou escurecidas, o contraste diminui. Com as cores saturadas, ou puras, o contraste atinge seu pico.

As cores terciárias são muito importantes na harmonia de cor, pois são *cores neutras* e, portanto, não criam contrastes com outras cores ou entre si. Por serem neutras, não atraem tanto a atenção quanto as cores primárias e secundárias, e muitas vezes não são percebidas. As cores terciárias descansam o olho depois de um estímulo causado por um contraste, e isso é essencial para manter a harmonia da cor num quadro.

Na realidade, a percepção da cor é bastante simbólica. Não é verdade que, quando você pensa em cor, *pensa nas cores vivas*: amarelos, vermelhos, azuis, verdes, roxos e laranja?

Ademais, se você perguntar a uma pessoa de que cor é um telhado, provavelmente ela responderá que telhados são alaranjados ou algo parecido. Mas uma investigação cuidadosa revela que telhados contêm muitas cores variadas e que a maioria é cinza cromático. Verifique você mesmo.

Quando alguém diz que uma árvore é verde, ou que um telhado é laranja, não está percebendo a cor predominante, mas a cor que *ressalta*. As cores que predominam na natureza e na maioria dos objetos são os cinzas cromáticos, as cores terciárias e as neutras. Isso também se aplica ao visagismo. As cores primárias e secundárias são usadas somente para ressaltar os olhos ou a boca e, numa tendência mais moderna, nos cabelos. Aliás, quando o cabelo é pintado com uma cor vibrante, o objetivo é chocar mesmo. Dessa maneira, contrastes de cor são criados sobre um fundo neutro, a pele maquilada com pós de cores terciárias. Por exemplo, efeitos muito bonitos são obtidos quando se usa batom vermelho em contraste a azul nos olhos em certos tipos de pele.

Para compreender como os contrastes funcionam é interessante pintar contrastes sucessivos de cor usando aquarela ou ecoline em papel do tipo *canson*. Use cores bastante saturadas.

Comece pintando uma linha de cor primária e, em seguida, pinte outra linha de cor secundária vizinha. Por exemplo, pinte uma linha amarela seguida de uma linha laranja. Isso cria um contraste de nível baixo. Siga criando outros contrastes de nível baixo. Observe que, à medida que colocar mais linhas e criar mais contrastes, a vibração aumentará.

Em seguida, numa outra folha, pinte uma linha de cor primária seguida por uma linha de outra cor primária (por exemplo, amarelo e vermelho), e continue pintando outras linhas, usando somente cores primárias. Você terá criado sucessivos contrastes médios. Perceba que a vibração das cores aumenta mais rapidamente do que quando os contrastes sucessivos eram de baixa vibração.

Faça o mesmo usando somente cores complementares ou secundárias, para criar contrastes sucessivos de nível alto. O resultado deve ser de muita vibração.

Finalmente, pinte linhas de cores para criar vários contrastes sucessivos de intensidades diferentes, mas coloque pelo menos uma linha de cor neutra, ou linhas brancas ou pretas, entre um contraste e outro. Verá que consegue colocar muito mais cor e manter uma certa harmonia.

Perceba que uma cor muda de aspecto de acordo com as cores ao seu redor. Tanto o azul quanto o laranja parecem mais vibrantes quando estão lado a lado do que quando estão circundados por um tom cinza médio. Observe suas pinturas e veja como o aspecto das cores muda conforme o contexto.

Portanto, se olhar para uma paisagem cuidadosamente, por exemplo, notará que algumas cores percebidas como sendo as mesmas à primeira vista, na realidade são de tons diversos. Um dos maiores desafios de um pintor – especialmente pintores de paisagens – é fazer com que cores diferentes pareçam iguais, assim como acontece na natureza. Por exemplo, quando um bom pintor pinta duas árvores do mesmo tipo e no mesmo plano, mas uma contra o céu claro e a outra contra outras árvores, usa tons diferentes nas duas árvores, mas o espectador perceberá as cores como sendo as mesmas. Se pintasse as duas árvores com a mesma cor, elas teriam aspectos bem diferentes entre si.

HARMONIAS DE COR

O olho humano é extremamente sensível e, embora possa reagir positivamente a estímulos, não gosta deles em excesso. O equilíbrio no uso da cor chama-se *harmonia de cor*. O equilíbrio que se busca é entre as áreas de cor que estimulam o olho e as áreas neutras. Se uma imagem contiver muitos contrastes será de alta vibração; se contiver poucos, será de baixa vibração. O excesso de contrastes quebra a harmonia, e a falta de contrastes gera desinteresse.

Facilita entender a harmonia quando se usa um círculo de cor.

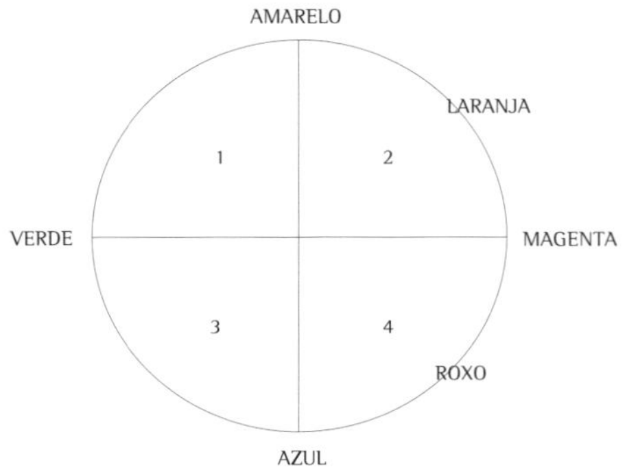

FIG. 141. CÍRCULO DE COR.

Veja que o círculo é dividido em quatro segmentos. Se forem usadas apenas as cores dentro de um segmento, haverá somente baixos e médios contrastes, portanto será mais fácil obter harmonia. No entanto, se forem usadas cores de segmentos diferentes, serão criados altos-contrastes, o que dificultará a obtenção de harmonia.

Existem dois tipos básicos de harmonia: a monocromática e a policromática.

Harmonia monocromática

Na harmonia monocromática uma única cor primária ou secundária é dominante e se usam somente tons variados de uma das cores de um segmento do círculo de cor. Há poucos contrastes de cor, ou nenhum contraste, porque todas as outras cores são terciárias ou secundárias vizinhas. Isso permite o uso de maior quantidade de cor primária ou secundária saturada do que quando há altos-contrastes. O único tipo de contraste é entre tons mais escuros e mais claros de uma mesma cor.

A ausência de contrastes permite a valorização de uma única cor. Muitos velhos mestres – como Rembrandt, com seus quadros amarelos e marrons, e toda uma escola que o seguiu – pintaram quase somente quadros monocromáticos. Na arte moderna, Picasso teve sua fase azul, quando todos os quadros eram basicamente azuis, e depois a fase rosa. Monet também pintou alguns quadros monocromáticos, em tons de verde, do seu jardim, muito vibrantes e belos.

Como pode ser visto na figura 142, na harmonia monocromática a cor dominante – neste caso terra-de-siena- -queimada – é trabalhada junto com várias cores terciárias.

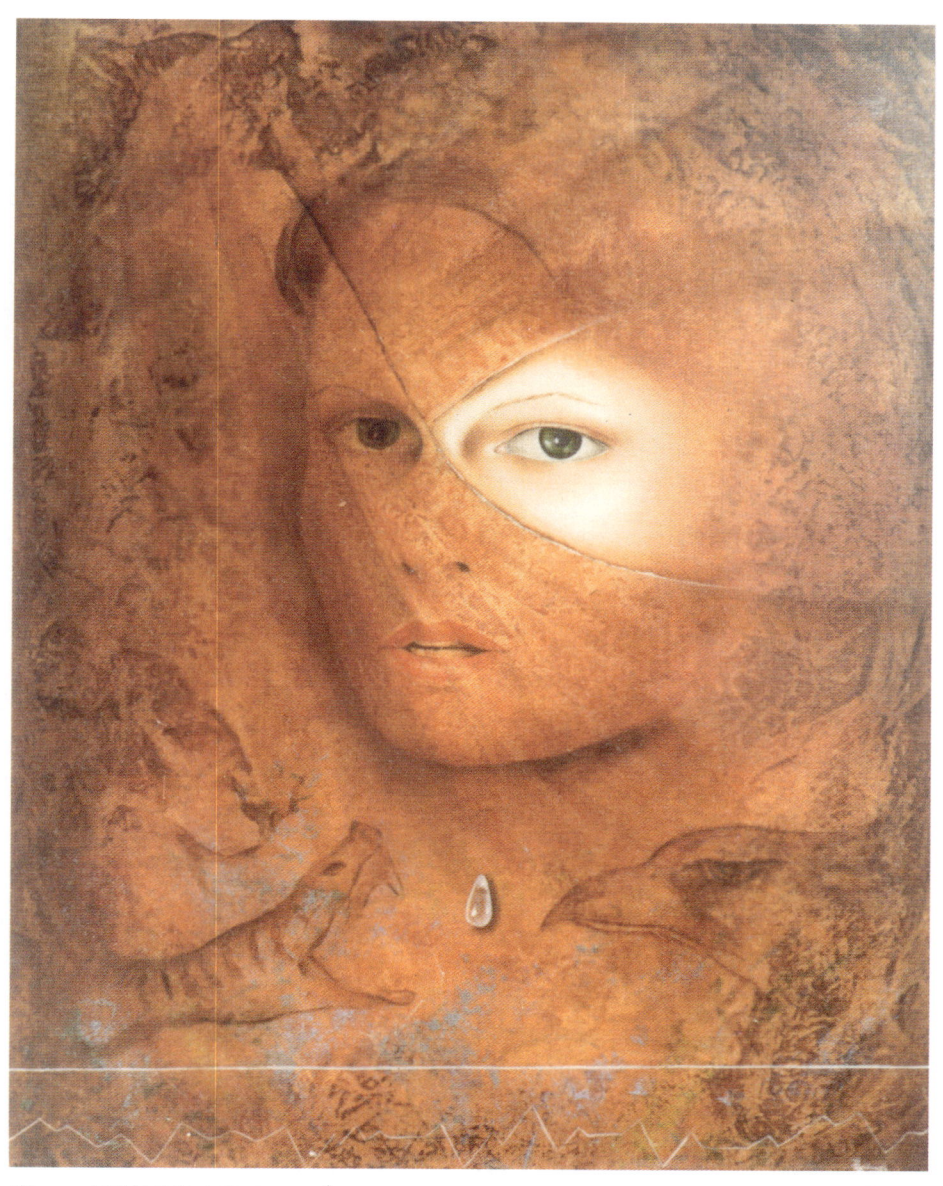

FIG. 142. HARMONIA MONOCROMÁTICA: *SUBCONSCIENTE IV* (1982), DE PHILIP HALLAWELL. ÓLEO SOBRE TELA, 50 CM × 65 CM. COLEÇÃO BENEMAR GUIMARÃES.

Para ver como isso funciona na prática, pinte um fundo contendo cores e tons diferentes de cinza cromático, fazendo com que as cores de um dos segmentos do círculo de cor predominem nos cinza. Por exemplo, se escolher o segmento que contém os amarelos e os vermelhos, pinte o fundo com tons de cinzas amarelados e avermelhados, o que incluirá os marrons. Sobre a pintura seca, aplique algumas linhas, pequenas marcas e pequenas pinceladas de tons variados de uma das cores do mesmo segmento – no caso seriam tons variados de amarelo, laranja ou vermelho, mas não todos eles.

Faça isso até sentir que a harmonia se perdeu. É preciso ultrapassar o limite para conhecê-lo. Não tenha medo de estragar a pintura, porque poderá voltar a obter harmonia acinzentando a cor pura, transformando-a num cinza cromático. Ademais, saber como transformar um "erro" num "acerto" é uma valiosa lição.

Harmonia policromática

Harmonias policromáticas são muito coloridas, mas num exame mais cuidadoso percebe-se que não contêm muita cor primária ou secundária. Apresentam muitos contrastes em áreas pequenas separadas por áreas maiores de cores neutras ou cores muito claras, quase brancas, criando, dessa forma, espaços entre os contrastes de cor, o que dá tempo para o olho descansar na passagem de um contraste para outro.

Muitos artistas procuraram o limite da harmonia da cor. Vale a pena ver que grandes mestres da cor – como Rafael Sanzio (1483-1520), Tiziano (1485-1576), Jan Vermeer (1632-1675), William Turner (1775-1851), Claude Monet (1840-1926), Wassily Kandinsky (1866-1944) – e muitos artistas modernos trabalharam com relativamente pouca cor, mas souberam valorizar os contrastes.

Para ver como funciona a harmonia policromática, faça uma pintura do mesmo jeito que a anterior, só que desta vez use primeiro todas as cores de um dos segmentos. Sobre um fundo pintado com tons de cinza cromáticos, aplique linhas, círculos, triângulos, pequenas marcas e pinceladas de tons diversos das cores do segmento escolhido, até sentir que a harmonia foi perdida.

Perceba que não se pode usar tanta cor quanto na harmonia monocromática, sem perder a harmonia.

No entanto, como foram usadas cores que criam somente contrastes baixos e médios, há como usar bastante cor.

Mas, se fizer outra pintura, da mesma maneira, utilizando todas as cores do círculo, perceberá que não conseguirá usar tanta cor primária e secundária sem perder a harmonia, porque haverá contrastes de alta intensidade.

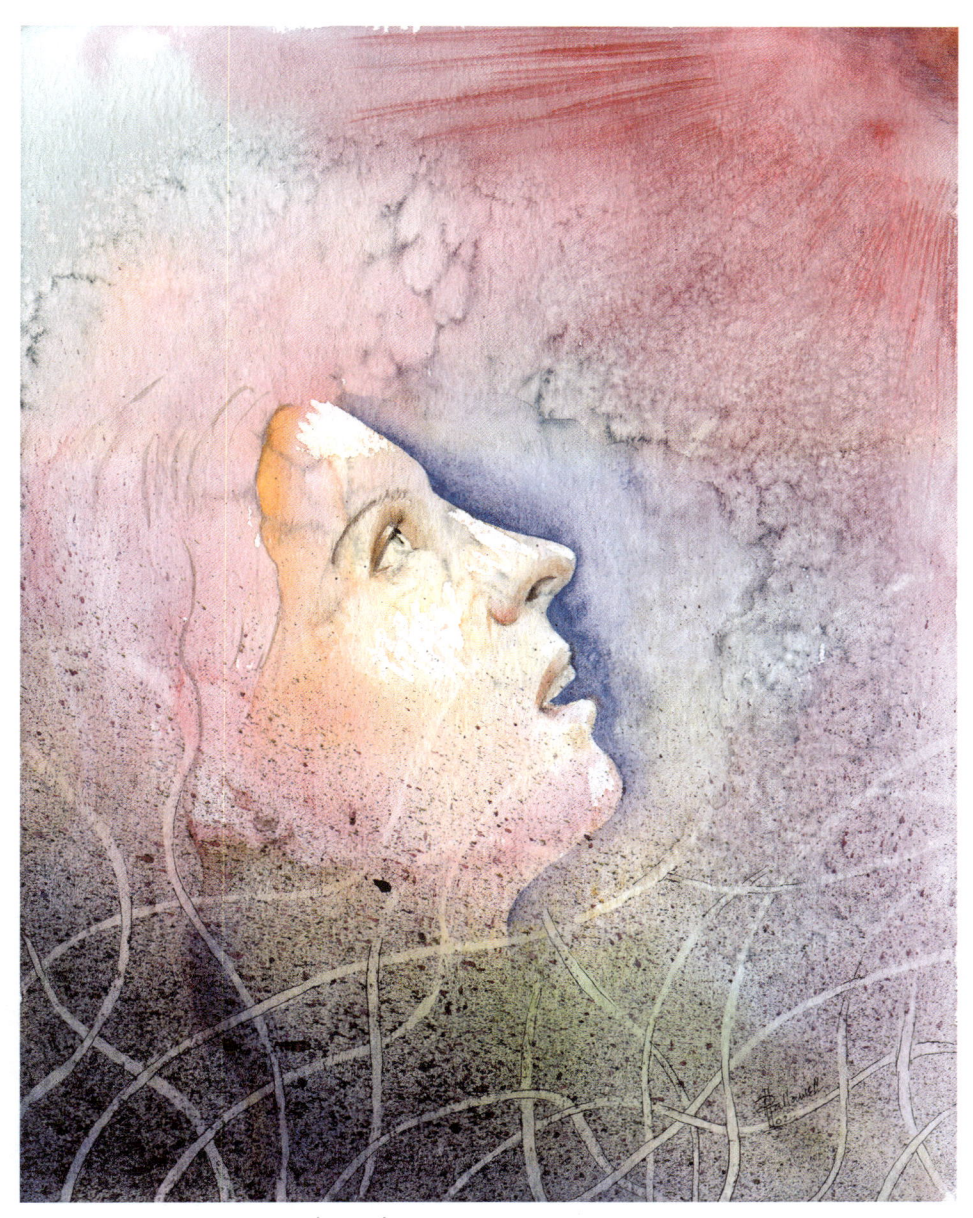

FIG. 143. HARMONIA POLICROMÁTICA. *ÊXTASE XV* (2002), DE PHILIP HALLAWELL. AQUARELA, 24 CM × 32 CM.

CLASSIFICAÇÃO DAS CORES

Além da classificação das cores como primárias, secundárias e terciárias, existem as classificações por *tons* e *temperatura*. Todos os tipos de contraste influem na harmonia. Na ausência de contrastes de cor, pode-se criar vibração usando contrastes de tom e de temperatura da cor.

CONTRASTES DE TONS

Assim como tons claros contrastam com tons escuros, cores claras contrastam com cores escuras.

As cores claras são:

- amarelo;
- laranja;
- verde-amarelado.

As cores escuras são:

- vermelho;
- roxo;
- azul;
- verde.

Contrastes de tons também podem ser obtidos opondo cinzas cromáticos claros e escuros, ou opondo cinzas cromáticos com a primárias e secundárias.

Se você pintar um fundo com cinzas cromáticos, mas com contrastes de tom, verá como isso funciona. Deve haver áreas mais escuras e mais claras. Sobre uma área escura, pinte uma marca vermelha (cor escura), depois pinte a mesma cor sobre uma área clara. Perceba como aparece mais destacada sobre a área clara. Faça o mesmo usando amarelo (cor clara) e perceberá que aparece mais sobre a área escura. Se aplicar as duas cores sobre uma área de tom médio, perceberá o contraste de tom entre o amarelo e o vermelho, além do contraste de cor. Note que a cor depende do seu contexto. Lembre-se de que toda cor muda de aparência quando o fundo é mudado: mais uma demonstração da relatividade da cor.

CONTRASTES DE TEMPERATURA

As cores também são classificadas de acordo com a temperatura. Uma das características inerentes das cores é que passam uma sensação de frio ou quente. Por isso classificamos as cores em *frias* ou *quentes*.

- Amarelo, laranja e vermelho são cores *quentes*.

- Azul, verde e roxo são cores *frias*.

Os cinzas cromáticos também são quentes ou frios, e isso depende da cor que predomina na mistura. Por exemplo, quando se misturam amarelo e roxo, o cinza será quente se a mistura contiver mais amarelo, e será frio se contiver mais roxo. Roxo e verde produzem um cinza muito frio porque ambas as cores são frias, enquanto laranja e roxo produzem um cinza quente, o marrom, porque ambas as cores são quentes.

Portanto, uma imagem terá um *clima* (ou *atmosfera*) quente ou frio, dependendo da cor primária ou secundária dominante.

Quando uma cor fria é colocada ao lado de uma cor quente, há um contraste de temperatura na cor. Isso se aplica tanto às cores primárias e secundárias quanto às terciárias. Obviamente, um contraste de temperatura entre duas cores primárias também produz um contraste de cor, e pode haver ainda um contraste de tom. Novamente percebemos que o aspecto de uma cor – neste caso, seu grau de temperatura – muda de acordo com o que está a seu redor. Geralmente, o recurso do contraste de temperatura é criado usando uma cor primária ou secundária e um cinza cromático para valorizar o clima dominante da imagem. Um pouco de cor fria, colocada em contraste com uma cor quente, valoriza o clima quente. O inverso também ocorre.

Além de tudo isso, a cor pode determinar se a imagem será sombria e escura, ou alegre e clara.

Veja como é isso na prática. Pinte um fundo com cinzas cromáticos frios e crie uma harmonia monocromática usando uma cor fria dominante, digamos, o azul. Acrescente um pouco de cinza quente (alaranjado, por exemplo) e observe o efeito.

Faça o inverso, pintando somente com cores quentes sobre cinzas quentes, e, depois, acrescente um pouco de cinza frio. Observe o efeito.

Se quiser criar uma pintura fria, sombria e escura, use os cinzas azulados, arroxeados e esverdeados escuros e acrescente um pouco (muito pouco) de cinza quente escuro, por exemplo, marrom. Sobre isso, aplique azuis, verdes e roxos mais saturados.

Se quiser criar uma pintura quente, alegre e clara, use, ao contrário, cinzas amarelados e avermelhados claros, acrescente um pouco de cinza frio e, sobre isso, aplique amarelos e vermelhos mais saturados.

COR IRRADIADA

A luz que é refletida por aquilo que se vê é sempre da cor do objeto, mas a luz que incide sobre o objeto contém todas as cores. Essas outras cores, portanto, estão presentes e, embora não sejam visíveis, são irradiadas e percebidas. Essas irradiações têm influência nos contrastes de cor e na construção da cor.

A cor irradiada é justamente a cor complementar do objeto. Por exemplo, se um objeto é azul, as cores que não foram absorvidas são o amarelo e o magenta, que se misturam e formam o laranja. Mas isso não é normalmente visível, e é por isso que se chama *cor inexistente*.[38] Quando olhamos para um objeto de determinda cor, um dos três receptores no olho é estimulado mais que os outros. Porém, logo em seguida, os outros dois receptores se tornam mais sensíveis, o que nos permite perceber a cor complementar do objeto.

Na pintura, consegue-se maior vibração de cor quando se pinta uma cor sobre sua cor complementar. Por exemplo, na pintura de uma maçã, o vermelho será mais vibrante se for pintado sobre uma base verde.

Se você quiser "ver" essa cor irradiada, faça o seguinte: olhe fixamente para um objeto de cor uniforme – um pedaço de papel colorido, por exemplo – durante cerca de 20 segundos e, imediatamente, transfira seu olhar para uma parede

---

[38] Para um aprofundamento nesses aspectos da cor, ver Israel Pedrosa, *Da cor à cor inexistente*, cit.

branca, olhando fixamente por alguns segundos. Gradualmente, uma "sombra" do objeto aparecerá, só que da cor complementar do objeto. Se a cor do objeto for vermelha, por exemplo, a sombra será verde-clara. Essa é a cor inexistente, ou irradiada.

A cor inexistente também é visível quando se pintam diversas faixas onduladas de uma mesma cor lado a lado, deixando um espaço em branco entre as faixas. Nesse espaço é irradiada a cor inexistente. Esse recurso foi usado largamente por artistas do movimento da OpArt,[39] especialmente por Barbara Hepworth, Bridget Riley e Israel Pedrosa.

COR DA SOMBRA

Uma das grandes dificuldades no uso da cor é conseguir a cor da sombra de um objeto. Lembre-se de que na sombra incidem luzes refletidas, portanto também são refletidas as cores que circundam um objeto. A cor do objeto, pura, só vai ser vista na parte do objeto iluminada pela luz sem brilho, enquanto a sombra será feita de uma mistura de cores.

A sombra, em qualquer objeto, é sempre uma cor terciária, um cinza cromático. A sombra absoluta é a ausência total de luz, portanto preta. Mas sombras absolutas não são "vistas" – o que é registrado é uma ausência, um vácuo ótico. As sombras que realmente podem ser vistas são cinzentas ou marrons. Para sombrear é só adicionar, na proporção necessária, a cor complementar à cor do objeto, seguindo esta tabela:

TABELA 3. A COR DA SOMBRA

Cor do objeto	Cor da sombra
Amarelo	Amarelo + roxo
Azul	Azul + laranja
Vermelho	Vermelho + verde
Verde	Verde + vermelho ou verde + roxo
Laranja	Laranja + azul ou laranja + roxo
Roxo	Roxo + verde

[39] OpArt: movimento criado nos anos 1960 que explorava ilusões óticas na arte.

A cor da luz refletida, no entanto, pode ser qualquer uma. O que define isso é a cor daquilo que reflete a luz. Por exemplo, se uma pessoa está ao lado de uma parede azul, a luz refletida no seu rosto será azulada.

No visagismo, o volume é acentuado ou diminuído quando se criam contrastes de tons maiores ou menores nas áreas de sombra, como foi visto no capítulo "A luz". Os materiais utilizados para isso são pigmentados, portanto é preciso levar em conta os contrastes de tons das cores, os contrastes das cores em si e os contrastes de temperatura. Cores mais fortes são usadas para ressaltar algumas partes do rosto, como, por exemplo, os lábios e os olhos. É essencial que se saiba que efeito isso provocará no todo.

Como veremos no próximo capítulo, as peles são classificadas de acordo com sua temperatura, além de seu tom, e isso influi na harmonização das cores da maquilagem também. Podemos dizer que o visagista pinta sobre uma superfície de um cinza cromático, pois é uma cor neutra, que já tem o tom e a temperatura predeterminados e imutáveis. Os contrastes serão criados do mesmo jeito que nas pinturas deste capítulo.

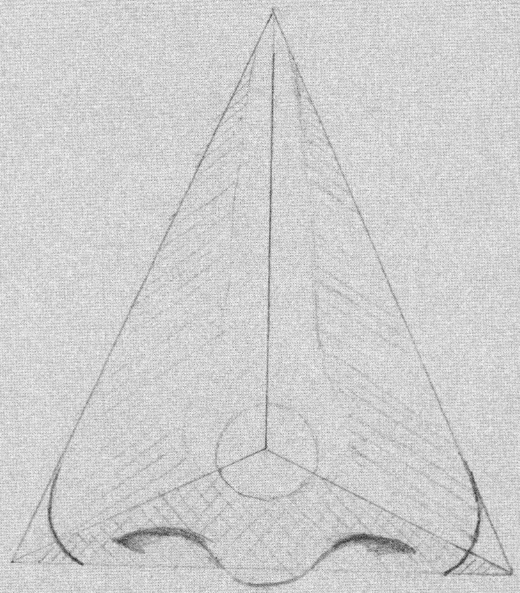

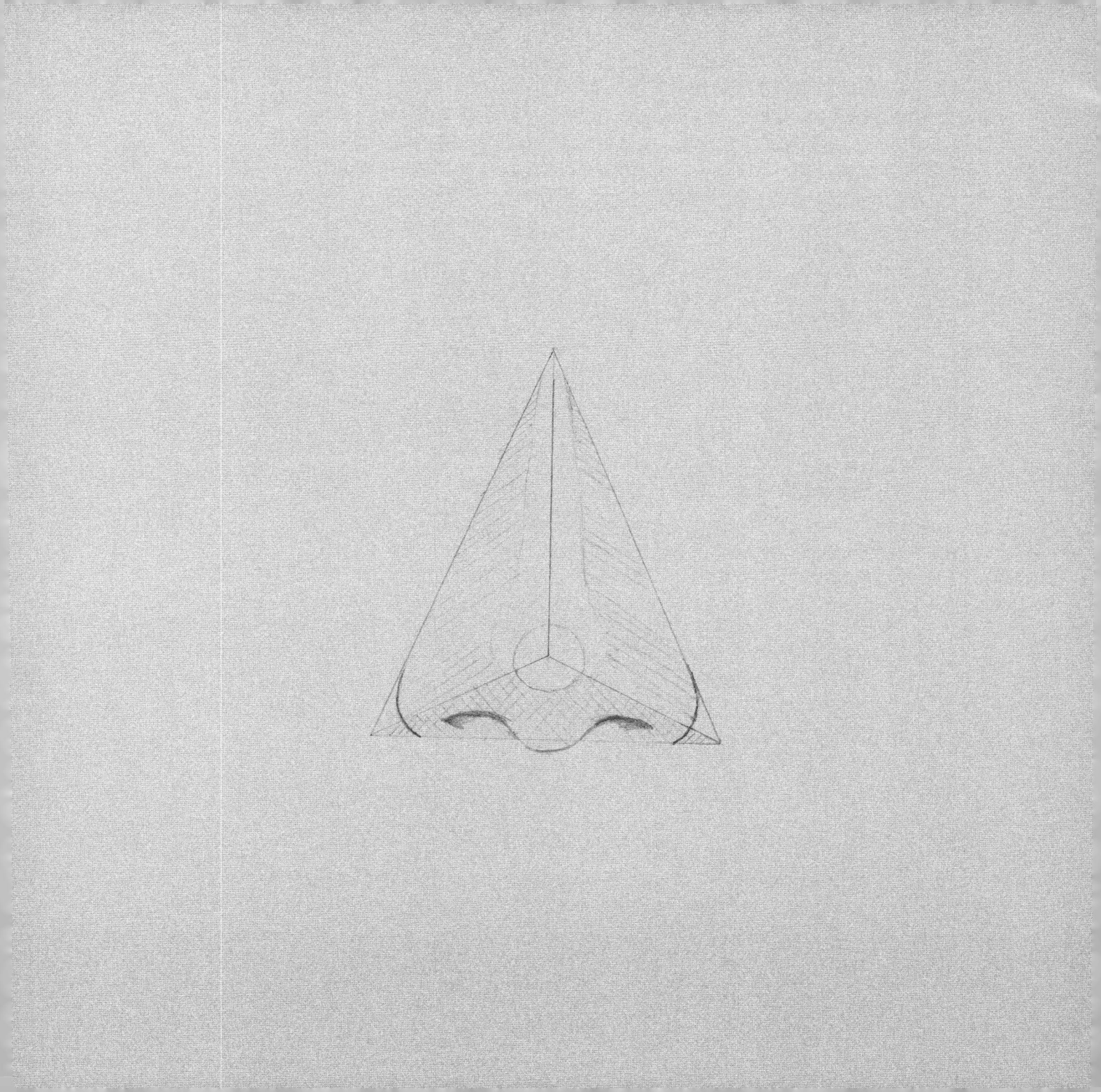

TIPOS CROMÁTICOS

No visagismo a temperatura das cores tem especial importância, porque o tom da pele é classificado de acordo com a temperatura da cor da tez, da cor e do reflexo do cabelo e da cor dos olhos.

A classificação das cores no visagismo é baseada nos trabalhos de Johannes Itten (1888-1967),[40] enquanto professor da Bauhaus, na Alemanha. Suas teorias e seu esquema *Color Star* (estrela de cor) são as referências mais importantes sobre cor. Ele também percebeu que seus alunos produziam os melhores trabalhos quando selecionavam suas próprias cores e que essas geralmente tinham uma relação com sua aparência física.

A partir de seu trabalho, Robert Dorr (1905-1980) criou o sistema *Color Key* durante os anos 1930, especificamente para o visagismo, que classificava as cores em duas categorias de temperatura: fria e quente.

A pele tem uma tonalidade de base, que é azulada (fria) ou dourada (quente), e uma intensidade que vai do claro ao escuro. No *Color Key*, a primeira categoria é a das cores azuladas que harmonizam com magenta e são frias. A segunda é a das cores douradas que harmonizam com laranja e são quentes.

A partir de então, houve muitas experiências que ampliaram o conceito original de classificação das cores da pele, dos cabelos e dos olhos para quatro grupos. Estes são conhecidos por "estações": primavera, verão, outono e inverno. A artista plástica Suzanne Caygill usou tintas para reproduzir o tom exato da pele de seus clientes e uma paleta de cores que combinava com cada tom. Dentro destas quatro classificações ela subdividiu em sessenta e quatro tipos de pele.

No entanto, essa classificação se aplica basicamente às peles claras e deve ser adaptada quando se trata de peles negras. Jean Patton, em seu livro,[41] classifica a pele negra em seis grupos: *nilo*, *blues* e *saara* (frias), e *calipso*, *jazz* e *spike* (quentes).

---

[40] Johannes Itten, *The Art of Color* (Nova York: John Wiley and Sons, 1997); e *The Elements of Color* (Nova York: John Wiley and Sons, 1970).
[41] Jean E. Patton, *Color to Color* (Nova York: Fireside Books, 1991).

Por muito tempo essas informações eram restritas a poucos e guardadas em segredo, até que Bernice Kentner publicou seu livro[42] em 1976, hoje considerado antiquado. Depois disso houve muitos avanços na maneira de fazer as classificações e deu-se mais atenção a grupos minoritários, especialmente nos Estados Unidos.

Para o visagista que trabalha no Brasil, é muito importante ter conhecimento de todas essas classificações, porque a população brasileira é muito eclética. Encontram-se todos os tipos em todos os lugares, por causa das diversas descendências e misturas de raças.

PRIMAVERA

As peles deste grupo pertencem à categoria de cores quentes, e a tonalidade básica é um dourado-amarelado. É um tipo delicado e alegre, caracterizado por amarelo-claro, laranja e verde-amarelo.

Muitos ingleses, franceses, italianos do norte e portugueses claros são do tipo primavera.

As cores dos olhos são:
- marrom-claro;
- verde-cinzento;
- azul-claro;
- azul-turquesa.

As cores dos cabelos são:
- marrom-claro;
- loiro-veneziano;
- loiro-avermelhado;
- cenoura;
- vermelho-claro;
- castanho-dourado.

---

[42] Bernice Kentner, *Color me a Season* (Antioch: Ken Kra Publishers, 1978).

As cores que combinam com o tipo primavera são luminosas, tenras e delicadas. São elas:
- amarelo;
- verde;
- champanhe;
- pêssego;
- rosa-chá;
- coral;
- rosa-alaranjado;
- vermelhão;
- azul-lavanda;
- azul-esverdeado.

OUTONO

A pele do tipo outono também é quente e da classificação dos dourados, mas com predominância do vermelho. É dourado e vivo e caracterizado pelo amarelo-dourado, terra-de-sombra (marrom) e terra-de-siena (ferrugem).

O irlandês ruivo é um exemplo do tipo outono.

As cores dos olhos são:
- marrom-luminoso;
- marrom-amarelado;
- verde;
- turquesa;
- cinza-dourado com íris com pepitas douradas.

As cores dos cabelos são:
- ruivo;
- ruivo-loiro-escuro;

- castanho com reflexos dourados ou cobre;
- marrom-avermelhado (terra-de-siena-queimado).

As cores que combinam com o tipo outono são basicamente avermelhadas e quentes. São elas:
- amarelo-dourado;
- amarelo-alaranjado-brilhante;
- bege-escuro;
- terra-de-siena;
- verde-musgo;
- bronze;
- marrom-claro-amarelado.

INVERNO

As cores do tipo inverno são frias e da categoria das azuladas, francas e contrastantes. São caracterizadas pelo cinza-verde e o azul-vivo.

Muitos orientais e árabes têm este tipo de pele.

As cores dos olhos são:
- marrom;
- marrom-escuro;
- preto;
- azul-esverdeado.

As cores dos cabelos são:
- castanho-médio ou escuro;
- marrom-escuro;
- pimenta-e-sal.

As cores que combinam com o tipo inverno são vivas e fortes, caracterizadas pelo azul puro. São elas:
- vermelho-carmim (um vermelho-escuro que contém um pouco de azul);
- azul-ultramar;
- rosa;
- violeta-escuro;
- amarelo-limão;
- azul-gelo;
- verde-água;
- rosa-pérola.

VERÃO

As cores do tipo verão são frias, doces e delicadas, caracterizadas pelo rosa, pelo azul e pelo marrom-rosado.

Pessoas muito loiras dos países nórdicos e do norte da Europa são, na maioria, do tipo verão.

As cores dos olhos são:
- azul;
- verde;
- azul-cinzento;
- azul-claro;
- avelã;
- violeta.

As cores dos cabelos são:
- loiro;
- loiro-claro;
- loiro-escuro;
- cinza-prateado;
- castanho-claro.

As cores que combinam com o tipo verão são suaves e delicadas, caracterizadas pelos tons pastel. São elas:
- rosa-pó;
- verde-água;
- azul-céu;
- cinza-pérola;
- magenta (vermelho-escuro puro);
- framboesa;
- cereja;
- azul-cinzento;
- marrom-rosado;
- amarelo-claro;
- ameixa.

PELES NEGRAS

As peles negras são de uma variedade muito grande. Vão desde as mais claras, que são acinzentadas, passando por claras amareladas, mais escuras avermelhadas, até o muito escuro, que é azulado. Portanto, também são classificadas em tipos frios e tipos quentes.

Em razão da maior variedade de tons das peles negras, associados às cores bases, as diferentes tezes são classificadas em seis tipos (classificação criada por Jean Patton):[43]

Nilo

As cores do tipo nilo correspondem ao tipo verão, portanto também são frias, doces e delicadas. É uma pele clara e fria das seguintes cores: cremoso-rosado, chocolate-branco, rosa, bege, marrom-rosado, cor-de-azeitona-claro-acinzentado. Os olhos podem ser cinzentos, esverdeados, azulados ou castanho-claros. O cabelo é castanho-claro ou médio, ou acinzentado.

---

[43] Jean E. Patton, *Color to Color*, cit.

Blues

O tipo *blues* corresponde ao tipo inverno. É a pele negra mais escura, de tom azulado, portanto também fria. Os olhos são de um marrom muito escuro, quase preto, e o cabelo é preto, marrom-escuro ou acinzentado-escuro. Suas cores são vivas e contrastantes, com predominância para o azul.

Jazz

A pele do tipo *jazz* é escura, mas não tanto quanto a do tipo *blues*, e também é fria. Portanto, também corresponde ao tipo inverno. Os olhos são de um marrom-escuro ou preto, e o cabelo é preto, marrom-médio ou escuro, ou cinza-azulado. Cores vivas, com predominância para o magenta e o roxo, combinam com a pele do tipo *jazz*.

Saara

A pele do tipo saara é clara e amarelada, e neutra. Seus aspectos correspondem ao tipo inverno. Os olhos geralmente são marrom-amarelados ou esverdeados, mas também podem ser castanhos e até azuis. O cabelo é castanho ou marrom-claro, loiro-escuro ou ruivo-médio. Suas cores são delicadas, com predominância para os amarelos-claros e verdes-claros.

Calipso

As cores do tipo calipso correspondem ao tipo primavera. É uma pele de tom médio, com características quentes e frias, e sua cor base é o amarelo-dourado, mas é um tipo de pele que combina com quase todas as cores. Os olhos são pretos, castanhos, marrom-amarelados ou marrom-esverdeados, mais escuros do que claros. O cabelo é preto, castanho-médio ou escuro, ou ruivo-escuro. As cores que combinam são luminosas, e predominam o amarelo e os tons de rosa.

Spike

A pele do tipo *spike* também é de tom médio, mas quente e avermelhada. Corresponde ao tipo outono. No Brasil, esse tipo de pele é chamado de *jambo*. Os olhos são castanho-escuros ou pretos, ou esverdeados. O cabelo é preto, castanho-médio ou escuro, ruivo-médio ou escuro, vermelho ou cinza. As cores que combinam são basicamente avermelhadas e alaranjadas.

Perceba que, basicamente, as cores que combinam com os diferentes tipos de pele branca também combinam com as correspondentes peles negras.

Outra coisa que é preciso lembrar é que, quando se maquila uma pele negra média ou escura, a relação do claro com o escuro muda. Quando uma cor clara é aplicada sobre a pele escura, as formas do rosto se ressaltam, enquanto as cores escuras não criam o mesmo efeito de profundidade, como nas peles brancas e claras.[44]

COMO CLASSIFICAR A PELE

Existem três passos para classificar o tipo de pele de uma pessoa: descobrir o tom, a temperatura e a estação da pele. É importante não haver interferência da cor dos cabelos e da roupa, então cubra a roupa e os cabelos com panos brancos antes de iniciar o teste. A melhor forma de fazer esse teste é com panos que cubram os ombros, mas, se isso não for possível, coloque pedaços coloridos de panos ou papel contra a linha do queixo.

1º Descobrir o tom da pele

Este passo é simples, mas fundamental. Veja se a tez é clara ou escura.

2º Descobrir a temperatura da pele

Para descobrir a temperatura da pele, é preciso compará-la com várias amostras de cores, para ver com quais ela combina melhor. Compare a pele com duas amostras de brancos, amarelos, vermelhos, verdes, azuis e pretos, sendo uma de cor quente e outra de cor fria, de acordo com a tabela 4. Veja que o amarelo "frio" contém um pouco de verde, enquanto o vermelho "frio" contém um pouco de azul. Por outro lado, o azul "quente" e o verde "quente" contêm um pouco de vermelho.

Primeiro, compare uma amostra de *cor branca* e outra de *cor creme* ou com uma amostra prateada e outra dourada. Peles frias combinam melhor com o branco, enquanto peles quentes combinam melhor com o creme e o dourado.

Em seguida, compare a pele com amostras de cor fria e de cor quente, de diversas cores: vermelho, amarelo, azul e verde. Isso confirmará se a pele é fria ou quente, pois peles frias combinarão melhor com cores frias e vice-versa. Note especialmente a região ao redor dos olhos. Verá que a cor da pele parece mais uniforme quando comparada a uma cor compatível.

Note também com quais cores a pele combina melhor.

---

[44] Ver o capítulo "A luz".

Em seguida, compare uma amostra de *cor rosa* (fria) e outra de *cor-de-damasco* (uma cor quente, um alaranjado suave) com a pele. Há duas possibilidades:

- O rosa harmoniza melhor, e o damasco deixa a pele com um tom amarelado.

- O damasco harmoniza melhor, e o rosa branqueia a pele.

Depois, compare uma amostra de *cor fúcsia* (um vermelho frio que contém um pouco de azul e parece com magenta) e outra de *cor-de-tijolo* (quente) com a pele. Novamente há duas possibilidades:

- O fúcsia harmoniza melhor, e o cor-de-tijolo amarela a pele.

- O cor-de-tijolo harmoniza melhor, e o fúcsia branqueia.

Se você percebeu que o rosa e o fúcsia combinam melhor com a tez, então a pele é fria.

Ao contrário, se percebeu que o damasco e o cor-de-tijolo combinaram melhor, então a pele é quente.

Finalmente, compare uma amostra de *cor preta* (fria) e outra de *cor marrom-escura* (quente).

TABELA 4. COMPARAÇÃO DE CORES

Cores que combinam com peles frias	Cores que combinam com peles quentes
Amarelo-cádmio-limão	Amarelo-cádmio
Carmim	Vermelho-cádmio
Verde	Verde-musgo
Azul (ciano)	Azul-púrpura
Rosa (verão)	Damasco (primavera)
Fúcsia (inverno)	Tijolo (outono)

Por causa da maior variedade de tipos, quando a pele for negra, faça também um teste com diversos vermelhos, de acordo com a tabela 5.

TABELA 5. RELAÇÃO DE VERMELHOS

	Cor quente	Cor média	Cor fria
Cor clara	Cor-de-pêssego	Cor-de-camarão	*Pink*
	Cor-de-tangerina	Coral	Rosa
	Cor-de-abóbora	Cor-de-melancia	Fúcsia
	Cor-de-tomate	Vermelho	Magenta
Cor escura	Cor-de-tijolo		Cor-de-vinho escuro

Se a pele combina melhor com as cores quentes e algumas médias, ela é quente.

Se a pele combina melhor com as cores frias e algumas médias, ela é fria.

No entanto, se descobriu que tanto cores quentes quanto cores frias e médias combinam com a pele, ela é balanceada.

3º *Descobrir a estação da pele*

Se você descobriu que a pele é fria e branca, compare o rosa e o fúcsia com ela.

- *Verão*: a pele é verão se o rosa combina melhor com ela, enquanto o fúcsia a endurece. Também combina melhor com as cores frias mais suaves.

- *Inverno*: a pele é inverno se o fúcsia combina melhor com ela e o rosa fica muito claro. Também combina com as cores frias mais fortes.

Se a pele é negra e fria, veja se combinou melhor com as cores claras ou com as cores escuras.

- *Nilo*: a pele é nilo se combinou melhor com as cores frias e médias claras. Corresponde ao tipo verão.

- *Blues*: a pele é *blues* se combinou com as cores frias e médias escuras. Corresponde ao tipo inverno.

- *Jazz*: a pele é *jazz* se combinou com todas as cores frias. Também corresponde ao tipo inverno.

Se descobriu que a pele é quente e branca, compare o damasco e o cor-de-tijolo com a pele. Também compare com um amarelo-luminoso e um amarelo mais opaco.

- *Primavera*: a pele é primavera quando o damasco combina melhor, enquanto o cor-de-tijolo deixa uma aparência muito severa e envelhece a pessoa. Também fica melhor contra o amarelo-luminoso.

- *Outono*: a pele é outono quando o cor-de-tijolo fica melhor e o damasco é muito apagado. Também combina melhor com o amarelo-opaco.

Se a pele é negra e você descobriu que ela combina melhor com as cores quentes, veja se combinou melhor com as cores claras ou com as cores escuras.

- *Spike*: a pele é *spike* quando combina melhor com as cores quentes e médias escuras. Corresponde ao tipo outono.

- *Calipso*: se a pele é balanceada, ela é do tipo calipso, que corresponde mais ao tipo primavera.

- *Saara*: a pele *saara* é neutra, mas geralmente é mais fria do que quente, por isso corresponde ao tipo inverno.

Procure testar a pele de pessoas que você conhece para descobrir o tom, a temperatura e a estação. É interessante para você e para a pessoa testada.

O maior perigo para quem trabalha numa área criativa como o visagismo é operar com todos os fundamentos estudados nas aulas anteriores como se fossem regras. É isso que se chama uma atitude acadêmica. No entanto, isso não quer dizer que se possam simplesmente abandonar todos os fundamentos e fazer o que vem à cabeça. Os fundamentos são os guias e as ferramentas, essenciais para o processo criativo, que devem ser usados com sensibilidade e até bom senso.

O visagista trabalha com *pessoas*, que têm seus gostos, particularidades e vontades e que podem ou não estar de acordo com os preceitos dos fundamentos.

Se estiverem, siga o que aprendeu nos capítulos anteriores, mas, se não estiverem, você precisará adaptar os fundamentos aos gostos pessoais. Afinal, a pessoa precisa estar satisfeita e confortável com as soluções que você encontra. De nada adianta você estar satisfeito e a pessoa não, por mais "certo" que você esteja.

Por outro lado, isso não quer dizer que vá abandonar tudo que aprendeu para seguir as vontades da pessoa. Você tem conhecimentos que ela não tem e poderá encontrar soluções que não ferem a estética e ainda satisfazem a pessoa. Quando conseguir fazer isso, você a terá surpreendido positivamente e permitirá que ela encontre qualidades e uma beleza que não tinha notado.

Esse é o desafio criativo, que dá a maior realização ao visagista. O primeiro passo é nunca esquecer que se trata de uma pessoa. Escute-a, observe-a e tente conhecer sua personalidade o melhor possível no tempo escasso que tem.

GOSTO PESSOAL

"Gosto não se discute" é um ditado popular muito discutível! Como foi dito, o gosto pessoal precisa ser respeitado, mas também é importante lembrar que a maioria das pessoas não conhece a linguagem visual e não sabe o que faz uma imagem funcionar bem. No caso, você está trabalhando a imagem, o rosto da pessoa, e o objetivo é criar a melhor imagem possível para essa pessoa, realçando seus pontos fortes e minimizando seus pontos fracos.

Há muitas situações em que uma pessoa insiste num tipo de corte ou de maquilagem porque gostou do resultado em outra pessoa e imagina que possa funcionar para ela também, mas você sabe que não vai funcionar porque ela é de outro tipo (cor da pele, formato do rosto, etc.). Nesse caso, é sua obrigação sugerir outra solução mais adequada e explicar por que é melhor.

Entretanto, em outros casos, a pessoa realmente está sugerindo uma boa solução, embora heterodoxa. Lembre-se de que ela se conhece há mais tempo do que você! Talvez ela tenha visto algo que seja importante para ela, que você não conhece, porque está relacionado à sua personalidade, e não à sua imagem.

A PERSONALIDADE E A COR

Identificar a personalidade de uma pessoa usando sua aparência física não é algo novo. Isso existe há milhares de anos. É tão antigo quanto a tentativa de classificar a personalidade. Mas, devido à complexidade da personalidade humana e à falta de substância nas teorias com evidências colhidas cientificamente, todas as teorias e sistemas provocam controvérsia.

No entanto, parece que há realmente uma correlação entre a aparência de uma pessoa e sua personalidade. Tanto que, como já foi visto, o sistema de classificação das cores das pessoas em tipos quentes e tipos frios surgiu da observação de Johannes Itten de que as pessoas geralmente pintam com as cores que correspondem ao seu tipo físico.

Os gregos da Antiguidade foram os primeiros a fazer uma classificação da personalidade das pessoas, e essa classificação é usada por muitos psicólogos atualmente, sobretudo os que trabalham com a antroposofia. Eles identificaram quatro tipos básicos de temperamento, relacionados aos quatro elementos básicos:

- sanguíneo (ar);
- colérico (fogo);
- melancólico (terra);
- fleumático (água).

Norbert Glas diz, em seu livro,[45] quais são as relações entre os temperamentos e a aparência física. Ele diz que o formato do rosto e o de suas partes, além da postura e do andar, indicam a personalidade e o temperamento das pessoas. Embora sejam interessantes, essas classificações esbarram na complexidade da personalidade humana e nunca foram objeto de um estudo científico.

Todos os que trabalham com algum sistema de classificação de personalidade ou temperamento dizem que as pessoas são uma mistura de diversos tipos, mas que geralmente um tipo é predominante.

---

[45] Norbert Glas, *Os temperamentos* (São Paulo: Antroposófica, 1990).

Não é de muita importância aprofundar-se nesse tipo de estudo no visagismo, porém é interessante notar que, no sistema de Hipócrates,[46] os tipos sanguíneo e colérico são emocionais, enquanto os tipos melancólico e fleumático são controlados, ou intelectuais.

Tipo sanguíneo

O tipo sanguíneo é basicamente extrovertido, comunicativo, alegre e cheio de vida. É do ar. A característica física mais importante é o nariz grande, porque precisa de ar. O formato do rosto é geralmente losango ou hexágono com as laterais verticais. Ao andar, pisa na parte da frente do pé, portanto parece flutuar. O cabelo é castanho, castanho-claro ou loiro, mas não muito claro.

A cor do sanguíneo é o amarelo, portanto é do grupo de quentes e, mais precisamente, relacionado aos tipos primavera, saara e calipso. Note que a palavra calipso se refere a uma música dançante e festiva.

Tipo colérico

O colérico é determinado, objetivo e explosivo. Pisa forte com o calcanhar e geralmente tem pescoço forte e ossos fortes. O formato do rosto do colérico é retângulo, com queixo forte e pronunciado, mas também pode ser quadrado ou triangular. O cabelo é ruivo, castanho-médio ou marrom-avermelhado.

A cor do colérico é o vermelho-alaranjado, portanto também é do grupo das cores quentes, com classificação nos tipos outono e *spike*. Novamente foi escolhida uma palavra relacionada à personalidade de um tipo: *spike*, que em inglês significa "picante".

Tipo melancólico

O tipo melancólico é organizado, detalhista e perfeccionista. Sua cor é o azul, portanto é do grupo dos frios, classificado como do tipo verão ou nilo.

Fisicamente, tem a tendência de ser magro com rosto longo e angular e nariz longo e fino. O formato do rosto é oval, mas também pode ser um retângulo comprido e fino. Pisa com cuidado e precisamente.

---

[46] Hipócrates foi o primeiro a classificar as personalidades há cerca de 2.500 anos.

Tipo fleumático

O tipo fleumático é diplomático, pacificador, místico e com tendência a ser bonachão. O rosto mais fleumático é o redondo, mas também pode ser o triangular e o oval. É o tipo que menos se importa com sua aparência e pode até ser desleixado.

Sua cor é o roxo, portanto é do grupo das cores frias, e sua classificação é no tipo inverno, *jazz* ou *blues*.

Pode-se dizer, então, que os tipos sanguíneo e colérico são "quentes", enquanto os tipos melancólico e fleumático são "frios". É interessante notar que os tipos são relacionados às mesmas cores usadas para classificar os tipos de pele e que as pessoas também têm a tendência de pintar com as cores relacionadas a seu tipo predominante.

É importante lembrar-se da classificação das pessoas em visuais, cinestésicas e auditivas, como foi dito no capítulo "Os sentidos".

Pessoas visuais relacionam-se com a parte superior do rosto, que compreende a testa e os olhos, e gostam de ter essa área valorizada e, em geral, revelada. É a parte do rosto que corresponde ao intelecto.

Pessoas cinestésicas querem que a parte central do rosto seja destacada, do nariz até os olhos. Essa parte do rosto corresponde à afetividade e às emoções.

A parte inferior do rosto, na região da boca, corresponde à intuição e é onde pessoas auditivas se concentram.

Entretanto, o visagista deve ter em mente que seu trabalho será visto e apreciado por todos os tipos de pessoa, portanto precisa dar igual atenção a todas as partes.

Quando lembramos da classificação das pessoas em visual, cinestésica, auditiva, vemos que há uma relação entre essa classificação e as cores da pele. Os tipos frios – verão e inverno – podem ser considerados intelectuais, o que corresponde ao tipo visual; enquanto os tipos quentes – primavera e outono – são intuitivos ou emocionais, o que corresponde aos tipos auditivo e cinestésico.

Portanto, chega-se à seguinte relação:

Quentes:

- Sanguíneo – amarelo – primavera – calipso – intuitivo – auditivo (ar).

- Colérico – vermelho – outono – *spike* – emocional – cinestésico (fogo).

Frios:

- Melancólico – azul – verão – nilo – intelectual – visual (terra).

- Fleumático – roxo – inverno – *jazz/blues* – intelectual – visual (água).

Essa relação é ainda mais interessante quando se levam em conta as propriedades inatas das cores (veja a seguir).

Ocorre que, pela complexidade da personalidade do ser humano e por causa de questões como a influência da sociedade, do meio e da educação, nem sempre se encontra essa relação nas pessoas. Por exemplo, uma pessoa com uma personalidade predominantemente colérica, ou seja, quente e vermelha, pode ter o tipo de pele verão, ou seja, frio e azul.

São casos como esse que exigem soluções heterodoxas.

O visagista deve tentar identificar a personalidade da pessoa utilizando esses sinais visuais, porque isso o ajudará a encontrar as soluções mais apropriadas para seu cliente, mas seu trabalho principal envolve a aparência do cliente. Ele não precisa fazer um estudo psicológico, afinal o visagista não é um psicólogo!

Todos os sistemas de classificação podem levar a conclusões totalmente errôneas, porque são generalizações e cada pessoa tem sua individualidade. Seria leviano afirmar que todas as pessoas com o tipo verão são também melancólicas. Se fosse assim, as pessoas nórdicas seriam, na maioria, também melancólicas, mas é inegável que a cultura de um país tem uma "personalidade". Por exemplo, chamamos os latinos de "quentes" e os europeus do norte de "frios". Coincidentemente, o tipo latino clássico enquadra-se no tipo outono, enquanto o típico europeu do norte se enquadra no tipo verão.

As pessoas, na maioria, sabem se são emocionais ou controladas e, intuitivamente, vestem-se de acordo e dizem que as "suas" cores "não vão bem" com elas, em termos de vestimenta. No entanto, se o tipo de personalidade corresponde ao seu tipo de pele, "suas" cores combinarão bem. Por exemplo, um sanguíneo que também é do tipo primavera ficará bem com as maquilagens com fundo amarelado.

Nem sempre, porém, o tipo de personalidade corresponde ao tipo de pele e à cor dos cabelos e dos olhos, e aí é preciso encontrar combinações heterodoxas. Isso também explica por que há pessoas que são de um tipo, por exemplo, inverno, mas gostam das cores do outono.

PROPRIEDADES DA COR

Ainda se deve considerar que as cores têm propriedades inatas e transmitem energia. Isso vai influir no clima emocional de uma imagem. Esse conceito é usado, extensivamente, na propaganda, para influir no estado emocional do consumidor, pois, assim como são frias ou quentes, as cores transmitem calma ou agitação.

- O azul é repousante, a cor mais calma e menos emocional, pois é fria.

- O amarelo transmite energia.

- O vermelho e o laranja são emocionais e coléricos.

- O roxo é místico, introspectivo, mas também nobre.

- O verde transmite uma sensação vivaz.

- O preto é negativo (é associado à morte e à escuridão), mas pode ser luxuoso.

- O branco é luz e dá uma sensação de pureza.

- O marrom lembra a terra.

- O rosa é feminino, inocente e lúdico.

Ocasionalmente, será preciso criar uma imagem que a pessoa gostaria de transmitir, mas que não corresponde à sua personalidade. Por exemplo, a ocasião pode demandar que se crie uma imagem dinâmica numa pessoa que é fleumática.

Usando esse exemplo, isso pode ser feito no corte de cabelo, usando os conceitos de estrutura (linhas inclinadas ou desordenadas), na cor do cabelo (com tendência para os castanho-claros ou ruivos), nas cores da maquilagem e nas direções das pinceladas, porém, mesmo assim, devem-se respeitar os fundamentos. Certas cores de maquilagem simplesmente não harmonizam com certos tipos de pele, e, se insistir em usar essas cores, o resultado será desastroso.

SOLUÇÕES HETERODOXAS

Encontrar soluções heterodoxas é um processo criativo. Portanto, não existe uma receita para isso. Quanto mais conhecimento e experiência tiver no uso das cores de maquilagem, mais condições terá de criar soluções que fogem da regra, mas também é preciso usar sua intuição e percepção. O mais indicado é ganhar experiência primeiro, usando as soluções ortodoxas, e, aos poucos, fazer experiências em áreas restritas. Estabeleça pequenos desafios e não tente fazer algo radicalmente diferente de imediato.

Por serem soluções criativas, não faz sentido relacionar algumas soluções possíveis e, mesmo que fizesse, seria inútil, porque: primeiro, não há como memorizar todas elas e não seria prático ter de consultar um manual para encontrar o que precisa quando estiver trabalhando; segundo, toda solução heterodoxa é criada para uma situação específica.

Na realidade, cada pessoa merece uma solução personalizada, porque ela é única e diferente de todas as outras. Os padrões que foram apresentados aqui são guias e não fórmulas a serem usadas cegamente. Portanto, você sempre terá de encontrar soluções novas, mesmo sabendo que poucas serão verdadeiramente heterodoxas.

Domine a linguagem visual e a técnica e ganhe muita experiência. Depois, use esse conhecimento com sensibilidade e intuição, procurando sempre novas possibilidades, e conseguirá cada vez mais encontrar soluções diferentes com maior facilidade.

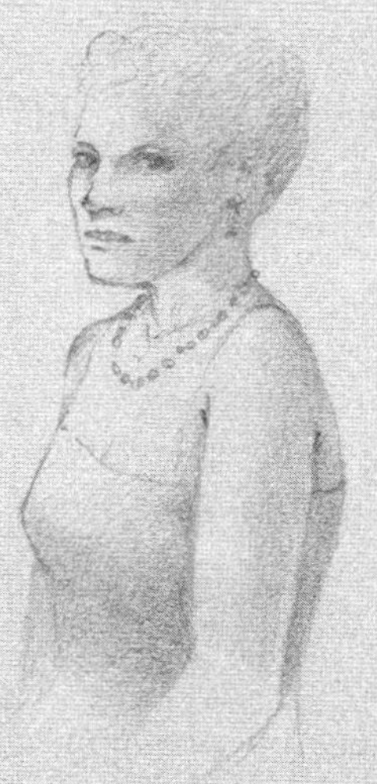

QUARTA PARTE
CRIATIVIDADE

QUARTA PARTE
CRIATIVIDADE

A CRIATIVIDADE NO VISAGISMO

O que é criatividade? Essa pergunta é difícil de ser respondida pela maioria das pessoas, porque, embora se fale muito em criatividade atualmente, quase não há espaço para seu desenvolvimento nos programas da maioria das escolas. Portanto, poucos sabem como o processo criativo funciona e, consequentemente, para onde precisam dirigir sua atenção quando querem exercer sua própria criatividade.

Em princípio, pode-se dizer que algo foi *criado* quando não existia antes, ou quando algo foi transformado significativamente. Em ambos os casos, o que foi criado acrescenta alguma coisa ao meio a que pertence. Por exemplo, se alguém pinta um quadro que é uma cópia de outro, então não é criativo, porque não acrescenta nada ao meio artístico. Mas, se interpretar o mesmo quadro de maneira diferente – o que se chama *releitura* – ou pintar um quadro fruto de sua imaginação ou de sua observação, então será criativo.

O principal problema é que muitos confundem sensibilidade artística e expressividade com criatividade. No entanto, uma pessoa pode ser criativa sem ser artística ou expressiva e, ao contrário, artística ou expressiva sem ser criativa. Nas artes, para ser criativo também é preciso ser artístico, mas não necessariamente expressivo, embora não baste copiar com capricho. O mesmo se aplica ao visagismo. Um penteado ou uma maquilagem não são criativos se forem feitos apenas com bom gosto.

Por ser uma arte, o visagismo requer expressão. Por isso, bons visagistas têm um estilo próprio; mas um estilo também reflete uma visão do mundo, que é fruto de um conceito e da observação reflexiva do mundo. E, por estar trabalhando numa área artística, um visagista só poderá ser considerado "bom" se for criativo. A maioria dos visagistas terá mais oportunidade de ser criativa no âmbito da inovação, no entanto sempre há espaço para os grandes criadores que revolucionaram o visagismo com suas criações.

Veremos, nesta parte, que, para exercer sua criatividade, é preciso conhecer como o processo criativo funciona, ter os conhecimentos necessários sobre linguagem e técnica, possuir as inteligências específicas às áreas e determinadas atitudes e estar num ambiente que favoreça a criatividade.

A criatividade é um assunto complexo, portanto minha intenção é somente introduzir esse assunto e fornecer um guia básico sobre ele. Recomendo que se leia muito sobre o assunto e que se procurem modelos de pessoas criativas para seguir. Procure conhecer pessoas criativas, especialmente da área do visagismo, e observe-as. Também ajuda muito ler biografias de pessoas criativas ou livros cujos personagens principais são pessoas criativas, ou assistir a filmes sobre o assunto. No final do livro encontram-se uma bibliografia e uma filmografia que contêm diversas sugestões.

O PROCESSO CRIATIVO

Veremos neste capítulo como funciona o processo criativo e quais são as condições específicas necessárias para exercer a criatividade. O processo sempre é o mesmo, não importa a área em que estiver trabalhando, mesmo quando se trata da inovação. Primeiro é importante mostrar a diferença entre a inovação e a Criatividade.

INOVAÇÃO

Existem diferentes graus de criatividade. A criatividade com c minúsculo envolve modificar algo ou criar sobre algo já existente. Isso é chamado de inovação. Por exemplo, a indústria eletrônica japonesa melhorou sistemas inventados por outros e criou soluções melhores que as originais. Portanto, inovou sobre modelos já existentes, cujas patentes pertenciam a outros. Comparada à indústria americana, a japonesa tem poucas patentes.

Todo mundo pode ser criativo nesse sentido, desde que tenha as atitudes corretas, principalmente a crença de que sempre há campo para melhora e inovação, ou, pelo menos, como fazer algo de modo diferente.

Para inovar não é preciso criar o modelo ou conceito, mas haverá uma nova interpretação.

No visagismo esse é o tipo de criatividade que pode ser exercido com maior frequência – na realidade, sempre. Infelizmente, muitos profissionais limitam-se a ser meramente competentes, aplicando fórmulas ou cópias de outros trabalhos, e "fazendo bem feito", quando poderiam buscar soluções pessoais, baseadas em modelos existentes. Lembre-se de que toda pessoa é única e não deve ser considerada um "tipo" em que será aplicada uma fórmula.

CRIAÇÃO E INVENÇÃO

Já a Criatividade, com C maiúsculo, começa com a criação de um modelo ou conceito. Também inclui a invenção. Basicamente é criar ou inventar algo que não existia. Em todas as áreas do pensamento humano, o progresso ou desenvolvimento deveu-se a pessoas que exerceram esse tipo de criatividade por meio de obras artísticas, livros, invenções, teorias e descobertas científicas, filosofias, teologias e novos estilos.

No visagismo esse tipo de criatividade não é muito comum. Aparece quando alguém cria um novo estilo de corte de cabelo ou de maquilagem e, mais frequentemente, na maquilagem artística ou em *body art*.[47] Portanto, é trabalhando no teatro ou na televisão que o visagista tem as maiores oportunidades de ser Criativo.

O PROCESSO CRIATIVO

Há quatro fases distintas no processo criativo. Começa com a fase da concepção, depois passa para a materialização, a interpretação e termina com a reinterpretação. Cada fase requer conhecimento, práticas, atitudes e condições que são diferentes das outras fases. Em seu ótimo livro,[48] Robert e Michelle Root-Bernstein demonstram que as quatro fases do processo criativo são constituídas por treze passos. Isso será o assunto do próximo capítulo. Antes, é preciso saber o que são essas quatro fases.

Também é importante saber o que se precisa, como pré-requisitos, para exercer a criatividade. As condições específicas aplicam-se a cinco áreas: inteligência, atitude, linguagem, técnica e ambiente.

CONDIÇÕES ESPECÍFICAS

Pense em algum assunto, por exemplo, a violência. Você sabe quais são seus pensamentos a respeito, certo? Agora, imagine que uma pessoa esteja a seu lado e visualize-se tentando transmitir seus pensamentos a respeito da violência para ela. Não é nada fácil, certo? Pior seria tentar fazer isso numa língua estrangeira, ou tentar escrever sobre o assunto. E mais difícil ainda seria tentar escrever um conto que tivesse a violência como tema. O que isso demonstra?

Primeiro, que os pensamentos são abstratos, portanto não têm forma. O cientista cognitivo Steven Pinker,[49] professor do Massachusetts Institute of Technology (MIT), chama a linguagem do pensamento de *mentalês*. Essa só adquire forma quando expressa em palavras, imagens, sons, gestos e movimentos, e, para tanto, é preciso dominá-la. Se você não conhece uma língua estrangeira, só conseguirá expressar suas ideias em sua língua materna.

---

[47] *Body art*: modalidade de arte que usa o corpo humano como suporte, sobre o qual são criados efeitos usando pintura para o corpo.
[48] Robert Root-Bernstein & Michelle Root-Bernstein, *Centelhas de gênios* (São Paulo: Nobel, 2001).
[49] Steven Pinker, *Como a mente funciona* (São Paulo: Cia. das Letras, 1998).

Segundo, que não é possível pensar a respeito de algo se não se conhece esse algo; quanto mais se conhece a respeito de algum assunto, mais chances há de criar um pensamento de qualidade. Mas a qualidade das ideias não depende somente do conhecimento específico. É importante poder situar seu pensamento num contexto mais amplo. Isso se chama ter *cultura*.

Todos os grandes visagistas eram muito cultos. Conheciam muito a respeito de cortes de cabelo e de maquilagem, mas também conheciam artes, teatro e literatura, estavam a par dos acontecimentos sociais e políticos e tinham conhecimentos de psicologia e outros assuntos. Por isso sabiam o que criar. Por exemplo, Fernand Aubry criou o corte curto para mulheres porque percebeu que a posição da mulher na sociedade estava mudando e que ela necessitava de um corte mais prático e que refletisse essa nova atitude, contudo soube criar um corte que preservasse sua feminilidade.

Terceiro, demonstra que é necessário ter técnica para ir além da simples expressão e criar uma obra.

Portanto, duas das condições para transformar o *mentalês* em forma são o domínio da linguagem e o domínio da técnica. Este livro tem como objetivo ensinar a *linguagem* básica do visagismo, que é o desenho, por ser da área visual, mas não as *técnicas* necessárias para exercer a profissão, como técnicas de corte de cabelo ou de aplicação da maquilagem.

Ter somente o domínio da linguagem visual e das técnicas de corte e de maquilagem pode garantir o exercício do visagismo, porém para ser criativo é preciso um pouco mais.

Antes de tudo é preciso ter *inteligência visual*. Na introdução da primeira parte deste livro, "Princípios básicos", falei sobre esse conceito de inteligência desenvolvido por Howard Gardner,[50] diretor do Project Zero, da Universidade de Harvard. Ele constatou que, para ser criativo em determinada área, é preciso possuir a inteligência correspondente. Por exemplo, na área das letras é preciso ter inteligência linguística (verbal). Obviamente, é possível para quase todas as pessoas alfabetizarem-se, no entanto somente as pessoas verbalmente inteligentes terão condições de serem escritores ou jornalistas criativos.

A mesma coisa aplica-se ao visagismo, uma área basicamente visual. Na realidade, qualquer pessoa tem condições de aprender as técnicas e a linguagem, mas apenas quem tem inteligência visual consegue ser criativo. No entanto, é

---

[50] Howard Gardner, *Estruturas da mente: a teoria das inteligências múltiplas*, cit.

pouco provável que uma pessoa sem inteligência visual deseje ser visagista. O visagismo também envolve duas outras inteligências: a corporal e a interpessoal.

Sem dúvida, a inteligência corporal confere maior sensibilidade e destreza ao visagista, porém essas habilidades são usadas mais na interpretação do que na concepção e materialização, ou seja, quando se faz o corte ou a maquilagem. Um artista pode pintar um quadro que mostra um penteado que ele imaginou, mas provavelmente não saberia cortar o cabelo de uma pessoa para que tivesse esse penteado.

A inteligência interpessoal dá ao visagista muito mais sensibilidade ao analisar uma pessoa, o que é importante quando está elaborando um projeto. Também dá mais sensibilidade quando se relaciona com o cliente, o que o ajudará nos aspectos comerciais da profissão.

A única inteligência fundamental para qualquer área é a intrapessoal, porque se aplica às atitudes criativas. As atitudes também serão investigadas no próximo capítulo.

Entretanto, de nada adianta ter a inteligência, as atitudes necessárias, dominar a linguagem e a técnica, se estiver atuando num ambiente que não estimula a criatividade, ou, pior, a inibe. Por exemplo, seria impossível exercer a criatividade se trabalhasse num salão onde todos fossem obrigados a reproduzir exatamente os modelos de determinado livro. Também seria inibidor trabalhar sob a ameaça de demissão caso cometesse um erro, mesmo se fosse durante a busca de alguma solução inovadora.

CONCEPÇÃO

É impossível querer saber como fazer algo se não se souber o que se quer. A resposta para a pergunta "Como devo fazer isso?" será sempre "Depende do que você quer". Na criatividade não existem regras ou fórmulas, portanto não existem soluções certas. As soluções precisam ser encontradas, criadas. Sempre haverá uma intenção por trás de qualquer solução, então, se usar uma solução padrão para fazer algo, estará também adotando a intenção de quem a criou.

Imagine que esteja fazendo o cabelo de alguém, ou pensando num novo penteado para você. A pergunta que provavelmente está na sua cabeça é a mesma do parágrafo anterior: "Como devo fazer este penteado?". A resposta você já sabe: "Depende do que quero!". Então você deveria estar se perguntando qual a intenção de seu cliente ou a sua intenção. Para que tipo de ocasião é o penteado? Se for uma festa, por exemplo, que tipo de festa será? Se for para o trabalho, que tipo de trabalho? Que tipo de personalidade e como são os formatos de seu cliente (ou de seu rosto)?

Ao fazer todas essas perguntas a si mesmo, você estará estabelecendo um diálogo consigo mesmo. Isso se chama *reflexão*. Também é um processo que sempre envolve a *observação*, porque não é possível refletir sobre algo se primeiro não o observou. Lembre-se de que a observação é feita usando os cinco sentidos. Quanto mais observar, mais informações terá à mão para trabalhar sua reflexão. Logicamente, é preciso saber o que observar, como a "estação" da pessoa e sua personalidade, e saber *reconhecer padrões*, como os formatos da cabeça e do rosto. Além disso, é preciso saber por que a pessoa está fazendo o cabelo. Só saberá se perguntar. Seja *curioso*, mas sem ser intrometido.

O mesmo processo envolve maquilar e pentear um personagem de teatro ou um apresentador de televisão. Antes de pensar nas soluções, é preciso saber a imagem que o personagem ou apresentador deseja transmitir. Uma apresentadora de telejornal jamais poderia ser preparada para fazer as gravações do mesmo modo que uma apresentadora de um programa infantil. Mas, também, cada apresentadora deve preservar uma individualidade e não ser preparada de acordo com um padrão estabelecido por outras apresentadoras.

A Criatividade maior, com C maiúsculo, envolve um pouco mais. Primeiro, é preciso ter um conhecimento profundo da área, o que é obtido somente quando se tem muita experiência de trabalho, exercendo a criatividade do tipo descrito anteriormente. Esse tipo de ideia reflete uma concepção de vida. A reflexão é mais ampla, e a observação não é específica. O que mais estimula esse tipo de reflexão e de observação é a curiosidade, e o que mais as enriquece é a *cultura*, ou seja, conhecimento em muitas áreas.

Perceba outro fato interessante. Você pode criar uma concepção, em qualquer área, desde que tenha um conhecimento básico dela, mesmo se não souber como executar a concepção. Por exemplo, agora mesmo, com o conhecimento que tem sobre linguagem visual, você pode conceber uma ideia para um quadro, mesmo não sabendo nada sobre a técnica de pintura.

Você pode treinar tudo isso com parentes ou amigos, ou com outros colegas. Peça a alguém para assumir o papel de uma pessoa que deseja ser maquilada e penteada para alguma ocasião. Essa ocasião pode ser uma festa, uma entrevista, uma reunião, um seminário, uma convenção de trabalho ou uma audiência. Escolha diversas situações para que possa lidar com desafios e não somente com o que você tem mais facilidade de fazer.

O objetivo é que você estabeleça o conceito do trabalho a ser feito. Escreva numa folha de papel as características da ocasião e do seu "cliente":

- Tipo de ocasião: o que exige? Seriedade, alegria, descontração, dinamismo, luxo, etc.?

- Tipo de personalidade da pessoa.

- Tipo físico da pessoa: formatos, estação.

Usando essas informações, escreva, em termos gerais, que tipo de maquilagem e cabelo seria o mais adequado para a ocasião. Você não deve se preocupar com a execução do trabalho, somente com sua concepção geral. Por exemplo, apontar o esquema de cores da maquilagem, que parte do rosto deve ser valorizada, a estrutura do corte (linhas retas, angulares, cabelos soltos ou presos, etc.) e a impressão geral que se deseja obter.

MATERIALIZAÇÃO

O segundo passo do processo criativo é a materialização. Nesta fase busca-se encontrar as soluções específicas para transformar a ideia (concepção) em forma. O instrumento mais importante nessa fase é a *linguagem* da área. Na área das atividades visuais, o ato de *desenhar* também é muito útil, porque é desenhando que se consegue pensar visualmente. Isso é muito importante quando se criam *modelos* e *padrões*, porque todas as experiências serão feitas no desenho e não enquanto se está executando o trabalho.

No visagismo, os desenhos serão de modelos de cortes de cabelo, usando a forma do cliente, mas conforme a estrutura planejada, as experiências com o esquema de cores para a maquilagem e as opções para valorizar ou diminuir as diferentes partes do rosto.

Há *softwares* específicos para visagistas que permitem criar modelos no computador usando a imagem da pessoa, ou seja, "desenhar" no computador e materializar a concepção.

INTERPRETAÇÃO

A fase da interpretação é quando se executa o trabalho. É quando o artista efetivamente pinta o quadro e a orquestra interpreta a sinfonia. A música e o teatro são duas áreas que esclarecem bem as diferenças entre cada uma das fases da criação. O compositor e o autor (ou dramaturgo) criam as obras, mas são os músicos e os atores que as interpretam. Na pintura o autor também é o intérprete.

O que é preciso para fazer uma boa interpretação é a *técnica* e a capacidade de se envolver com o fazer com paixão e abandono, o que se chama entrar no *fluxo*.

No visagismo, nem sempre o intérprete é o autor. Na televisão, por exemplo, geralmente o diretor da área determina o que se deve fazer, e isso é executado pelo maquilador e pelo cabeleireiro.

REINTERPRETAÇÃO

A reinterpretação é o último passo do processo criativo. É quando outra pessoa vê, ouve ou lê o que foi criado e o interpreta de acordo com o que pensa e sente. Se algo fosse criado e imediatamente destruído, sem que ninguém o conhecesse, o processo todo não terminaria.

O objetivo da obra criativa é que influencie ou estimule outras pessoas estética, sensorial, emotiva e intelectualmente. Portanto, é importante que provoque uma reação.

No visagismo, deseja-se criar beleza e uma imagem que valorize a pessoa, suas relações com outras pessoas e sua comunicação com o mundo. Para o visagista é importante saber as impressões da própria pessoa e dos outros, para que possa avaliar seu trabalho e melhorá-lo. O mais importante atributo dessa fase é a *autocrítica*.

A pessoa que não souber se avaliar criticamente e com rigor não conseguirá aprimorar seu trabalho. Lembre-se de que é sempre possível melhorar, entretanto o perfeccionismo excessivo inibe. Orgulhe-se do trabalho bom, mas não se acomode e não se feche à crítica.

O PENSAMENTO CRIATIVO

É necessário ter diversas atitudes específicas para poder exercer a criatividade, e essas atitudes variam de acordo com a fase do processo criativo.

Na primeira fase, a da concepção, o mais importante é ser curioso, ter capacidade reflexiva e questionar tudo constantemente para poder atravessar paradigmas (veja a seguir). Também é importante não ter medo de investigar áreas desconhecidas, entretanto, ao mesmo tempo, é preciso querer saber tudo sobre sua área de atuação – ter reverência e humildade perante o passado mas vontade de se rebelar para modificar sua área.

Na segunda fase, a da materialização, é muito importante não ter medo de experimentar e de errar e saber transformar os erros em novas soluções. Também é preciso ter persistência e consistência no trabalho. Aliás, essa fase se caracteriza por ser a mais trabalhosa.

Na terceira fase, a da interpretação, o mais importante é ter a capacidade de entrar no fluxo (veja adiante), que compreende a capacidade de se envolver com o processo, ter paixão, ter empatia com os materiais e pensar com o corpo.

Na quarta fase, a da reinterpretação, a autocrítica é essencial e também é preciso saber aprender com os erros, ou os não acertos, e reconhecer que sempre há espaço para melhorar. Diante de revezes, também é preciso ter a capacidade de reagir e de se motivar.

ATITUDES BÁSICAS

1. Ser curioso.

2. Capacidade de reflexão. Questionar e exercer o metapensamento.[51]

---

[51] Metapensamento: capacidade de pensar sobre o que esteja pensando ou sentindo enquanto estiver experimentando esse pensamento ou sensação.

3. Coragem de experimentar.

4. Coragem de errar.

5. Capacidade de transformar erros. Ter imaginação.

6. Ter mentalidade de "*hacker*":[52] ir fundo nas questões, procurando saber tudo a respeito.

7. Ter paixão por tudo que fizer. Ser perfeccionista.

8. Ter capacidade autotélica[53] e de entrar no fluxo.

9. Ser persistente.

10. Ser disciplinado.

11. Ter concentração.

12. Ser automotivado.

13. Ter autoestima (orgulho).

14. Ter autocrítica (humildade).

15. Ser sociável.

---

[52] A palavra *hacker*, em inglês, significa uma pessoa que trabalha incessantemente numa coisa. Originalmente era aplicada a artistas que procuravam saber tudo a respeito do seu *métier*. Depois foi usada para referir-se a jovens que ficavam horas no computador para conhecer tudo a respeito de programas de *software*.

[53] Capacidade autotélica quer dizer a capacidade de fazer algo sem esperar nenhum resultado ou consequência, ou seja, fazer algo simplesmente pelo prazer de fazê-lo.

TABELA 6. ATITUDES CRIATIVAS

Fase de concepção	Ser curioso
	Refletir (estar parado)
	Ser crítico
	Observar
	Ter reverência e humildade (ser conservador)
	Buscar conhecimento e informação
	Interagir com pessoas (extroversão)
	Ser inteligente
	Acreditar
	Ser sonhador e ter imaginação
	Ter bom humor
Fase de materialização	Experimentar e brincar
	Aceitar o erro
	Aprender com o erro
	Abraçar o novo (ser rebelde)
	Persistir
	Trocar ideias com outros (extroversão)
	Concentrar e ter capacidade de trabalho
	Ser prático
	Ter disciplina
Fase de interpretação	Ter concentração (introspecção) e disciplina
	Ter paixão e capacidade autotélica pelo trabalho
	Ter empatia com o que faz
	Pensar com o corpo
	Envolver-se com o processo
	Ser perfeccionista
	Ter energia física
	Ter orgulho do trabalho

(cont.)

Fase da reinterpretação	Ter autocrítica
	Ser perfeccionista
	Ouvir (extroversão)
	Saber se motivar

Para escrever seu livro,[54] Mihaly Csikszentmihalyi entrevistou centenas de pessoas eminentemente criativas, de diversas áreas, na tentativa de descobrir o que havia em comum. Descobriu somente que todos apresentavam dez comportamentos de complexidade. São comportamentos complexos porque parecem contraditórios. Por exemplo, mostraram-se extrovertidos, mas também introvertidos. Dependendo da fase de criatividade em que estavam, apresentavam-se com um comportamento ou outro.

OS DEZ COMPORTAMENTOS DE COMPLEXIDADE

1. Têm muita energia física, mas também estão frequentemente descansando ou quietos.

2. São inteligentes, porém ingênuos.

3. São brincalhões (irresponsáveis) e disciplinados (responsáveis).

4. São imaginativos e sonhadores e também práticos.

5. São extrovertidos e introvertidos.

6. São humildes e orgulhosos.

7. Não discriminam entre atitudes "masculinas" e "femininas".

8. Têm reverência pelo passado (conservadores) e são também rebeldes.

---

[54] Mihaly Csikszentmihalyi, *Creativity: Flow and the Psychology of Discovery and Invention* (Nova York: HarperPerennial, 1997).

9. Têm paixão pelo trabalho, mas são objetivos.

10. Sofrem para criar, no entanto veem o processo como algo que traz muita alegria.

Isso indica algo muito importante, que outros pesquisadores também estão identificando: a capacidade de passar da imaginação para a realidade e de lidar com o raciocínio lógico e a intuição, ou com os atributos dos dois hemisférios do cérebro. Mas, o que é mais importante, sabem quando usar a imaginação e a intuição e quando usar a lógica e a razão. Isso lhes permite ter ideias e executá-las. Muitas pessoas artísticas ou expressivas e imaginativas são incapazes de executar suas ideias – que podem ser produzidas em efusão! Porém, o que adianta ter ideias e não executá-las? Por outro lado, muitas pessoas capazes e eficientes não sabem criar ideias, portanto são sempre presas às mesmas soluções.

É importante ainda saber o que mais inibe a criatividade. Em primeiro lugar, a preocupação excessiva com resultados faz com que se tenha medo de errar e, portanto, não tentar nada diferente daquilo que já se viu que funciona. Também, a pessoa que não questiona e não é curiosa estará presa aos *paradigmas* – modelos testados e aprovados – que são usados na maioria das vezes.

PARADIGMAS

Todas as pessoas usam paradigmas no seu dia a dia porque não é possível modificar tudo à sua volta, mas, no trabalho, se não questionarem se o paradigma (modelo) que usam habitualmente é realmente o único ou o melhor, nunca conseguirão ser criativas.

O problema com paradigmas é que não permitem que novas informações sejam percebidas por quem os usa. A nova informação simplesmente não é ouvida ou vista, se ela contradiz o que o paradigma estabeleceu. Isso parece incrível à primeira vista, mas acontece regularmente!

Por exemplo, diretores da Kodak rejeitaram o sistema da Xerox, quando lhes foi oferecido por seu inventor, porque esse sistema não cabia na sua concepção do que era a fotografia, o seu negócio. Não perceberam que tanto a fotografia tradicional quanto o xerox eram sistemas de reprodução de imagens e, assim, perderam a oportunidade de absorvê-lo e desenvolver uma indústria de bilhões de dólares.

Da mesma forma, a maioria das pessoas tem dificuldade de entender que o desenho é uma linguagem. O paradigma com que as pessoas estão acostumadas é que desenho é uma imagem feita em papel com riscos de lápis. Aliás, é um paradigma fortíssimo! Portanto, quando se diz que o domínio do desenho é essencial para o visagista, o *web designer* ou o publicitário estranham. Isso porque não ouviram a palavra "linguagem" e não pararam para pensar no que ela significa. Em vez disso, ficam tentando entender por que o visagista precisa ser um excelente desenhista – mas não é isso que foi dito. Talvez você mesmo tenha estranhado quando se falou em desenho e linguagem no início do livro.

Para ser criativo é preciso quebrar os paradigmas. Isso quer dizer que é necessário receber tudo sem "pré-conceito", ou seja, sem uma ideia predefinida. Não é fácil, porque exige atenção contínua e constante questionamento. Também implica fazer algo sem estruturas rígidas, o que, para muitos, dá uma sensação de insegurança.

Os seres humanos criaram paradigmas porque têm uma necessidade *entrópica*, que é a necessidade de segurança e conforto, relacionados ao desejo por controle e poder. Isso é uma herança de tempos primitivos, quando a sobrevivência dependia mais de se repetir o que era conhecido do que de descobrir novas soluções. Entretanto, hoje, a criatividade está rapidamente se tornando mais importante para a sobrevivência do que a entropia.

A busca por segurança e conforto é fruto do medo, principalmente o medo de riscos. Faz com que se viva no futuro e no passado, porque há um desejo de controlar o futuro com soluções do passado. O resultado é que não se está no presente e atento à realidade em que se vive, e isso inibe a criatividade. A criatividade proporciona outro tipo de poder, que é a liberdade, mas floresce somente num clima de insegurança, porque sempre envolve riscos.

O FLUXO

O conceito do fluxo foi desenvolvido por Mihaly Csikszentmihalyi, depois de mais de vinte anos de pesquisas sobre criatividade, e é apresentado em seu livro *Flow: the Psychology of Optimal Experience*.[55] Daniel Goleman[56] diz que o estado do fluxo é o da mais alta inteligência emocional.

O fluxo é um estado em que tudo flui. Geralmente, quando está no fluxo, a pessoa sente que está se observando como se fosse outra pessoa e maravilha-se com os resultados surpreendentes que consegue obter. As pessoas, na maioria, só experimentam o fluxo ocasional e espontaneamente, quando estão fazendo algo difícil e desafiador, mas que sabem ter domínio suficiente para conseguir, e, por isso, estão totalmente concentradas na tarefa. Pode-se entrar no fluxo fazendo-se qualquer coisa: trabalhando, praticando esportes ou discursando, por exemplo. Mas é necessário ter domínio razoável do meio e dos materiais.

---

[55] Mihaly Csikszentmihalyi, *Flow: the Psychology of Optimal Experience* (Nova York: HarperCollins, 1991). [Edição brasileira: *A descoberta do fluxo* (Rio de Janeiro: Rocco, 1999).]
[56] Daniel Goleman, *Inteligência emocional*, cit.

Uma pessoa que joga futebol razoavelmente bem poderá entrar no fluxo quando estiver jogando num torneio do seu clube, porém não se estiver jogando contra um clube profissional, porque o desafio será grande demais. Ao contrário, um jogador profissional de tênis dificilmente entra no fluxo quando está jogando contra um amador, porque não há desafio suficiente.

O que impede a pessoa de entrar no fluxo é pensar no resultado ou estar preocupada com outra coisa, porque não se concentra totalmente naquilo que está fazendo. Em outras palavras, para entrar no fluxo é preciso estar *presente*. A preocupação com o resultado transporta a pessoa para o futuro, portanto não está presente, enquanto uma preocupação com outra situação coloca sua mente em outro lugar. A preocupação está ligada ao desejo de segurança, de conforto e, principalmente, de controle.

Outra coisa que impede o estado do fluxo é achar que se domina algo tão bem que não é preciso se concentrar. Isso explica por que muitos profissionais de qualquer área, incluindo o visagismo, podem fazer, no começo, trabalhos bons e, depois, baixar de qualidade. Popularmente se diz que houve uma acomodação, e isso é verdade.

No entanto, o fluxo produz mais do que trabalhos bons. É somente no fluxo que se produzem trabalhos altamente criativos, expressivos e geniais. Algumas profissões exigem que o profissional entre no fluxo sempre. Por exemplo, cirurgiões precisam fazer seu melhor trabalho sempre, senão as consequências podem ser desastrosas. Infelizmente, ocasionalmente são.

Em outras profissões, como nos esportes e nas artes, a capacidade de entrar no fluxo sempre diferencia os grandes campeões e os grandes astros dos que são somente muito bons. Pelé, no futebol, Gustavo Kuerten, no tênis, e Michael Jordan, no basquete, são três esportistas que têm essa capacidade e, por isso, se destacaram dos outros jogadores. Também há cantores, atores e apresentadores de televisão que sempre conseguem se apresentar com excelência.

Há duas outras características que todas as pessoas que conseguem entrar no fluxo facilmente parecem ter: paixão e alegria. Observe os grandes esportistas e artistas. Estão sempre sorrindo enquanto trabalham e demonstram que amam o que fazem, embora, quando não estão trabalhando, possam ter um comportamento completamente diferente.

O estado do fluxo é muito parecido com o estado zen. Há um livro muito interessante de Eugen Herrigel,[57] professor de filosofia do início do século XX, que descreve como procedeu para descobrir o que era o zen.

---

[57] Eugen Herrigel, *A arte cavalheiresca do Arqueiro Zen* (São Paulo: Pensamento, 1975).

No visagismo é importante entrar no fluxo tanto na criação de um trabalho quanto na sua execução. Para entrar no fluxo, a maioria das pessoas cria um pequeno ritual que ajuda a se concentrar, a esquecer qualquer preocupação e a estar presente. Pode ser algo como organizar os instrumentos e materiais, limpar o local de trabalho ou simplesmente meditar por alguns momentos. Também, num trabalho que é constantemente interrompido, como o visagismo, crie um sinal para ajudá-lo a voltar ao fluxo. Muitos tenistas, por exemplo, viram a raquete, acertam as cordas ou batem a bola no chão diversas vezes para manter a concentração. Nas artes, muitos gostam de trabalhar ao som de música porque isso os ajuda a manter sua concentração e os mantém envolvidos com o trabalho, mas outros precisam de silêncio. Se conversar atrapalha sua concentração, deixe seu cliente falar sem responder, ponha a música um pouco mais alto para inibir a conversa ou invente outro artifício para não prejudicar seu trabalho. Não é preciso ser agradável e sociável enquanto trabalha. Isso você pode ser antes de iniciar e depois de terminar o trabalho. De qualquer maneira, a melhor forma de agradar um cliente é realizando um excelente trabalho.

Mas, lembre-se, você nunca conseguirá entrar no fluxo se não dominar as técnicas e a linguagem.

Condições para entrar no fluxo:

- Não pense no resultado, somente no trabalho que está fazendo. O resultado é consequência natural.

- Crie um ritual para fazer antes de iniciar o trabalho.

- Mantenha o bom humor.

- Esteja entusiasmado.

- Concentre-se. Não permita interrupções do trabalho, como atender telefone ou algo semelhante, nem situações que quebrem sua concentração.

- Considere todo trabalho um desafio e nunca uma rotina.

- Crie um ambiente que ajude a manter o fluxo.

EXERCÍCIOS DE ATITUDES

Há muitos exercícios para estimular atitudes criativas, mas não devem ser feitos somente uma vez. Precisam ser repetidos constantemente, porque atitudes são como hábitos: demoram muito a ser mudadas e desenvolvidas. A seguir são apresentadas algumas que, se repetidas, ajudam a:

- ser melhor observador e melhor ouvinte, o que permite obter mais informações;
- interagir melhor com outras pessoas;
- enfrentar o medo de errar e do desconhecido;
- se proteger das armadilhas dos paradigmas e da rotina e ver por outros pontos de vista;
- se acostumar a procurar por ideias e por soluções em áreas que antes não investigaria e a reconhecer oportunidades antes não percebidas;
- desenvolver sua autocrítica;
- entrar no fluxo.

1. *Inicie todo dia com uma meta específica.* Toda noite, planeje o próximo dia e estabeleça metas que deseja alcançar. Assim você já vai iniciar cada dia com um desafio que vai exigir que seja criativo, se quiser vencê-lo.

2. *Conheça seu biorritmo e trabalhe de acordo com ele.* Organize seu tempo de modo que você execute o trabalho quando é mais produtivo, que reflita e pense quando você se sente mais relaxado, que coma quando tem fome, que durma quando tem sono e que aja quando é mais vigoroso.

3. *Faça tudo bem.* Sempre procure fazer mais que o meramente necessário em todas as suas atividades. Procure estar sempre se superando, nunca se acomodando. Geralmente, quem procura resultados excepcionais provavelmente obterá resultados ótimos; quem procura ótimos resultados terá resultados bons; quem procura resultados bons terá somente resultados adequados; e quem procura resultados meramente adequados infelizmente terá resultados ruins.

4. *Quando algo desperta seu interesse, siga o interesse até o fim.* Não deixe que o interesse seja efêmero. Isso acontece quando se adia a investigação e quando se acha que aquilo que despertou interesse não se aplica a si por ser de outra área de atuação ou porque nunca despertou interesse antes. Muitas soluções criativas são adaptadas de uma área totalmente diferente.

5. *Converse com uma pessoa diferente todo dia sobre o que ela faz.* Ouça o que ela diz, sem julgamento ou ideias preconcebidas. Faça perguntas sobre seu trabalho ou sobre alguma outra atividade que ela exerça. Escolha todo tipo de pessoa: colegas de trabalho, fregueses ou funcionários de lojas de que você é cliente, desconhecidos (em filas de banco, etc.), de vários níveis socioeconômicos. Seja curioso sobre o trabalho dos outros: do mecânico, do pedreiro, do instalador, da telefonista, de técnicos e até de especialistas de áreas sobre as quais não conhece absolutamente nada (um cientista, um advogado, um médico, etc.). O que você aprender pode abrir a mente para novas possibilidades na sua área.

6. *Altere algo da sua rotina.* Todo dia, altere alguma coisa da sua rotina, desde que isso não afete sua preparação para entrar no fluxo. Mude o trajeto até o trabalho, ou vá de táxi ou de transporte público, em vez de dirigir; experimente um novo restaurante no almoço, um prato que nunca provou; vista-se de uma maneira diferente ou assista a um canal de televisão diferente. Há muitas coisas que poderá fazer. Observe suas sensações e as reações dos outros.

7. *Tente fazer alguma coisa do seu trabalho de maneira diferente todo dia ou aumente a complexidade daquilo que é rotineiro.* Experimente modificar pequenas coisas do seu trabalho. Pense no que faz e se realmente não há uma maneira diferente de fazê-lo. Talvez encontre uma maneira melhor. Aos poucos buscará soluções novas para tudo que faz e perderá o medo de fazer algo diferente.

8. *Surpreenda-se com algo todo dia.* Procure por algo que lhe surpreenda. Isso vai estimular seus sentidos. Tente observar, ouvir, sentir ou saborear algo do seu cotidiano ao qual você não dá atenção normalmente.

9. *Surpreenda alguém todo dia de alguma maneira.*

10. *Tente descobrir como funciona algo que você desconhece.* Por exemplo, se você tem computador, instale um programa que desconhece e procure entender como funciona, experimentando e errando. Para fazer isso, você precisa de tempo. Uma boa sugestão é brincar com um editor de imagens (Photoshop, CorelDraw, PowerPoint, etc.). Abra uma imagem qualquer e experimente modificá-la simplesmente clicando em cada recurso. É muito divertido e estimula a imaginação! Você pode fazer isso com qualquer coisa, na verdade.

11. *Brinque com alguma ferramenta de arte.* Veja o que consegue fazer com um estojo de aquarela, ou com um violão, ou com os movimentos do próprio corpo. Preste atenção no que descobre, mas não se preocupe em criar um quadro, tocar uma música ou dançar algo específico. O resultado não é importante, somente a atitude de investigar algo novo de maneira lúdica e as descobertas que fizer. Depois dessa experiência, vá a uma exposição, a um recital ou a um espetáculo e procure apreciar a pintura em si, ou a música ou os movimentos sem se preocupar com o significado da obra, imaginando como foi a relação dos artistas ou músicos com seus materiais.

12. *Fotografe sem filme.* Numa tarde de domingo, saia com uma máquina fotográfica sem filme, observe tudo a seu redor através da lente e "fotografe" o que vê. Pense no que está vendo. Reflita sobre o mundo à sua volta. Depois, insira um filme na máquina e realmente fotografe o que observou, procurando o que melhor expressa suas impressões. Os locais ideais para fazer isso são parques, praças públicas e praias.

13. *Descubra o que motiva as pessoas.* Observe como as pessoas à sua volta, no trabalho e em casa, reagem a estímulos diferentes. Também observe como as pessoas tentam fazer um agrado a outras pessoas ou a você mesmo. Verá reações positivas e negativas. Observe como as pessoas reagem aos seguintes estímulos:
    - elogios e críticas;
    - servir e ser servido;
    - toque físico;
    - presentear e ser presenteado;
    - ouvir e ser ouvido.

    Você vai descobrir como motivar cada pessoa e o que a desanima.

14. *Crie um ritual.* Invente um ritual que o ajude a relaxar e a focar naquilo que deseja fazer, seja para refletir, seja para executar o trabalho.

15. *Acostume-se a ser autocrítico.* À noite, reserve um tempo para revisar o que fez durante o dia, analisando suas atitudes e resultados para verificar o que pode ser melhorado.

16. *Revise um projeto em que esteve envolvido, de forma objetiva.* Veja o que poderia ter sido melhor e como seu trabalho, em específico, poderia ter sido mais bem executado.

COMO É O PENSAMENTO CRIATIVO

Robert e Michelle Root-Bernstein identificaram treze diferente formas de pensar na elaboração de um trabalho criativo:[58]

1. Observar.

2. Abstrair.

3. Reconhecer padrões.

4. Estabelecer analogias.

5. Evocar imagens.

6. Formar padrões.

7. Pensar de modo dimensional.

8. Pensar com o corpo.

9. Brincar.

10. Criar modelos.

11. Sentir empatia.

12. Transformar.

13. Sintetizar.

---

[58] Robert Root-Bernstein & Michelle Root-Bernstein, *Centelhas de gênios*, cit.

Os Root-Bernstein estudaram os processos de criação de cientistas, músicos, artistas e escritores para desenvolver seu trabalho. Nem sempre todas as maneiras de pensar são usadas num trabalho e algumas são usadas mais em determinados estágios. Por exemplo, a transformação só é possível depois que a concepção é definida, e modelos são criados somente na fase de materialização. Mas o pensamento sintético é usado em todos os estágios.

Não é possível aprofundar-se aqui na investigação de cada maneira de pensar, então recomenda-se que se leia o livro dos Root-Bernstein para entender melhor o que significa cada uma.

Observar

Quando se fala em observar, não se deve pensar somente na observação visual. Pessoas criativas usam a intuição e para colher informações utilizam todos os cinco sentidos. Observam o evidente e o oculto – o oculto no sentido daquilo que não é evidente na matéria. Por exemplo, no visagismo é importante observar as evidências físicas, como formatos do rosto e cor da pele, mas também aquilo que os gestos revelam. São – como Nilton Bonder explica em seus livros sobre a sabedoria judaica –[59] o evidente e o oculto do evidente. Mas ainda há as esferas de conhecimento chamadas de o evidente do oculto e o oculto do oculto, acessíveis somente pela intuição.

A curiosidade e a ingenuidade são o que desperta a observação. No entanto, é preciso saber *como* observar e *o que* observar, portanto é necessário educar a observação.

Usa-se a observação em todos os estágios do processo criativo. É preciso observar o mundo, os trabalhos de colegas, do passado e da atualidade, e o que surge durante o trabalho.

Abstrair

Abstrair consiste, principalmente, em descobrir um elemento ou característica de algo que se está observando, que revela a sua essência. Todo símbolo é uma abstração. Na realidade, todo desenho também é, porque o desenhar é um processo que exige escolher o que deixar e o que descartar daquilo que se está observando.

A abstração simplifica o que muitas vezes é muito complexo. Por isso é difícil e exige muita observação e conhecimento sobre o que está sendo abstraído.

---

[59] Nilton Bonder, *O segredo judaico de resolução de problemas* (Rio de Janeiro: Imago, 1995).

No visagismo a abstração é essencial, porque com poucos elementos – a maquilagem e o corte de cabelo – interpreta-se um estilo de vida, transmite-se a personalidade de um personagem de uma peça de teatro ou cria-se uma imagem que revela a essência de uma pessoa.

O pensamento abstrato é um atributo do lado esquerdo do cérebro e é usado nas fases de concepção e materialização.

Reconhecer padrões

No processo criativo é muito importante reconhecer os padrões. Há padrões em tudo, que podem ser sequências ou repetições visuais, musicais, de movimentos, de cheiros e de gostos. Muitas vezes os padrões revelam as essências das coisas e, portanto, são de grande valia na abstração.

Como foi visto ao longo deste livro, no visagismo se usa o reconhecimento de padrões constantemente. Há os padrões de formatos do rosto, das partes do rosto e da cabeça. Também há os padrões de cores de pele. E perceba-se que tudo isso foi descoberto por quem observava atentamente o que se repetia e, com essa informação, criou as suas teorias.

A percepção de padrões, no visagismo, é feita usando os dois lados do cérebro. É preciso estar atento tanto às sequências – atributo do lado esquerdo – quanto à visualização – atributo do lado direito. É usada principalmente na concepção e materialização.

Estabelecer analogias

O pensamento analógico é o mesmo que o comparativo. Estabelecer analogias quer dizer perceber as semelhanças entre coisas aparentemente diferentes. Por exemplo, quando Johannes Itten observou as cores com que seus alunos pintavam, relacionou isso com a aparência física deles. Ele estabeleceu uma analogia entre a pintura e a aparência. Na realidade, ele percebeu que, tanto na pintura quanto na aparência, havia padrões análogos.

A maioria das pessoas tem dificuldade com o pensamento comparativo, por ser um atributo do lado direito do cérebro. Geralmente usam mais o pensamento lógico. No processo criativo o pensamento comparativo é usado mais na fase da concepção.

Evocar imagens

Evocar imagens já faz parte da fase da materialização de uma ideia. É a busca de uma imagem que expressa o conceito. Algumas pessoas têm muita facilidade para evocar imagens em suas mentes, mas isso é um dom especial. A maioria dos artistas usa o desenho para extrair, ou encontrar, as imagens que procura na fase da materialização. Para conseguir isso, desenha alguma coisa relacionada com sua ideia e deixa o desenho fluir. Logo, é preciso que esteja no fluxo.

Evocar imagens é o mesmo que pensar visualmente, portanto é um atributo do lado direito do cérebro. Os pequenos esboços de ideias são chamados de *pensieri* (pensamentos, em italiano).

Formar padrões

No âmbito visual, formar padrões segue-se à evocação de imagens. Usa-se o conhecimento da linguagem visual para formar padrões, especialmente os fundamentos da estrutura e da composição. Mas também se criam padrões de luz, de cor e de planos. Tudo isso é de muita importância no visagismo, por ser esta uma área basicamente visual.

Esse tipo de pensamento se processa no lado direito do cérebro e é usado na materialização do projeto criativo.

Pensar de modo dimensional

Quando se usa um desenho como base para uma escultura, é preciso conseguir pensar dimensionalmente, ou seja, poder imaginar como o desenho em duas dimensões se transformará em três dimensões. Inversamente, quando se desenha uma ideia tridimensional, é preciso conseguir sentir seu volume no desenho bidimensional.

No visagismo são feitas as duas coisas e é imprescindível ter uma concepção espacial e tridimensional daquilo que se vai fazer. É preciso poder visualizar um corte ou o rosto de todos os lados. Esse tipo de pensamento é atributo do lado direito do cérebro e é usado principalmente na fase da materialização.

Pensar com o corpo

Muitas pessoas têm dificuldade de entender o que significa pensar com o corpo. Basicamente quer dizer sentir no corpo o que está fazendo ou pensando. Todo bom dançarino ou esportista pensa com o corpo. Popularmente, chama-se isso de "ginga". Algumas pessoas sentem os formatos, a temperatura e a textura daquilo que estão desenhando como se estivessem tocando os objetos. Tudo isso é pensar com o corpo. Mas vai além disso. São pensamentos que são sentidos e compreendidos como conceitos, mas que não conseguem ser explicados verbal ou visualmente.

Em todas as áreas, tanto científicas quanto artísticas, há criadores que sempre começam seus trabalhos pensando com o corpo, ou seja, sentindo o conceito e, depois, transformando-o numa teoria, num livro ou num quadro.

No visagismo, o pensar com o corpo é usado na materialização e mais ainda na interpretação. Esse tipo de pensamento é um atributo do lado direito do cérebro.

Brincar

Na fase da materialização, brincar com os materiais e as ideias ajuda a encontrar soluções inesperadas. O bom humor também ajuda a entrar no fluxo. Brincar é mais uma atitude do que uma forma de pensamento, mas só é possível se houver um envolvimento profundo com o processo. É muito difícil brincar se há um compromisso com os resultados ou as consequências. Aliás, o brincar é geralmente visto como algo inconsequente, porém foi brincando que algumas das descobertas científicas mais significativas foram feitas.

Quando puder, brinque com penteados e maquilagens diferentes. Poderá descobrir soluções novas!

Criar modelos

Na fase da materialização, criar modelos é um dos mais importantes procedimentos. Quando se cria um modelo, experimentam-se e testam-se soluções. Desenhos de composição e de volume são modelos que o artista usa para sua pintura. Neles ele tem liberdade para experimentar e errar, sem grandes prejuízos, o que não acontece quando está executando a pintura.

No visagismo também se fazem desenhos para criar modelos. Hoje em dia já se podem usar programas especiais de computador para criar modelos e testar soluções a partir da imagem do cliente. Esses programas possibilitam até uma visualização tridimensional do modelo, mas podem limitar a criatividade se só permitirem o uso de soluções padrões.

Sentir empatia

Já se falou muito em empatia ao longo deste livro, porque é muito importante ao visagista identificar-se com o que trabalha. Empatia e pensar com o corpo não são a mesma coisa. O cabeleireiro que pensa com o corpo, enquanto corta cabelo, sente o cabelo por meio da tesoura e do pente. A empatia lhe dá mais: ele se transforma na tesoura e no pente. No entanto, para fazer isso, precisa desenvolver sua habilidade, ter muito conhecimento e ainda estar no fluxo.

No filme *Lendas da vida*,[60] mencionado anteriormente, Robert Redford mostrou o que isso significa, numa cena em que o personagem de Matt Damon, um jogador de golfe, identifica-se completamente com o taco, a bola e o campo, enquanto tudo o mais desaparece. Também é uma magnífica representação do fluxo. O tema da empatia também foi abordado por Robert Redford no filme *Encantador de cavalos*.[61]

Transformar

Todo processo de criação envolve a transformação de um conceito, ideia ou *insight* em algo que tem forma. O conceito sempre é abstrato, fruto do *mentalês*, e o objetivo de quem o cria no pensamento é achar um meio de expressá-lo. Para fazer isso, precisa usar uma linguagem (ou mais de uma), ferramentas de pensamento, como as explicadas anteriormente, e materiais e técnicas. Assim, pode tomar a forma de palavras, teoremas matemáticos, imagens, sons, gestos, movimentos ou uma mistura de formas. No visagismo, as ideias se transformam em imagens.

Este é um processo que usa o pensamento dos dois lados do cérebro e envolve atitudes conflitantes.

Sintetizar

O uso dos dois lados do cérebro, que envolvem processos racionais e processos sensoriais, e o emprego de atitudes conflitantes requerem a capacidade de sintetizar. Sintetizar também quer dizer combinar os conhecimentos adquiridos de várias áreas diferentes. Uma característica de pessoas muito criativas é que elas têm diversos interesses e, até, trabalham em mais de uma área. Os grandes cientistas também se interessam pelas artes, e muitos praticam alguma delas. Já os grandes artistas têm interesse pela ciência. E também há muitos artistas que praticam outras artes. Em outras palavras, essas pessoas têm cultura.

Interesses e conhecimentos variados proporcionam maior quantidade de informação e a possibilidade de usar informação de uma área em outra. Também facilitam a criação de analogias, a construção de modelos e o trabalho em equipe. Isso se chama ter um conhecimento polímata, e a união e síntese de todo esse conhecimento, obtido utilizando tanto a razão quanto os sentidos, foi chamada de *sinosia*[62] pelos Root-Bernstein. De fato, a criatividade tem uma natureza sintética, ou seja, ocorre quando há uma fusão do conhecimento de coisas diversas.

---

[60] *Lendas da vida* (*The Legend of Bagger Vance*), cit.
[61] *O encantador de cavalos* (*The Horse Whisperer*), 1998, de Robert Redford, com Robert Redford e Kristin Scott Thomas.
[62] A palavra *sinosia* (*synosis*, em inglês) foi inventada pelos Root-Bernstein para designar um pensamento que une sinteticamente o saber obtido pela intuição e pela razão. É derivada das palavras gregas *syn* (união) e *gnosis* (conhecimento ou gnose).

Veja o esquema abaixo, que mostra o processo criativo e como ele é desenvolvido.

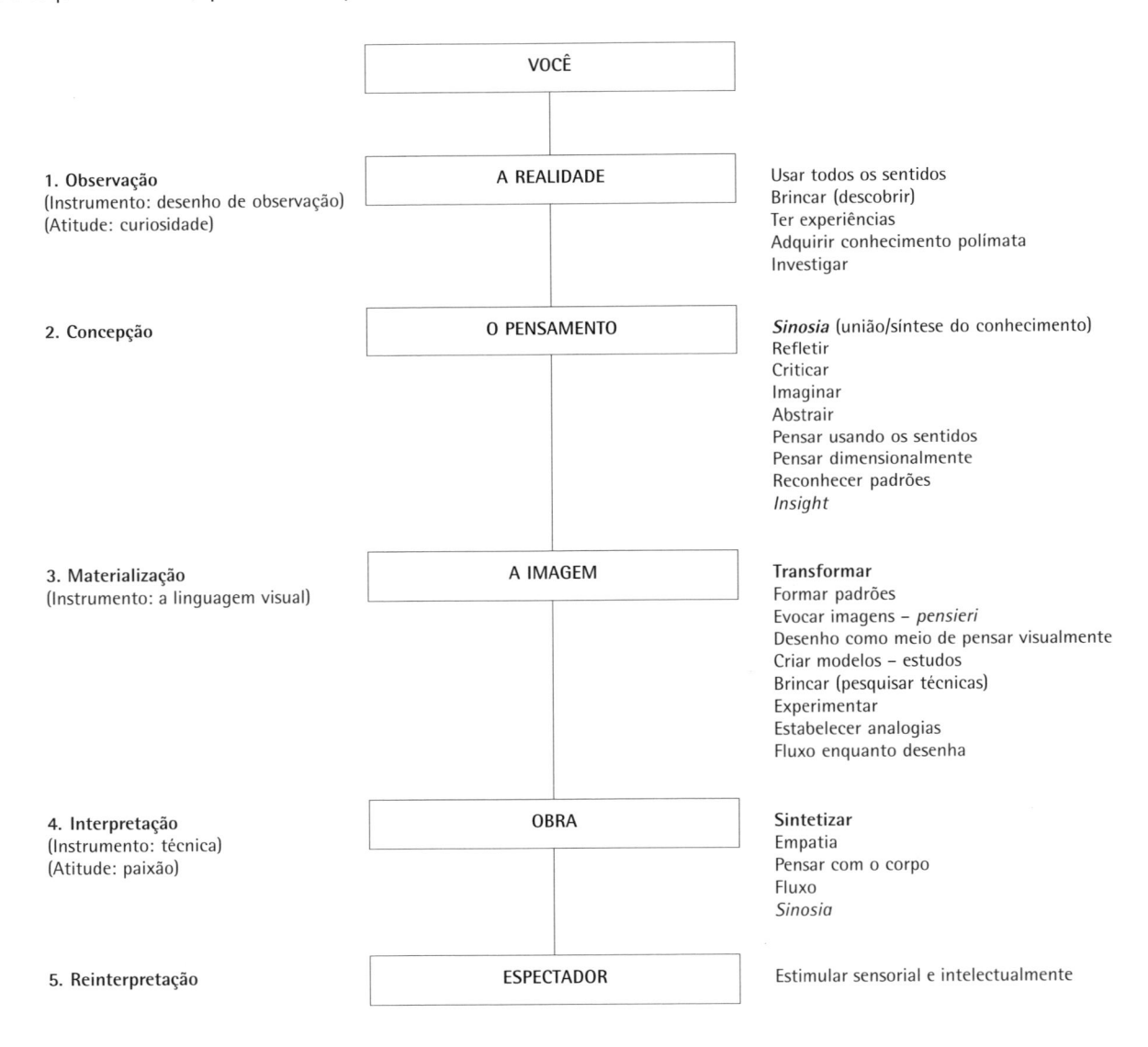

```
                                    ┌─────────────────┐
                                    │      VOCÊ       │
                                    └────────┬────────┘
                                             │
1. Observação                       ┌────────┴────────┐   Usar todos os sentidos
(Instrumento: desenho de observação)│   A REALIDADE   │   Brincar (descobrir)
(Atitude: curiosidade)              └────────┬────────┘   Ter experiências
                                             │            Adquirir conhecimento polímata
                                             │            Investigar
                                             │
2. Concepção                        ┌────────┴────────┐   Sinosia (união/síntese do conhecimento)
                                    │  O PENSAMENTO   │   Refletir
                                    └────────┬────────┘   Criticar
                                             │            Imaginar
                                             │            Abstrair
                                             │            Pensar usando os sentidos
                                             │            Pensar dimensionalmente
                                             │            Reconhecer padrões
                                             │            Insight
                                             │
3. Materialização                   ┌────────┴────────┐   Transformar
(Instrumento: a linguagem visual)   │    A IMAGEM     │   Formar padrões
                                    └────────┬────────┘   Evocar imagens – pensieri
                                             │            Desenho como meio de pensar visualmente
                                             │            Criar modelos – estudos
                                             │            Brincar (pesquisar técnicas)
                                             │            Experimentar
                                             │            Estabelecer analogias
                                             │            Fluxo enquanto desenha
                                             │
4. Interpretação                    ┌────────┴────────┐   Sintetizar
(Instrumento: técnica)              │      OBRA       │   Empatia
(Atitude: paixão)                   └────────┬────────┘   Pensar com o corpo
                                             │            Fluxo
                                             │            Sinosia
                                             │
5. Reinterpretação                  ┌────────┴────────┐   Estimular sensorial e intelectualmente
                                    │   ESPECTADOR    │
                                    └─────────────────┘
```

INSIGHT

O *insight* é um momento da descoberta de uma solução para algo que se investiga há muito tempo. É um momento de *heureca!*[63] Geralmente acontece quando a pessoa está muito relaxada. Por exemplo, Newton teve seu *insight* sobre a gravidade enquanto estava descansando embaixo de uma macieira, e Arquimedes estava no banho quando exclamou heureca! ao perceber que seu corpo fazia subir o nível da água da banheira, e aí estava a solução para o problema de como medir o volume de algo.

Brincar com materiais artísticos é muito relaxante, por isso pode despertar *insights*. Os melhores materiais para esse fim são a aquarela, por ser fluida, e o barro, por ser ligado à terra.

O *insight* é essencial para a criatividade, porque é aquele momento em que se descobre a solução para um problema. Há *insights* de concepção, de materialização e de interpretação. Geralmente envolvem a associação do conhecimento de duas coisas distintas, que se chama bissociação, para obter um novo conhecimento.

Toda pessoa criativa cultiva momentos de relaxamento, porque percebe que não tem seus *insights* quando está trabalhando. Veja a seguir algumas práticas que ajudam a relaxar e determine com qual delas você se identifica melhor. Ou talvez pense em outra coisa.

- Caminhar em lugares tranquilos.

- Praticar *cooper* ou fazer ginástica.

- Nadar.

- Andar de bicicleta, remar ou praticar outro tipo de esporte sem interação com outras pessoas.

- Dirigir um carro ou uma motocicleta sem destino.

- Organizar uma coleção (de selos, por exemplo).

---

[63] Heureca é derivado do grego e significa "descobri".

- Ouvir música.

- Pintar, fotografar, tocar um instrumento musical, cantar ou praticar outros tipos de arte.

- Dançar.

- Jogar paciência (cartas), fazer palavras cruzadas, quebra-cabeças e outros jogos que exigem concentração.

Os *insights* são os momentos em que se encontram as soluções e são caricaturados em desenhos animados por uma lâmpada que acende na cabeça de um personagem. É realmente uma boa imagem, mas esconde todo o trabalho envolvido anteriormente. Ideias aparecem somente se a pessoa estiver inserida num processo longo, que envolve observação e reflexão, tiver a inteligência relacionada às áreas, tiver bom conhecimento da linguagem de sua área, tiver prática no uso de diversas técnicas e na manipulação dos materiais e das ferramentas do meio, tiver as atitudes criativas e estiver num ambiente propício.

Neste livro, estive preocupado em fornecer as informações que o visagista precisa ter sobre harmonia e estética e apontar como entrar num processo criativo. Todos os conceitos de harmonia e estética nas áreas visuais são ligados à linguagem visual. Com essas informações você poderá encontrar a solução para qualquer situação. O próximo passo é executar as ideias com habilidade, sensibilidade e criatividade. Para isso é preciso obter conhecimento das técnicas de cortes e de aplicação de maquilagem e dos materiais usados no visagismo e prática e domínio no uso deles.

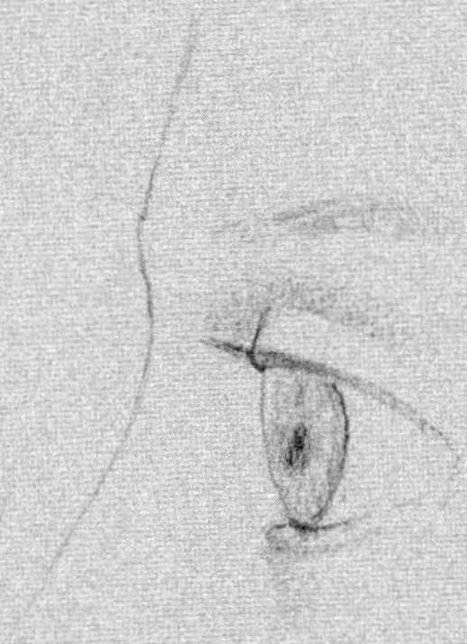

REFERÊNCIAS BIBLIOGRÁFICAS

ALENCAR, Eunice Soriano de. *O processo da criatividade*. São Paulo: Makron Books, 2000.

ARNHEIM, Rudolf. *Arte e percepção visual*. São Paulo: Pioneira, 1998.

BARNES, Julian. *A History of the World in 10½ Chapters*. Londres: Picador Books, 1990.

BLAKE, William. *Poesia e prosa selecionadas*. São Paulo: Nova Alexandria, 1993.

BONDER, Nilton. *As fronteiras da inteligência*. Rio de Janeiro: Campus, 2001.

CAMPBELL, Joseph & MOYERS, Bill. *O poder do mito*. São Paulo: Palas Athena, 1990.

CARY, Joyce. *Triptych*. Londres: Penguin Modern Classics, 1985.

CHRISTENSEN, Carol & KENTNER, Bernice. *Face Typing and Cosmetic Application*. Antioch: Ken Kra Publishers, 1985.

CINTERO, Gabriel. *Morfología e visagismo: manual técnico para peluquería*. Navarra: Asociación de Peluqueros de Navarra, 1996.

CSIKSZENTMIHALYI, Mihaly. *Finding Flow: the Psychology of Engagement with Everyday Life*. Nova York: Basic Books, 1997.

DA VINCI, Leonardo. *Leonardo on the Human Body*. Mineola: Dover Publications, 1983.

DOERNER, Max. *The Materials of the Artist and their Use in Painting with Notes on the Techniques of the Old Masters*. Fort Washington: Harvest Books, 1984.

ECCLES, John. *O conhecimento do cérebro*. São Paulo: Atheneu, 1979.

EDWARDS, Betty. *Desenhando com o lado direito do cérebro*. Rio de Janeiro: Ediouro, 1984.

EMERSON, Ralph Waldo. *The Portable Emerson*. Nova York: Penguin Books, 1981.

ERDMAN, David. *The Illuminated Blake: William Blake's Complete Illuminated Works with a Plate-by-Plate Commentary*. Mineola: Dover Publications, 1992.

FERREIRA GULLAR. *Argumentação contra a morte da arte*. Rio de Janeiro: Revan, 1997.

_____. *Etapas da arte contemporânea*. Rio de Janeiro: Revan, 1998.

FOWLES, John. *The Ebony Tower*. St. Alban's: Panther Books, 1975.

GARDNER, Howard. *To Open Minds*. Nova York: Basic Books, 1991.

GAUTIER, Brigitte & JUILLARD, Claude. *Formes et couleurs*. Paris: Solar, 1999.

GOMBRICH, E. H. *A história da arte*. Rio de Janeiro: LTC, 1999.

_____. *Art and Illusion*. Oxford: Phaidon Press, 1977.

GUPTILL, Arthur. *Rendering in Pen and Ink*. Nova York: Watson-Guptill, 1997.

Hallawell, Philip. *À mão livre 2: técnicas de desenho*. São Paulo: Melhoramentos, 1996.

Harrison, Hazel. *O grande livro da aquarela*. São Paulo: Melhoramentos, 1996.

Hawthorne, Nathaniel. *O experimento do dr. Heidegger*. Rio de Janeiro: Ediouro, s/d.

Hemingway, Ernest. *A Moveable Feast*. Nova York: Touchstone, 1996; edição brasileira: *Paris é uma festa*. Rio de Janeiro: Bertrand Brasil, 2000.

Hirst, Michael. *Michelangelo and his Drawings*. New Haven: Yale University Press, 1988.

Hogarth, Burne. *Drawing the Human Head*. Nova York: Watson-Guptill, 1989.

Howard, Ken. *Curso de arte: dibujar y pintar*. Barcelona: Hermann Blume, 1985.

Ishiguro, Kazuo. *The Artist of the Floating World*. Nova York: Vintage Books, 1989.

Jackson, Carole. *Color me Beautiful*. Nova York: Ballantine Books, 1988.

James, Henry. *The Tragic Muse*. Londres: Penguin Modern Classics, 1978.

Joyce, James. *A Portrait of the Artist as a Young Man*. Londres: Penguin Modern Classics, 1993; edição brasileira: *Um retrato do artista quando jovem*. Rio de Janeiro: Civilização Brasileira, 1998.

_____. *Ulysses*. Londres: Penguin Books, 1986; edição brasileira: *Ulisses*. 9ª ed. Rio de Janeiro: Civilização Brasileira, 1996.

Jung, Carl. *O espírito na arte e ciência*. Petrópolis: Vozes, 1985.

Kandinsky, Wassily. *Do espiritual na arte*. São Paulo: Martins Fontes, 2000.

_____. *Ponto e linha sobre plano*. São Paulo: Martins Fontes, 2001.

Kaufmann, Paul et al. *O espírito criativo*. São Paulo: Cultrix, 1998.

Koestler, Arthur. *The Act of Creation*. Nova York: Dell Publishing, 1967.

Lessing, Doris. *The Children of Violence*. 5 vols. Nova York: Harper, 1966.

Littauer, Florence. *Personality Plus*. Grand Rapids: Revell Books, 1992.

Lucie-Smith, Edward. *Art Today*. Oxford: Phaidon Press, 1989.

Maugham, Somerset. *Of Human Bondage*. Nova York: Bantam Classics and Loveswept, 1991; edição brasileira: *Servidão humana*. Rio de Janeiro: Globo, 1988.

_____. *The Moon and Sixpence*. Londres: Penguin Modern Classics, 1993; edição brasileira: *Um gosto e seis vinténs*. 2ª ed. Porto Alegre: Globo, 1943.

Mayer, Ralph. *Manual do artista*. São Paulo: Martins Fontes, 1999.

Michener, James. *Fires of Spring*. Nova York: Bantam Books, 1966; edição brasileira: *Fogos da primavera*. Rio de Janeiro: Bertrand Brasil, 1996.

Motta, Edson & Salgado, Maria Luiza G. *Iniciação à pintura*. Rio de Janeiro: Nova Fronteira, 1980.

Ostrower, Fayga. *Universos da arte*. Rio de Janeiro: Campus, 1996.

Pessoa, Fernando. *O eu profundo e outros eus*. Rio de Janeiro: Nova Fronteira, 1980.

Read, Sir Herbert. *Uma história da pintura moderna*. São Paulo: Martins Fontes, 2001.

Ruskin, John. *The Elements of Drawing*. Mineola: Dover Publications, 1971.

SALINGER, J. D. *The Catcher in the Rye*. Nova York: Bantam Books, 1964; edição brasileira: *O apanhador no campo de centeio*. Rio de Janeiro: Editora do Autor, 1999.

STONE, Irving. *The Agony and the Ecstasy*. Nova York: New American Library, 1996; edição brasileira: *Agonia e êxtase*. Belo Horizonte: Itatiaia, 1999.

TAYLOR, Calvin W. *Criatividade: progresso e potencial*. São Paulo: Ibrasa, 1976.

VOLLARD, Ambroise. *Ouvindo Cézanne, Degas e Renoir*. Rio de Janeiro: Civilização Brasileira, 2000.

ENDEREÇOS NA INTERNET

Site de Fernand Aubry: http://www.fernandaubry.com/mainframe, *link* About us, seção History.

Site de Bernice Kentner: http://www.colormeaseason.com.

Site de Carole Jackson: http://www.colormebeautifulbook.com.

Site do Museu da Bauhaus: http://www.bauhaus.de (em alemão e em inglês).

Sites de Philip Hallawell: http://www.cybermind.com.br/hallawell e http://absolutearts.com/portfolios/p/philson.

FILMOGRAFIA

Oito e meio (*Otto e mezzo*), 1963, de Federico Fellini, com Marcello Mastroianni e Claudia Cardinale.

A força do carinho (*Tender Mercies*), 1983, de Bruce Beresford, com Robert Duvall.

A malvada (*All About Eve*), 1950, de Joseph Mankiewicz, com Bette Davis.

A rosa (*The Rose*), 1979, de Mark Rydell, com Bette Midler.

Agonia e êxtase (*The Agony and the Ecstasy*), 1965, de Carol Reed, com Charlton Heston e Rex Harrison.

All that Jazz, 1979, de Bob Fosse, com Roy Scheider.

Amadeus, 1984, de Milos Forman, com F. Murray Abraham e Tom Hulce.

Billy Elliot, 2000, de Stephen Daltry, com Julie Walters e Gary Lewis.

Camille Claudel, 1989, de Bruno Nuytten, com Isabelle Adjani e Gérard Depardieu.

Cinema Paradiso (*Nuovo Cinema Paradiso*), 1989, de Giuseppe Tornatore, com Philippe Noiret.

Encontrando Forrester (*Finding Forrester*), 2000, de Gus Van Sant, com Sean Connery e Robert Brown.

Frances, 1982, de Graeme Clifford, com Jessica Lange.

Garotos incríveis (*Wonder Boys*), 2000, de Curtis Hanson, com Michael Douglas e Tobey Maguire.

Gênio indomável (*Good Will Hunting*), 1997, de Gus Van Sant, com Matt Damon, Ben Affleck e Robin Williams.

Hilary e Jackie (*Hilary and Jackie*), 1998, de Anand Tucker, com Emily Watson e Rachel Griffiths.

Iris (*Iris: a Memoir of Iris Murdoch*), 2001, de Richard Eyre, com Judi Dench, Kate Winslet e Jim Broadbent.

Lendas da vida (*The Legend of Bagger Vance*), 2000, de Robert Redford, com Matt Damon e Will Smith.

Madame Sousatzka, 1988, de John Schlesinger, com Shirley Maclaine.

Mr. Holland: adorável professor (*Mr. Holland's Opus*), 1995, de Stephen Herek, com Richard Dreyfuss.

Música do coração (*Music of the Heart*), 1999, de Wes Craven, com Meryl Streep e Aidan Quinn.

Nasce uma estrela (*A Star Is Born*), 1937, de William Wellmann, com Janet Gaynor e Frederic March.

Nasce uma estrela (*A Star Is Born*), 1954, de George Cukor, com Judy Garland.

Nasce uma estrela (*A Star Is Born*), 1976, de Frank Pierson, com Barbra Streisand.

No topo do mundo (*The Ebony Tower*), 1984, de Robert Knights, com Laurence Olivier, Roger Rees e Greta Scacchi.

O destino mudou sua vida (*The Coal Miner's Daughter*), 1980, de Michael Apted, com Sissy Spacek.

O encantador de cavalos (*The Horse Whisperer*), 1998, de Robert Redford, com Robert Redford e Kristin Scott Thomas.

O fiel camareiro (*The Dresser*), 1983, de Peter Yates, com Albert Finney e Tom Courtenay.

Pollock, 2000, de Ed Harris, com Ed Harris.

Rosencrantz e Guildenstern estão mortos (*Rosencrantz and Guildenstern are Dead*), 1990, de Tom Stoppard, com Richard Dreyfuss, Tim Roth e Gary Oldham.

Shine: brilhante (*Shine*), 1997, de Scott Ricks, com Geoffrey Rush.

Sonhos (*Kurosawa's Dreams*), 1990, de Akira Kurosawa.

The Music Lovers, 1970, de Ken Russell, com Richard Chamberlain e Glenda Jackson.

Um amor sem limites (*Infinity*), 1996, de Matthew Broderick, com Matthew Broderick e Patricia Arquette.

Uma mente brilhante (*A Beautiful Mind*), 2001, de Ron Howard, com Russell Crowe.

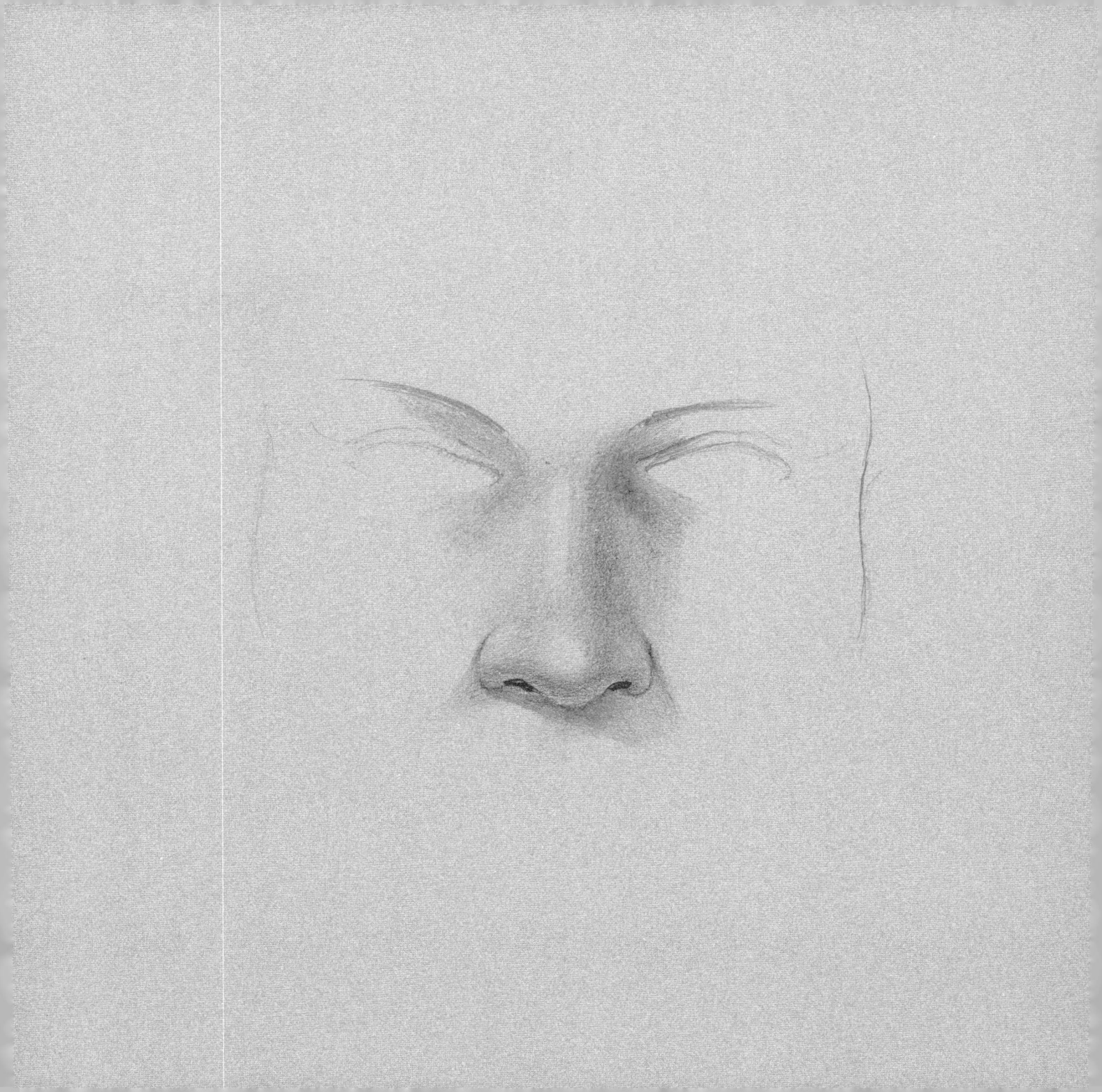

ÍNDICE GERAL

Abstrair, 269

Acentuando e diminuindo a luz refletida, o volume e os planos, usando cores claras (brancos), 194

Agradecimentos, 12

Apreciação de texturas, A, 74

Atitudes básicas, 257

Aumentando e diminuindo a luz refletida, o volume e os planos, usando cores escuras (sombras), 196

Blues, 229

Boca, 99

Boca caída, 154

Boca cupido, 153

Boca curva, 154

Boca fina, 152

Boca grossa, 151

Boca larga, 153

Boca padrão, 151

Boca pequena, 152

Brincar, 272

Cabeça alta, 116

Cabeça baixa, 116

Cabeça padrão, 114

Cabeça plana, 115

Cabeça pronunciada, 115

Calipso, 229

Círculo, 54

Classificação das cores, 216

Como classificar a pele, 230

Como é o pensamento criativo, 268

Como funciona a luz, 187

Como se percebe a cor, 200

Composição, 36

Composição e proporção, 32

Conceitos de beleza, 89

Concepção, 252

Concepção de espaços, 67

Condições específicas, 250

Contrastes de cores, 209

Contrastes de temperatura, 217

Contrastes de tons, 216

Coordenação motora, 80

Cor complementar, 202

Cor da sombra, 219

Cor energia e cor pigmento, 201

Cor irradiada, 218

Cores primárias, 202

Cores secundárias, 202

Cores terciárias, 203

Criação e invenção, 249

Criando os cinzas cromáticos, 205

Criar modelos, 272

Criatividade, 242

Criatividade no visagismo, A, 245

Descobrir a estação da pele, 232

Descobrir a temperatura da pele, 230

Descobrir o tom da pele, 230

Desenho com as duas mãos, 82

Desenho da boca, de frente, 165

Desenho da boca, de perfil, 166

Desenho da parte superior do corpo, 180

Desenho das partes do rosto, 162

Desenho do corpo humano, 178

Desenho do nariz, de frente, 163

Desenho do nariz, de perfil, 164

Desenho do olho, de frente, 167

Desenho do olho, de perfil, 168

Desenho do rosto e da figura humana, 160

Desenho do rosto, de frente, 171

Desenho do rosto, de perfil, 175

Desenho do rosto, 169

Desenho do rosto, usando as proporções e os eixos verticais e horizontais, 161

Dez comportamentos de complexidade, Os, 260

Eixos horizontais e verticais, 68

Endereços na Internet, 281

Estabelecer analogias, 270

Estrutura, 46, 49

Estrutura das partes do rosto (nariz, olhos, boca, queixo), A, 98

Estrutura do esqueleto da cabeça. As partes ósseas e a construção dos planos, A, 93

Evocar imagens, 270

Exercícios de atitudes, 265

Expressão linear, 82

Filmografia, 282

Fluxo, O, 262

Formar padrões, 271

Formas geométricas, 47

Formatos básicos do rosto, 102

Formatos de boca, 151

Formatos de cabeça, 113

Formatos de cabeça, pescoço e ombros, 113

Formatos de nariz, 136

Formatos de olhos, 125

Formatos de pescoço e ombros, 117

Formatos de queixo, 155

Formatos de rosto, 105

Formatos de sobrancelhas, 132

Geometria e a anatomia da cabeça, A, 92

Gosto pessoal, 234

Harmonia monocromática, 212

Harmonia policromática, 214

Harmonias de cor, 211

Inovação, 249

Insight, 275

Inteligência corporal, 81

Interpretação, 254

Introdução, 18

Inverno, 226

Jazz, 229

Lápis, Os, 74

ÍNDICE GERAL

Lemniscata (figura em oito), 54
Linguagem visual e inteligência visual, 25
Luz com um fundo claro, A, 190
Luz com um fundo escuro, A, 188
Luz e a cor no visagismo, A, 185
Luz e cor, 182, 199
Luz, A, 186
Marrons, 204
Materialização, 254
Mistura de pigmentos, 201
Nariz, 98
Nariz adunco, 149
Nariz arrebitado, 146
Nariz caído, 148
Nariz chato, 143
Nariz com osso nasal saltado, 150
Nariz curto, 137
Nariz fino, 140
Nariz grande, 144
Nariz largo, 138
Nariz longo, 139
Nariz padrão, 136
Nariz pequeno, 145
Nariz pontudo, 141
Nariz pronunciado, 142
Nariz redondo, 147
Nilo, 228
Nota do editor, 8
Observar, 269
Olhos, 99

Olhos amendoados (levantados), 126
Olhos asiáticos, 128
Olhos caídos, 127
Olhos cerrados, 128
Olhos grandes e olhos pequenos, 129
Olhos redondos e abertos, 127
Olhos salientes e olhos fundos, 131
Olhos separados e olhos próximos, 131
Ombros largos e ombros estreitos, 122
Ombros redondos, 121
Ombros retos, 120
Ombros triangulares, 121
Outono, 225
Paradigmas, 261
Partes do rosto, As, 124
Peles negras, 228
Pensamento criativo, O, 256
Pensar com o corpo, 271
Pensar de modo dimensional, 271
Percepção auditiva (ouvir), A, 78
Percepção olfativa (cheirar), A, 77
Percepção palatal (saborear), A, 77
Personalidade e a cor, A, 235
Perspectiva linear, 61
Perspectiva tonal, 61
Perspectiva, espaços e eixos, 60
Pescoço comprido, 119
Pescoço curto, 120
Pescoço fino, 119
Pescoço grosso, 118

Pescoço padrão, 118
Primavera, 224
Princípios básicos, 22
Prefácio à 6ª edição, 14
Processo criativo, O, 248, 250
Proporção, 42
Proporção áurea, 33
Proporções do corpo, 178
Proporções do rosto, 169
Propriedades da cor, 239
Quadrado, 54
Queixo, 100
Queixo padrão, 155
Queixo pontudo, 156
Queixo pronunciado, 155
Queixo redondo, 157
Queixo reto, 157
Queixo retraído, 156
Reconhecer padrões, 270
Reconhecimento de padrões e a criação de novos padrões, O, 58
Reconhecimento de padrões no rosto, 103
Referências bibliográficas, 278
Reinterpretação, 255
Rosto, O, 86
Rosto em losango, 111
Rosto hexagonal (reto lateralmente), 109
Rosto hexagonal (reto na base), 111
Rosto oval, 105
Rostos quadrado e retangular, 107
Rosto redondo, 105

Rosto triangular, 109
Rosto triangular invertido, 107
Saara, 229
Sensibilidade tátil, A, 73
Sentidos, Os, 72
Sentir empatia, 272
Sintetizar, 273
Sobrancelhas caídas, 133
Sobrancelhas curtas, 134
Sobrancelhas levantadas, 132
Sobrancelhas longas, 135
Sobrancelhas retas, 133
Soluções heterodoxas, 240
Spike, 229
Teoria da cor, 198
Terra-de-siena-natural, 205
Terra-de-siena-queimado, 204
Terra-de-sombra, 205
Tipo colérico, 236
Tipo fleumático, 237
Tipo melancólico, 236
Tipo sanguíneo, 236
Tipos cromáticos, 222
Tons de bege, 205
Transformar, 273
Triângulo, 54
Triângulo da cor, 201
Uso da cor, O, 208
Verão, 227